책으로 만나고 엄마와 함께 떠나는 초등 역사 여행

세 마리 토끼 잡는 역사탐험

② 경기·인천

세 마리 토끼잡는 역사탐험 **2 경기·인천**

펴낸날 2021년 7월 15일 3쇄
펴낸이 주민홍 | **총괄** 한유형 | **기획 및 편집** ㈜아이엔지스토리 | **펴낸곳** ㈜NE능률 | **디자인** 이지숙, 김윤미
그림 송영훈, 이준선, 안준석, 한동훈, 유영주, 윤길준, 김미정, 이종관, 민슬아, 김효진
만화 양혜진 | **지도** 이은미 | **글** 박윤경 | **자료 조사** 김태경
영업 한기영, 이경구, 박인규, 정철교, 김남준 | **마케팅** 박혜선, 고유진, 남경진, 김상민
주소 서울특별시 마포구 월드컵북로 396(상암동) 누리꿈스퀘어 비즈니스타워 10층 (우편번호 03925)
전화 (02)2014-7114 | **팩스** (02)3142-0356 | **홈페이지** www.nebooks.co.kr
ISBN 979-11-253-3541-2

제조년월 2021년 7월 | **제조사명** ㈜NE능률 | **제조국** 대한민국 | **사용연령** 7세~11세
Copyright©2020. 이 책의 저작권은 ㈜NE능률에 있습니다.
내용의 일부 또는 전체를 사용하시려면 미리 출판사의 동의를 얻어야 합니다.

※ 파본은 구매처에서 교환 가능합니다.

세 마리 토끼 잡는 역사 탐험을 펴내며

역사와 공간이 만난 한국사
책 속의 지식에 현장의 경험이 더해지길 바라며

반만년 길고 깊은 역사의 강줄기를 따라 우리가 살고 있는 지역에는 오랜 기간의 정치, 경제, 사회, 문화가 고스란히 녹아 있습니다. 이 공간들은 고유의 개성을 지니고 있으며 사람들의 삶이 차곡차곡 쌓여 그곳만의 역사와 사건을 만들어 냅니다.

2015 개정 교육과정이 적용되어 3학년 1학기부터 사회 교과서에 역사 관련 내용이 포함되었습니다. 특히 역사적 지역과 문화, 인물이 사회 과목에서 다루어지므로 역사 유적지 탐방으로 이어지는 통합 학습은 필수적인 시대의 흐름입니다.

이러한 배경에 따라, 역사와 지역 이해의 통합 학습을 목표로 〈세 마리 토끼 잡는 역사 탐험〉을 기획하고 구성하였습니다. 아이들은 인물, 사건, 장소가 어우러진 이 학습 프로그램으로 한국사에 대한 흥미는 물론, 튼튼한 기초 지식을 습득할 수 있을 것입니다. 뿐만 아니라 우리 고장의 유적지, 박물관 등을 방문하여 쌓은 경험은 앞으로의 배움의 과정에 든든한 배경지식이 되어 줄 것입니다.

〈세 마리 토끼 잡는 역사 탐험〉을 통해 부모님과 아이가
함께 생생한 한국사를 경험하기를 기대합니다.

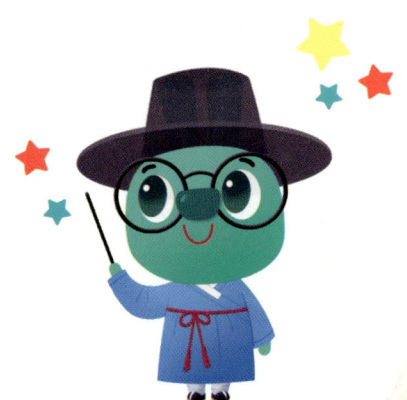

교재의 구성

세 마리 토끼 잡는 역사탐험은
이렇게 구성되었습니다

1 통합 활동: 역사와 지역 이해도 높이기

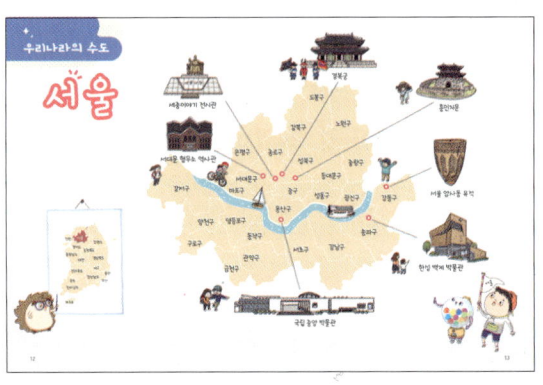 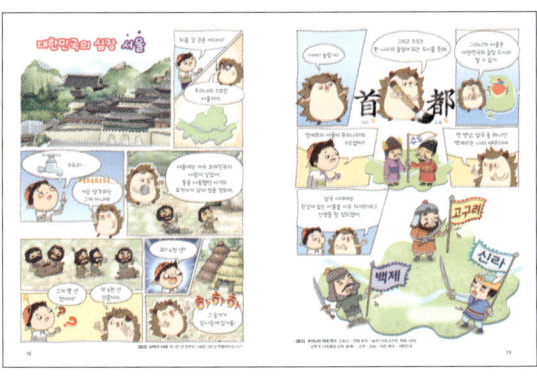

★ 각 지역의 지리적 특성과 주요 유물, 유적을 지도로 미리 살펴봅니다.
★ 각 지명의 유래와 더불어 해당 지역의 주요 인물·사건·문화재·특산물 등을 만화로 쉽게 이해할 수 있습니다.

2 학습 활동: 학습 주제 흥미 높이기

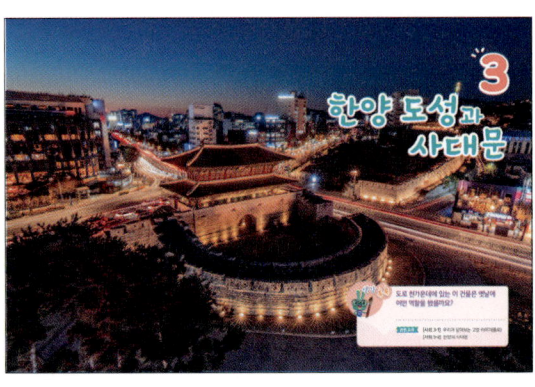

★ 본격적인 학습 전 각 주제와 관련된 사진으로 흥미를 불러 일으킵니다.
★ '생각 톡톡'의 문제를 풀고 주요 학습 내용을 미리 짐작해 봅니다.
★ '관련 교과'로 해당 주제와 연계된 초등 교과를 참고합니다.

3 학습 후 활동: 각 지역의 역사 이야기 읽고 생각하기

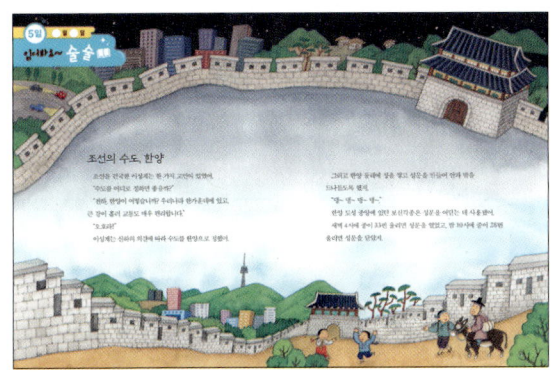
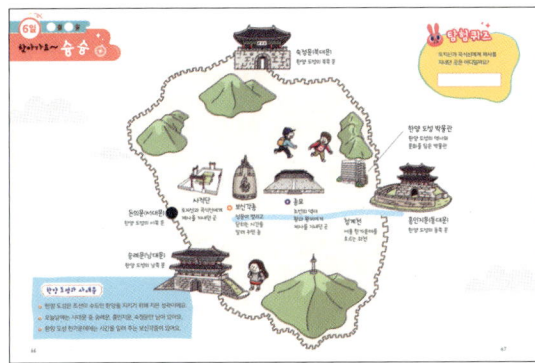
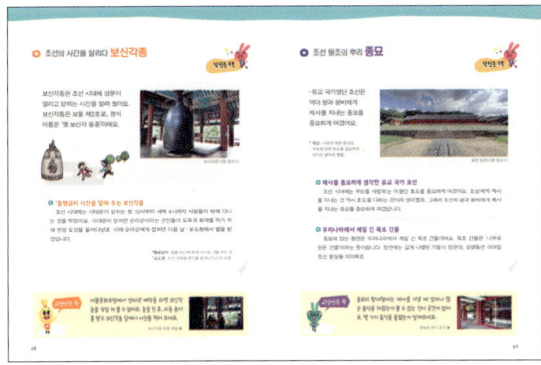
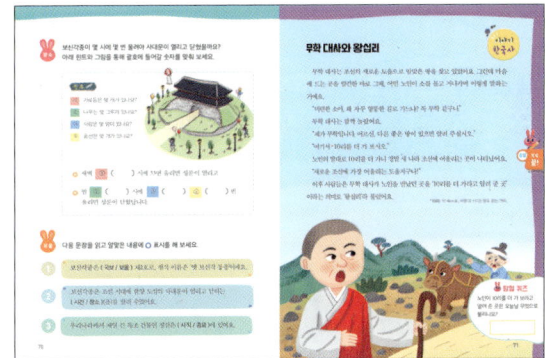

★ **'읽어봐요 술술'**로 주제와 관련된 이야기를 그림과 함께 이해할 수 있습니다.
★ **'찾아가요 승승'**에서는 각 지역을 대표하는 문화재를 안내합니다.
★ **'이야기 한국사'**에서는 흥미로운 역사 이야기를 읽고 역사 속 다양한 배경을 알 수 있습니다.

4 학습 후 활동: 학습 내용 되새기기

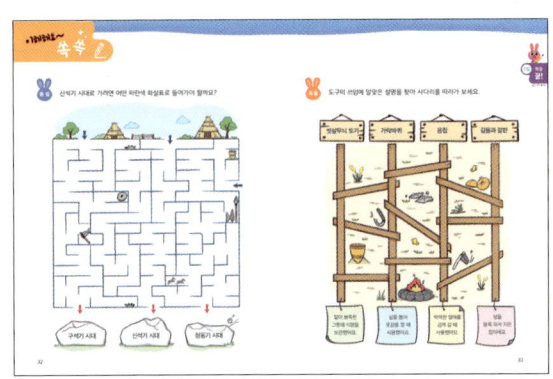
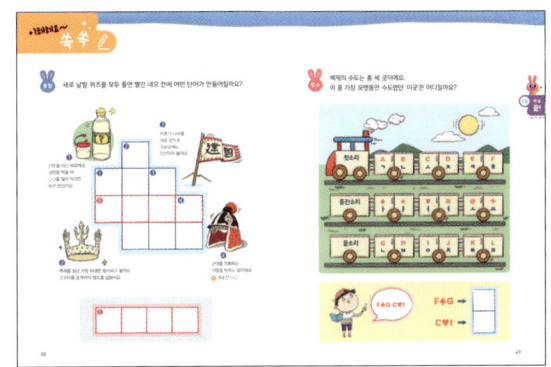

★ **'이해해요 쏙쏙'**에서는 미로 찾기, 사다리 타기, 낱말 퀴즈, 암호 찾기, 내용 따라가기, OX 길 찾기, 순서 나열 등 다양하게 구성된 문제를 풀면서 학습한 내용을 재미있게 복습할 수 있습니다.

전 단계 커리큘럼

세 마리 토끼잡는 역사탐험 전권 커리큘럼

	학습 날짜	챕터	지역	주제	내용
① 서울	1일	1	서울 강동구	스윽 스윽 돌을 갈아 사용했어요	농사를 짓기 시작했어요
	2일				암사동 선사 유적 박물관 / 야외 전시
	3일	2	서울 송파구	한강 주변에서 백제를 볼 수 있어요	온조가 백제를 만들었어요
	4일				한성 백제 박물관 / 몽촌 역사관
	5일	3	서울 종로구	한양 도성과 사대문	동서남북 4개의 문
	6일				보신각종 / 종묘
	7일	4	서울 종로구, 서울 중구	조선의 5대 궁궐	왕이 살던 곳, 궁궐
	8일				경복궁 / 덕수궁
	9일	5	서울 용산구, 서울 종로구	세종 대왕과 한글	훈민정음을 만든 세종 대왕
	10일				국립 한글 박물관 / 세종이야기
	11일	6	서울 서대문구	가슴이 먹먹해지는 서대문 형무소 역사관	일본이 만든 감옥, 서대문 형무소
	12일				서대문 형무소 역사관
	13일	7	서울 용산구, 서울 중구	국립 중앙 박물관	왜 박물관 안에 탑이 있을까?
	14일				국립 중앙 박물관 / 한국은행 화폐 박물관
② 경기 인천	1일	1	경기 연천	탁탁 돌을 깨뜨려 사용했어요	먹을 것을 찾아 이동했어요
	2일				연천 전곡리 유적 / 전곡 선사 박물관
	3일	2	경기 고양	행주산성에서 일본군을 무찔렀어요	행주산성에서 울려 퍼진 승리의 함성
	4일				행주산성 / 대첩 기념관
	5일	3	경기 광주	임금님이 무릎을 꿇었어요	청나라에 무릎을 꿇은 조선
	6일				남한산성 / 남한산성 행궁
	7일	4	경기 수원	정조의 꿈 수원 화성	백성을 아끼는 마음이 담긴 수원 화성
	8일				수원 화성 / 수원 화성 행궁
	9일	5	인천 강화	이상한 모양의 배가 나타났다	프랑스 군대가 강화도를 공격했어요
	10일				정족산성 / 광성보
	11일	6	인천 중구	항구를 통해 외국인이 들어왔어요	조선의 문이 열리다
	12일				인천 개항 박물관 / 대불호텔 전시관
	13일	7	경기 수원, 경기 화성	수원 화성 박물관	왕이 된 사도세자의 아들
	14일				수원 화성 박물관 / 화성 융릉과 건릉
③ 충청	1일	1	충북 충주	고구려! 비석을 세우다!	한강 유역을 차지한 고구려
	2일				충주 고구려비 전시관 / 충주 탑평리 칠층 석탑
	3일	2	충남 공주	백제를 다시 일으킨 무령왕	1,500년 만에 발견된 무령왕릉
	4일				공주 송산리 고분군 모형 전시관 / 웅진 백제 역사관
	5일	3	충남 부여	백제의 멸망	백제의 마지막 임금, 의자왕
	6일				부여 정림사지 오층 석탑 / 부소산성
	7일	4	충북 청주	금속 활자와 직지	고려의 새로운 인쇄술
	8일				청주 고인쇄 박물관 / 근현대 인쇄 전시관
	9일	5	충남 아산	이순신을 되새기는 현충사	이순신의 활약
	10일				충무공 이순신 기념관 / 현충사
	11일	6	충남 천안	목놓아 독립을 외친 유관순	아우내 장터에 울려 퍼진 "대한 독립 만세"
	12일				천안 유관순 열사 유적 / 유관순 생가
	13일	7	충남 천안, 충남 부여	독립 기념관	국민의 관심으로 세운 독립 기념관
	14일				독립 기념관 / 국립 부여 박물관

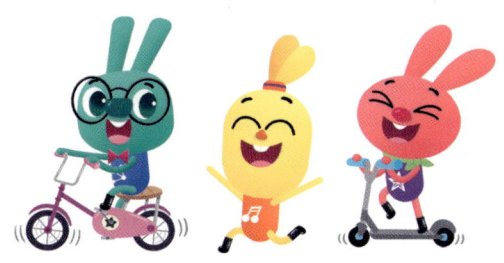

	학습 날짜	챕터	지역	주제	내용
④ 경상	1일 2일	1	경남 김해	가야에 왕이 생겼어요	알에서 태어난 수로왕 김해 대성동 고분군 / 국립 김해 박물관
	3일 4일	2	경북 경주	황룡사 구층 목탑 이야기	나라를 지키는 황룡사 구층 목탑 황룡사 역사 문화관 / 경주 황룡사지
	5일 6일	3	경북 경주	효심으로 지은 불국사와 석굴암	부모님을 위해 지은 불국사와 석굴암 불국사 / 석굴암 석굴
	7일 8일	4	경남 합천	나라를 지켜 낸 팔만대장경과 합천 해인사 장경판전	팔만대장경은 어떻게 만들었을까 해인사 / 대장경 테마파크
	9일 10일	5	경북 안동	안동 하회 마을과 류성룡	하늘이 내린 사람, 류성룡 양진당과 충효당 / 하회 세계탈 박물관
	11일 12일	6	경남 진주	진주성에서 치열하게 싸웠어요	전라도로 가는 길, 진주성 진주성 / 국립 진주 박물관
	13일 14일	7	경북 경주, 경북 고령	국립 경주 박물관	'에밀레 종' 이름의 비밀 국립 경주 박물관 / 대가야 박물관
⑤ 전라	1일 2일	1	전북 익산	가장 크고 오래된 탑, 익산 미륵사지 석탑	백제의 아름다움을 되찾은 미륵사지 석탑 익산 미륵사지 석탑 / 익산 왕궁리 유적
	3일 4일	2	전남 완도	해상왕 장보고	바다 위의 왕, 장보고 장보고 기념관 / 장도 청해진 유적
	5일 6일	3	전북 전주	전주 경기전과 조선왕조실록	임금님의 모습을 그렸어요 전주 경기전 / 어진 박물관
	7일 8일	4	전남 진도, 전남 해남	바다를 지킨 이순신	13척의 배로 133척의 배를 무찔렀어요 진도 타워 / 명량 대첩 해전사 기념 전시관
	9일 10일	5	전북 정읍	동학 농민군이 목소리를 높였어요	더 이상 참을 수 없다! 동학 농민 혁명 기념관 / 정읍 황토현 전적
	11일 12일	6	전남 나주, 광주 서구	광주 학생 독립운동 기념관	학생들의 목소리가 널리 퍼졌어요 나주 학생 독립운동 기념관 / 광주 학생 독립운동 기념관
	13일 14일	7	전남 강진	다산 박물관	강진으로 유배를 떠난 정약용 다산 박물관 / 다산 초당
⑥ 강원 제주	1일 2일	1	제주 제주시	삼별초 최후의 전투	제주도에서 끝까지 싸운 삼별초 제주 항파두리 항몽 유적 / 항몽 유적지 전시관
	3일 4일	2	강원 영월	영월의 임금님	어린 왕 단종 영월 장릉 / 청령포, 관풍헌
	5일 6일	3	강원 강릉	신사임당과 율곡 이이	용꿈을 꾼 조선 최고의 여성 화가 오죽헌 / 율곡 기념관
	7일 8일	4	제주 제주시	전 재산을 기부했어요	전 재산을 기부한 김만덕 김만덕 기념관 / 모충사
	9일 10일	5	제주 서귀포시, 제주 제주시	전쟁의 소용돌이 속에서	침략 전쟁을 일으킨 일본 제주 알뜨르 비행장 / 국립 제주 박물관
	11일 12일	6	제주 제주시	4월 3일	1948년 4월 3일의 비극 제주 4·3 평화 기념관 / 제주 4·3 평화 공원
	13일 14일	7	강원 고성	DMZ 박물관	6·25 전쟁이 일어났어요 고성 통일 전망대 / DMZ 박물관

교재의 학습방법

세 마리 토끼잡는 역사탐험
이렇게 활용해 보세요

① 우리 아이가 배우는 한국사!
지역을 중심으로 구성하였습니다. 현재 살고 있는 지역을 먼저 선택해 학습해 주세요.

② 여러 가지 활동으로 익힌 내용을 확인하세요
역사 이야기를 읽은 후 사다리 타기, 미로 찾기, 암호 찾기 등 다양한 활동으로 학습한 내용을 확인해 보세요.

③ 지도에 표시된 우리 지역의 문화재를 확인하세요
각 주제에 해당하는 지도를 수록해 문화재를 살펴볼 수 있습니다. 각 문화재의 위치와 특징, 관련된 이야기를 살펴보세요.

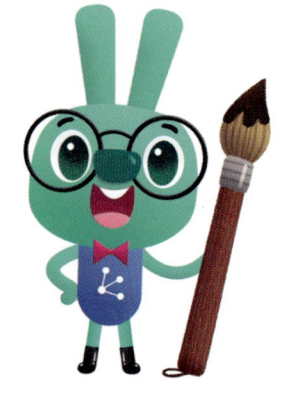

④ 학습을 마친 후 역사 탐험을 떠나 보세요
꼭 살펴봐야 할 전시나 유적, 그리고 체험 활동 및 포토존을 소개합니다. 읽는 역사에 그치지 않고 직접 보고 느낄 수 있도록 역사 탐험을 떠나 보세요.

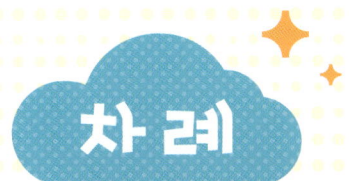

세 마리 토끼 잡는 역사탐험
2 경기·인천

차례

일차	주제	내용		쪽수
시작하기		수도권을 이루는 경기·인천		12
시작하기		경기·인천으로 떠나는 역사 탐험		14
1일	1. 탁탁 돌을 깨트려 사용했어요	구석기 시대 사람들	인물	24
1일	1. 탁탁 돌을 깨트려 사용했어요	불의 사용	사건	24
2일	1. 탁탁 돌을 깨트려 사용했어요	연천 전곡리 유적, 전곡 선사 박물관	장소	34
3일	2. 행주산성에서 일본군을 무찔렀어요	권율	인물	40
3일	2. 행주산성에서 일본군을 무찔렀어요	임진왜란 행주 대첩	사건	40
4일	2. 행주산성에서 일본군을 무찔렀어요	행주산성, 대첩 기념관	장소	50
5일	3. 임금님이 무릎을 꿇었어요	인조	인물	56
5일	3. 임금님이 무릎을 꿇었어요	병자호란	사건	56
6일	3. 임금님이 무릎을 꿇었어요	남한산성, 남한산성 행궁	장소	66
7일	4. 정조의 꿈 수원 화성	정조, 정약용	인물	72
7일	4. 정조의 꿈 수원 화성	수원 화성 건설	사건	72
8일	4. 정조의 꿈 수원 화성	수원 화성, 수원 화성 행궁	장소	82
9일	5. 이상한 모양의 배가 나타났다	양헌수, 어재연	인물	88
9일	5. 이상한 모양의 배가 나타났다	신미양요, 병인양요	사건	88
10일	5. 이상한 모양의 배가 나타났다	정족산성, 광성보	장소	98
11일	6. 항구를 통해 외국인이 들어왔어요	우리나라에 들어온 외국인	인물	104
11일	6. 항구를 통해 외국인이 들어왔어요	강화도 조약	사건	104
12일	6. 항구를 통해 외국인이 들어왔어요	인천 개항 박물관, 대불호텔 전시관	장소	114
13일	7. 수원 화성 박물관	정조, 정약용	인물	120
13일	7. 수원 화성 박물관	정조의 삶과 업적	사건	120
14일	7. 수원 화성 박물관	수원 화성 박물관, 화성 융릉과 건릉	장소	130
정리하기		경기·인천 역사 탐험 그 후 …		136
정리하기		정답 및 해설		140

등장인물 소개

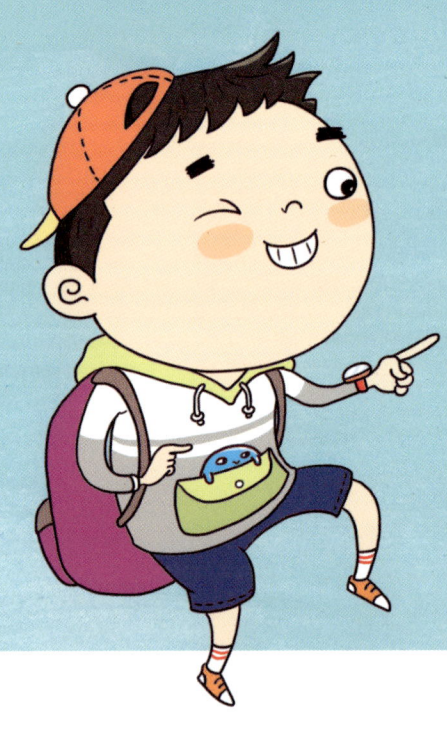

한톨
재미있는 이야기와
탐험을 좋아하는 10살 소년.
호기심이 많고
먹을 것에 약하다.

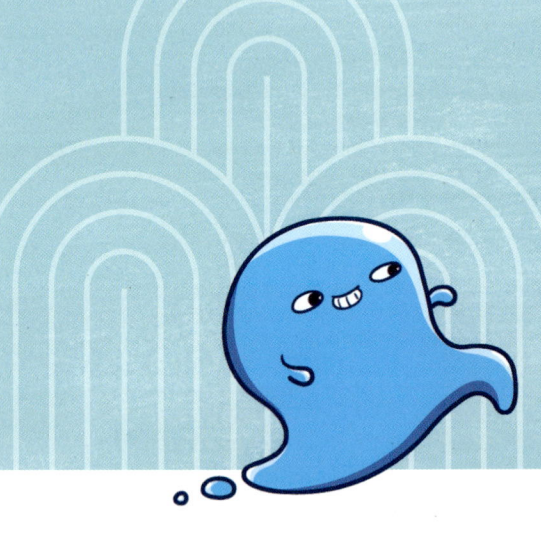

라임
한톨이의 몸 어딘가에
항상 숨어 있으며,
다양한 모습으로 변한다.

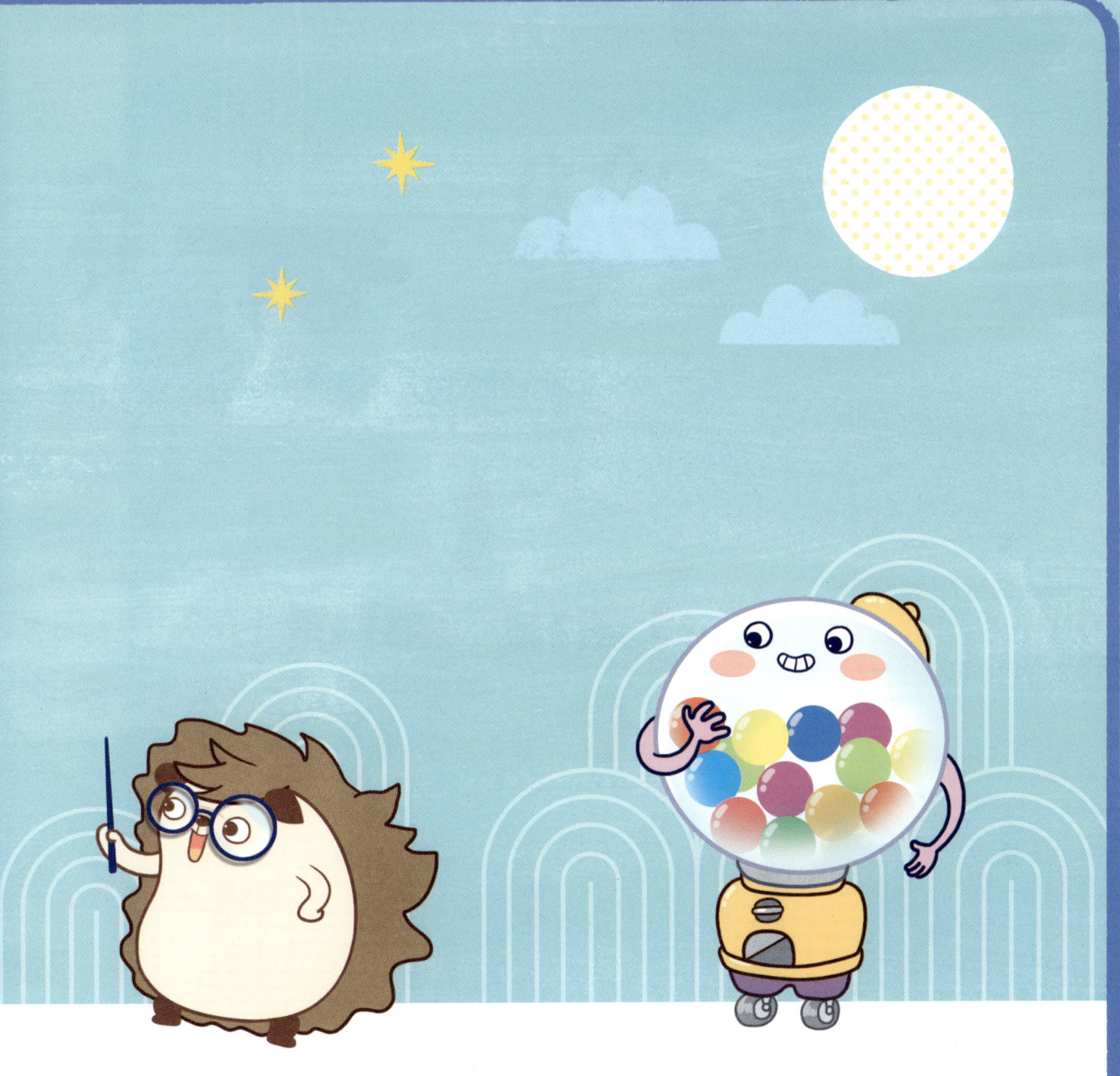

똑치

모르는 게 없는
똑똑한 고슴도치.
옥황상제를 화나게 해
벌을 받고 있다.

오즈

옥황상제의 명에 따라
똑치를 몸 안에 가둔 뽑기 기계.
오즈 안에는 없는 게 없다.

수도권을 이루는 경기·인천

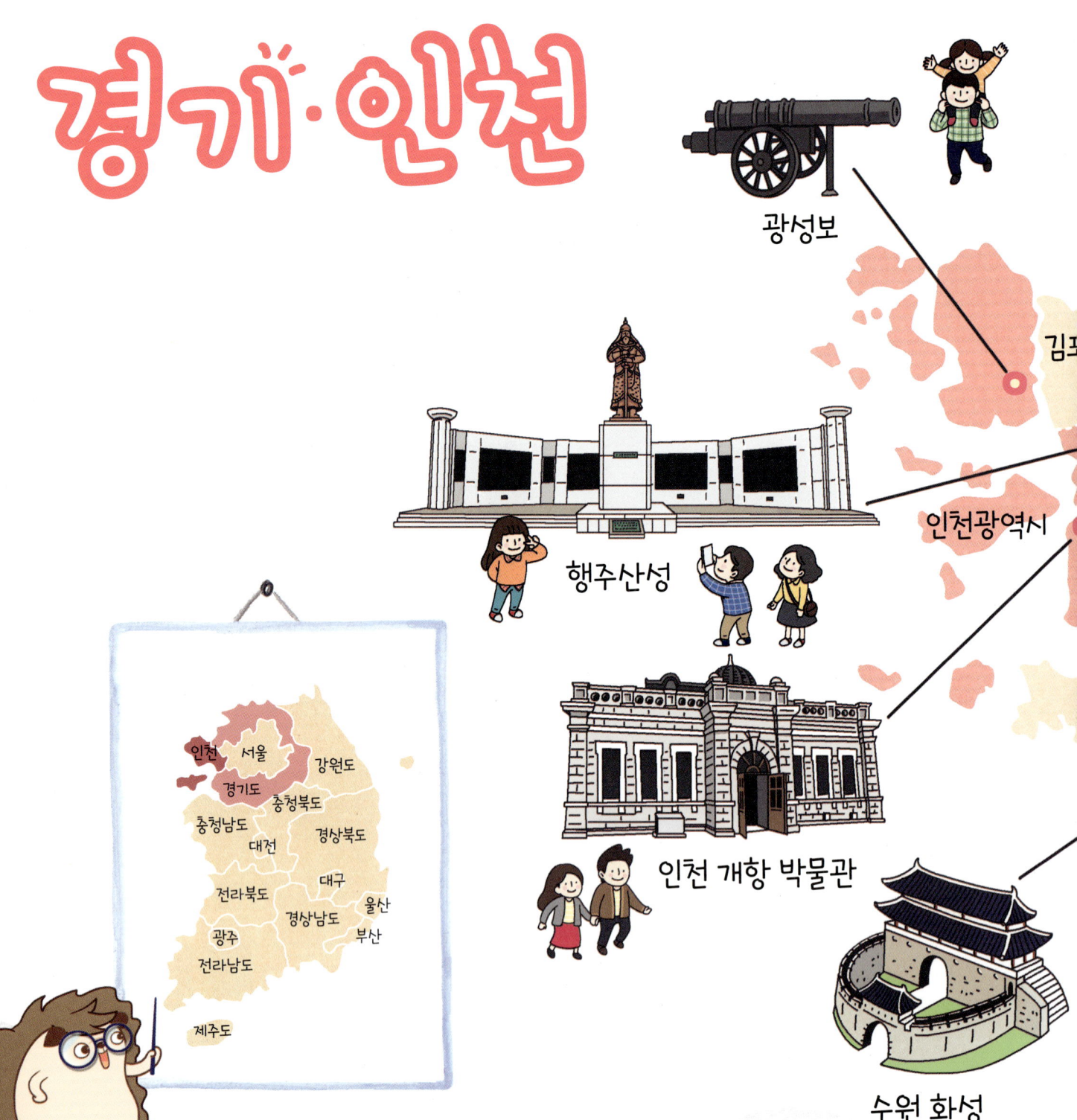

- 광성보
- 행주산성
- 인천 개항 박물관
- 수원 화성
- 김포
- 인천광역시

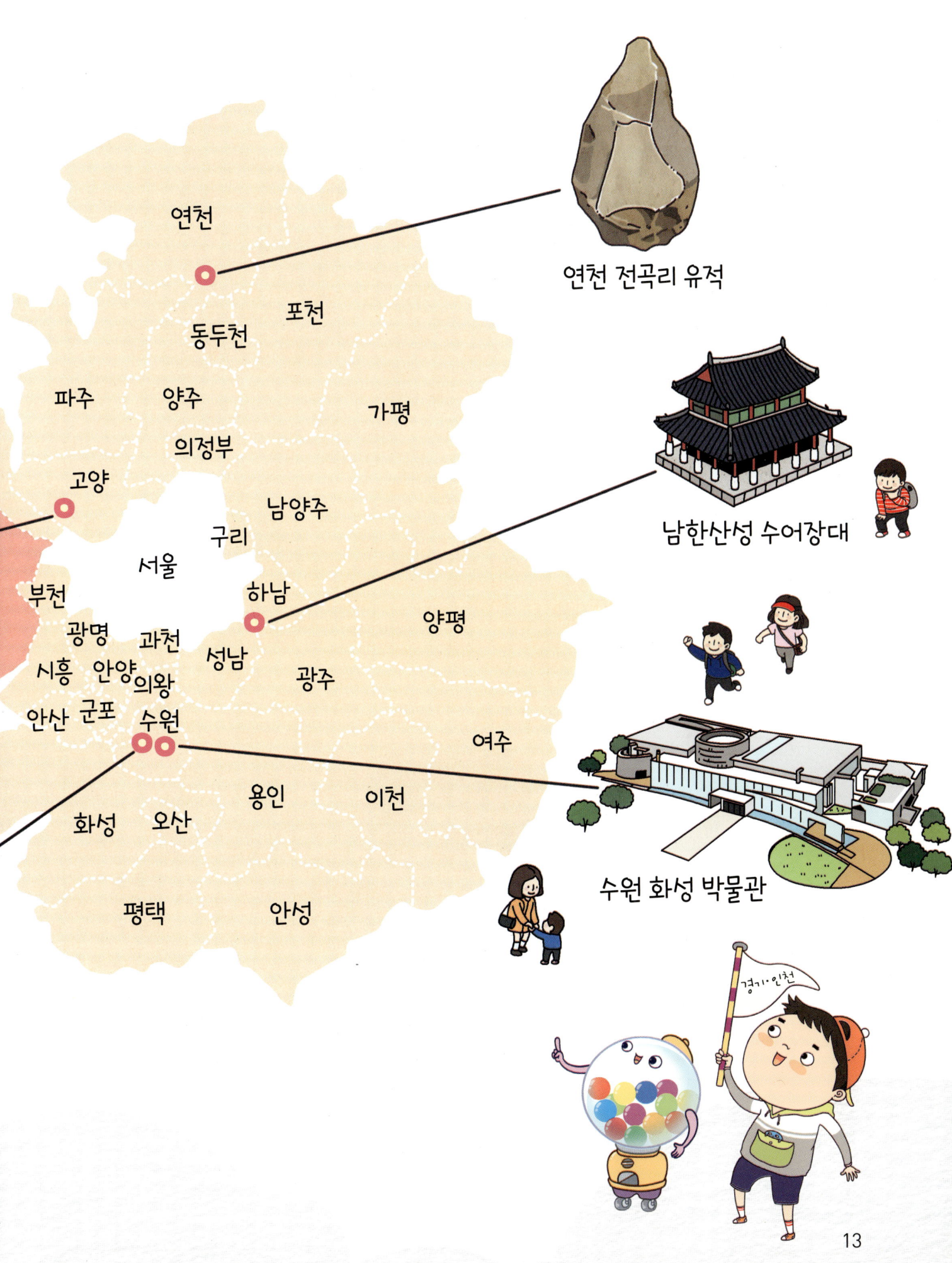

경기·인천으로 떠나는 역사 탐험

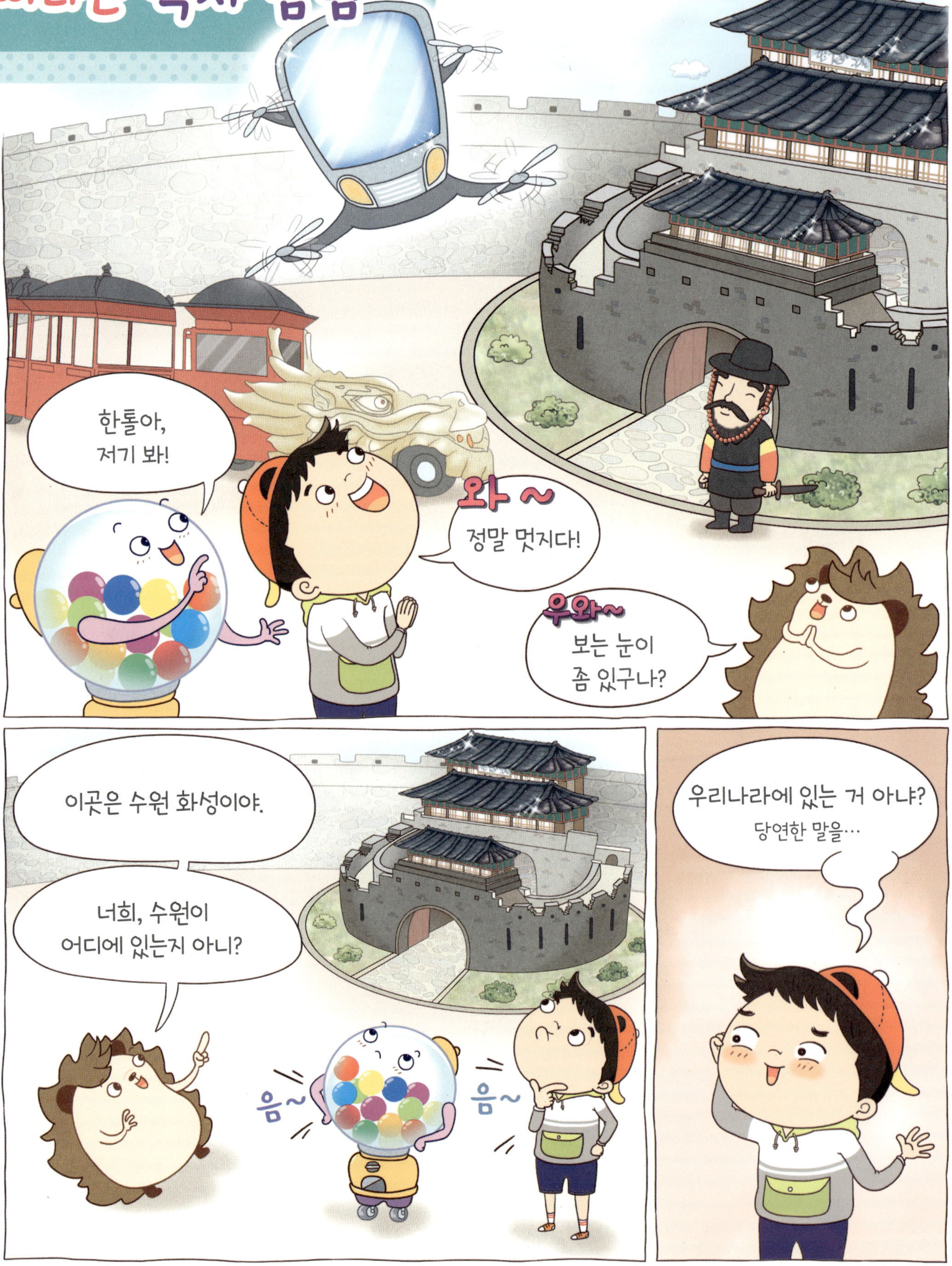

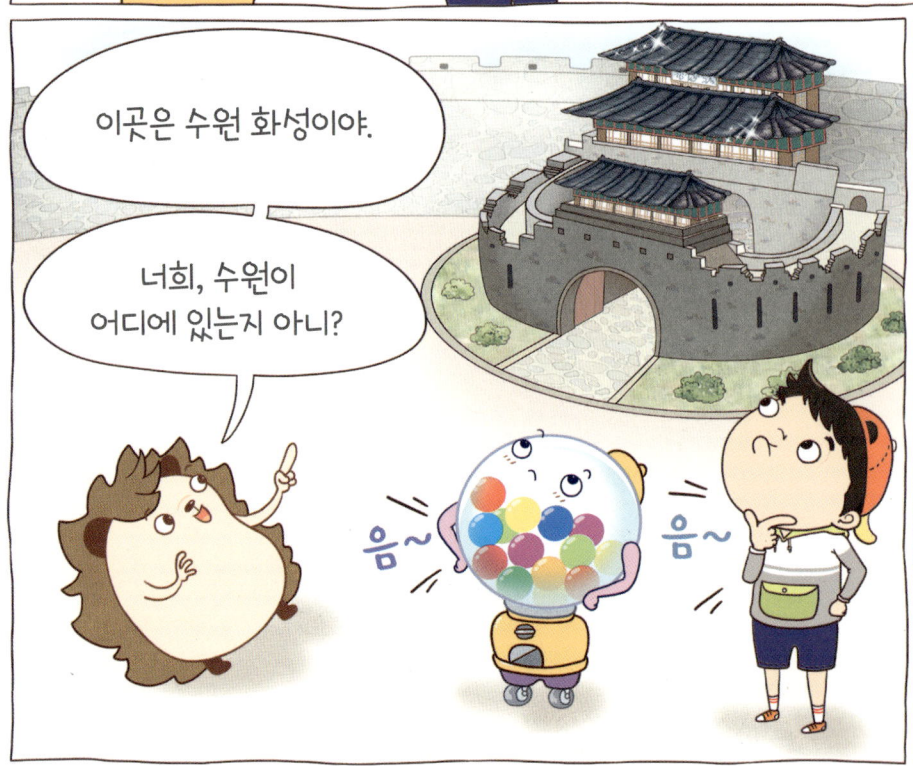
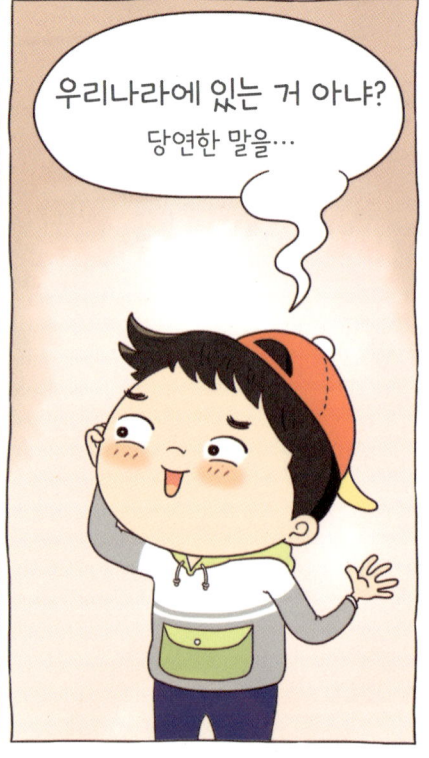

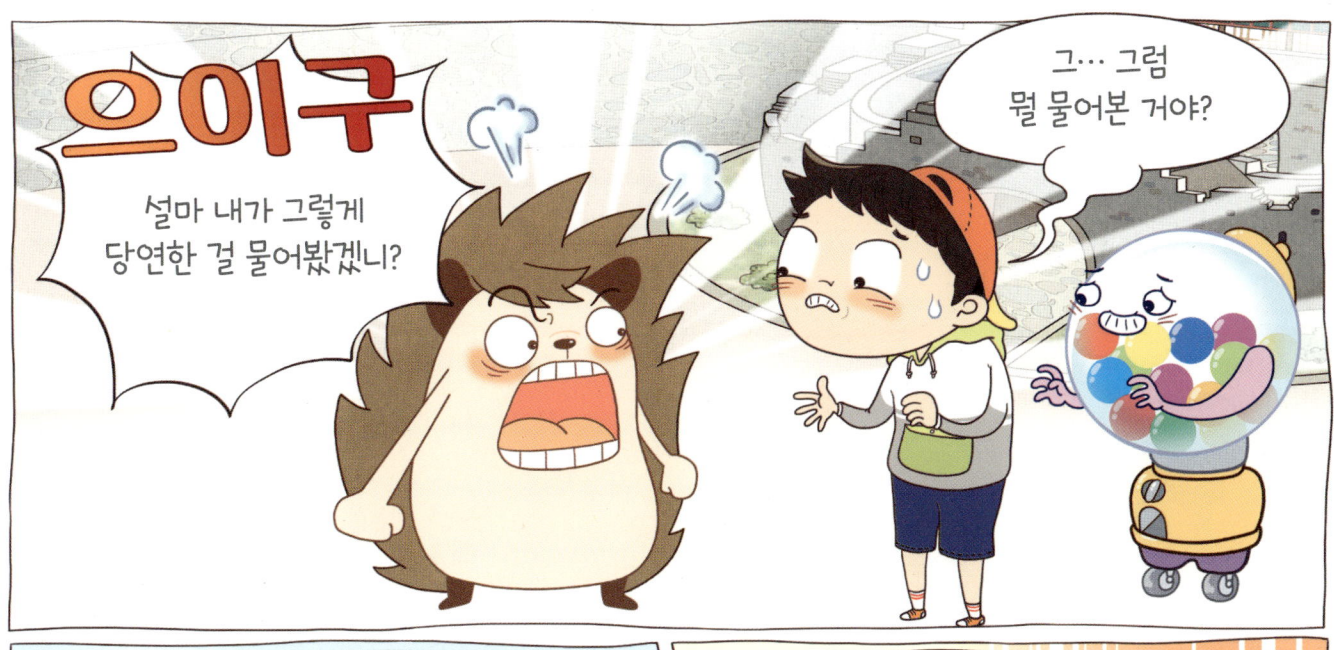
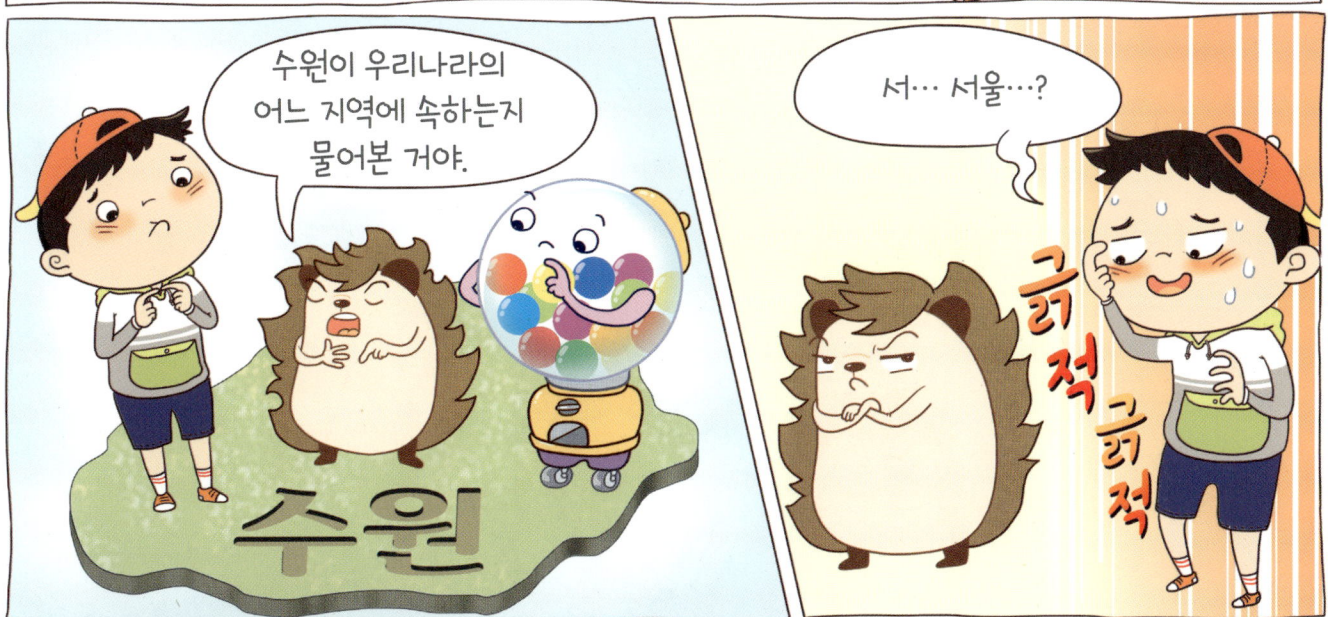
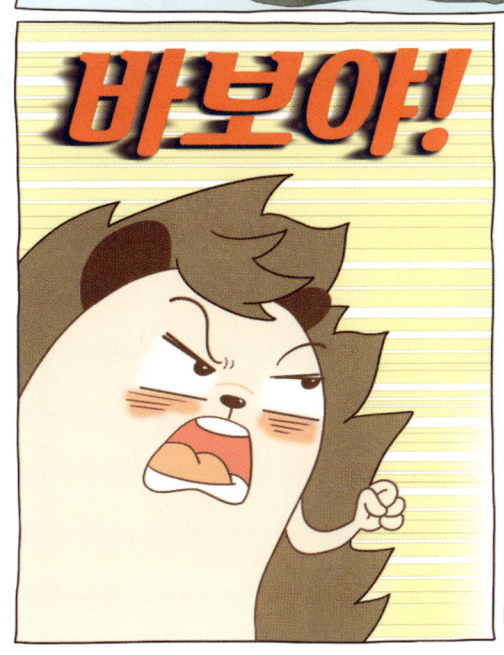
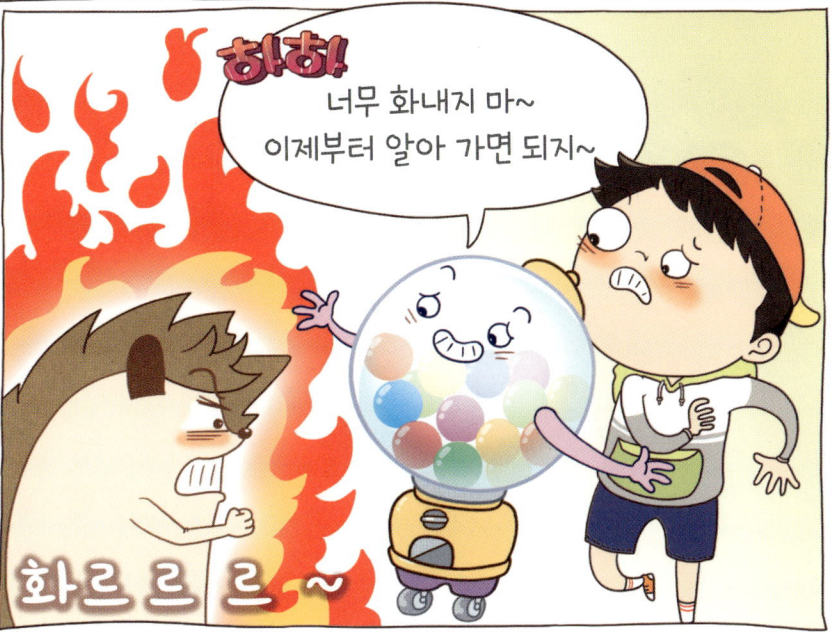

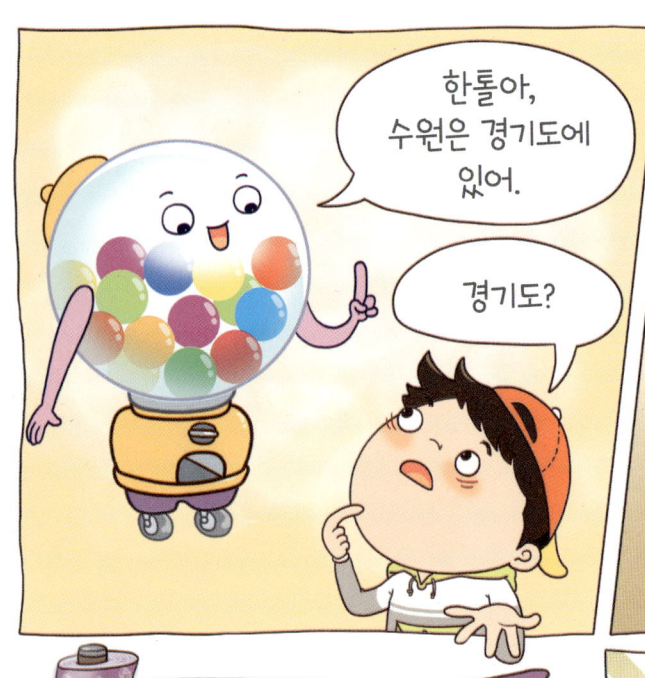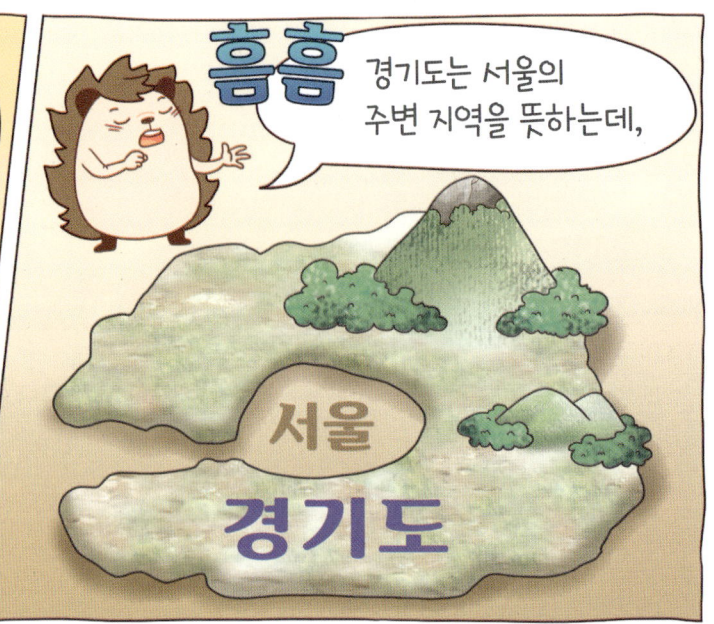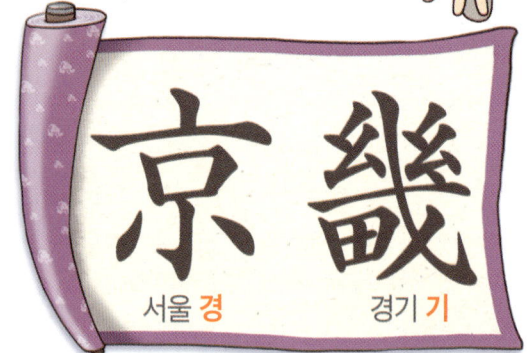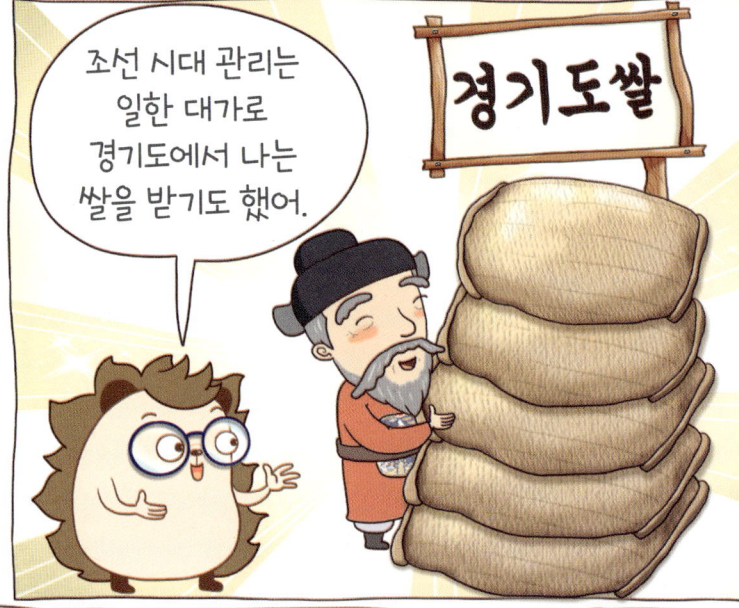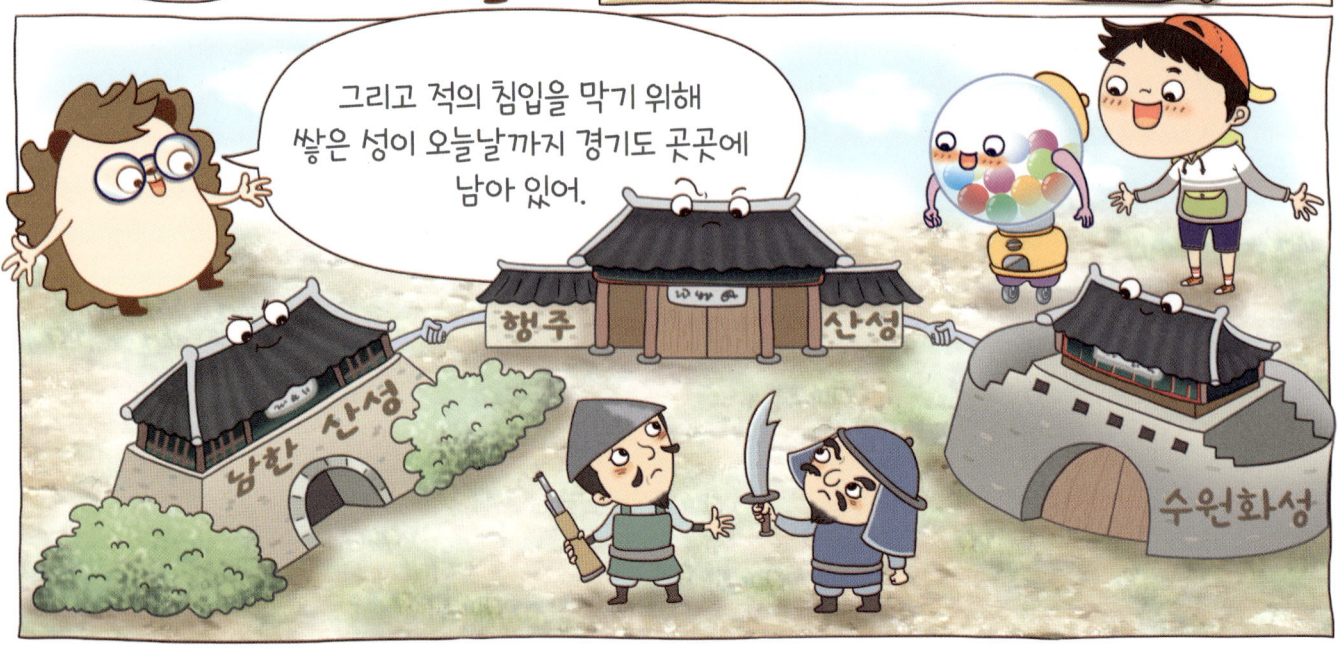

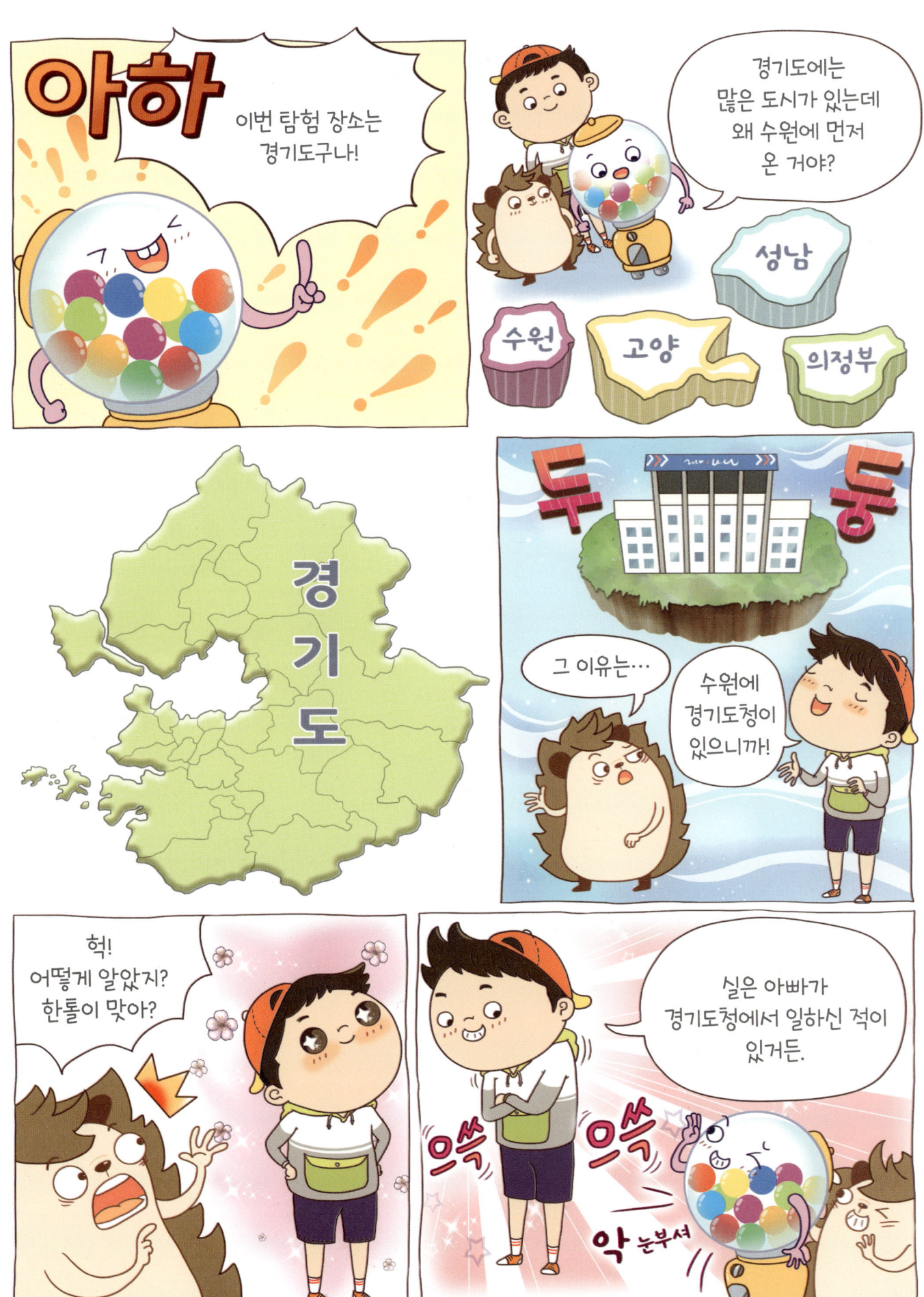

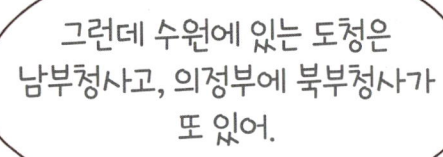
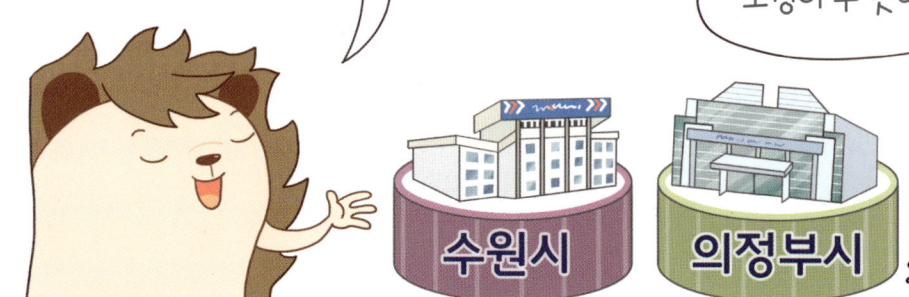
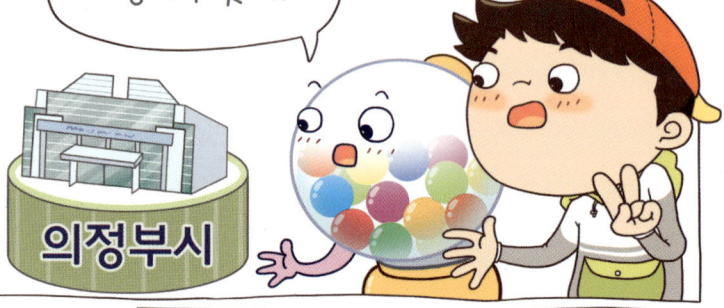
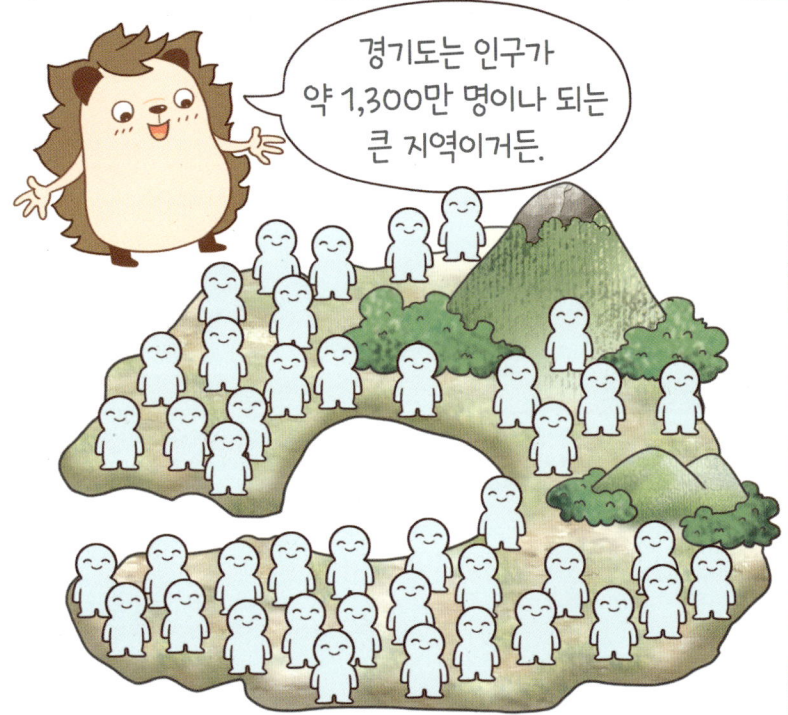
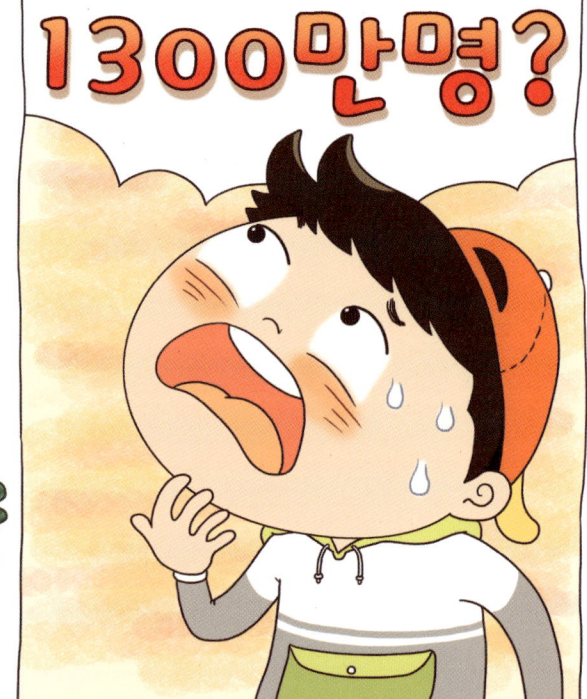
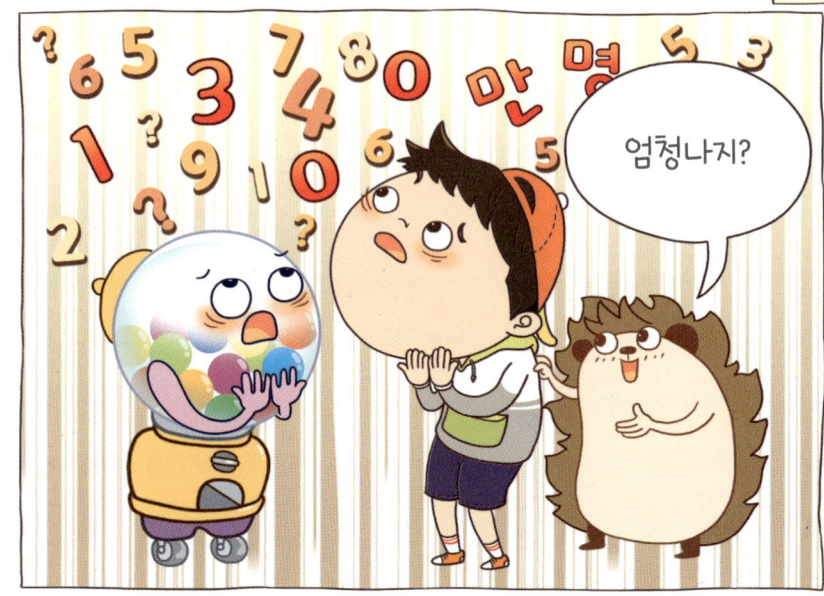
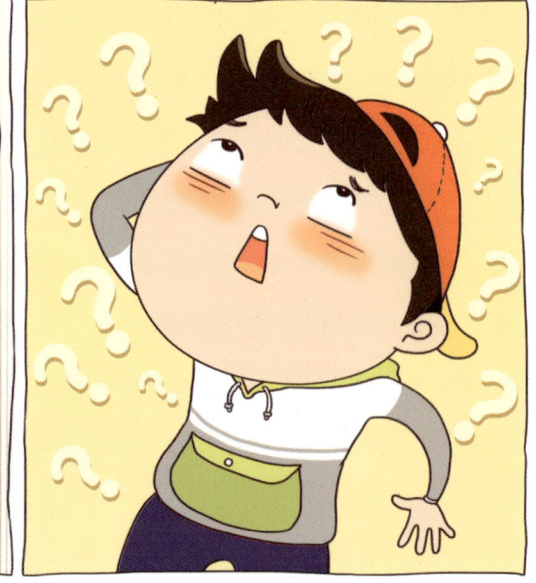

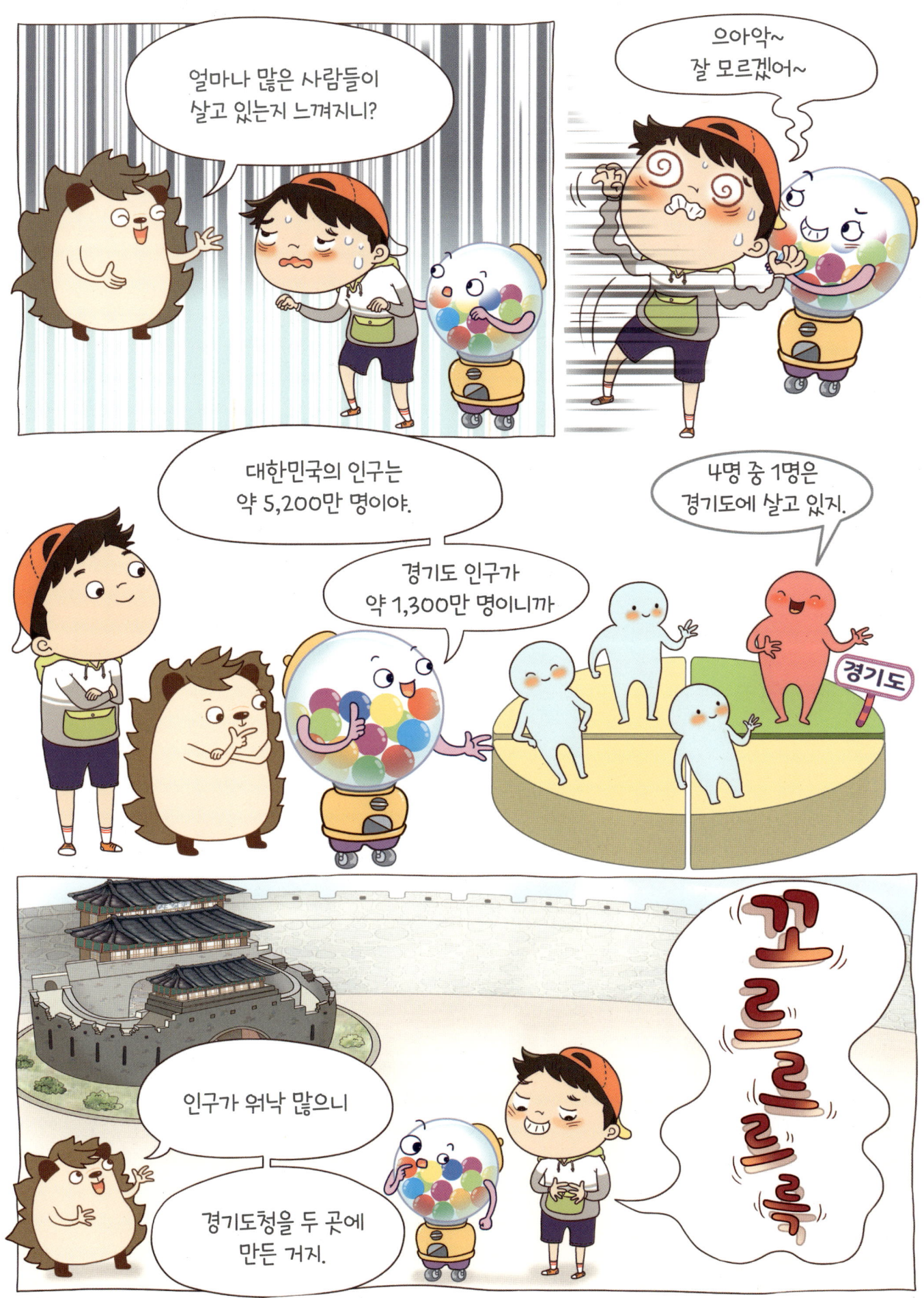

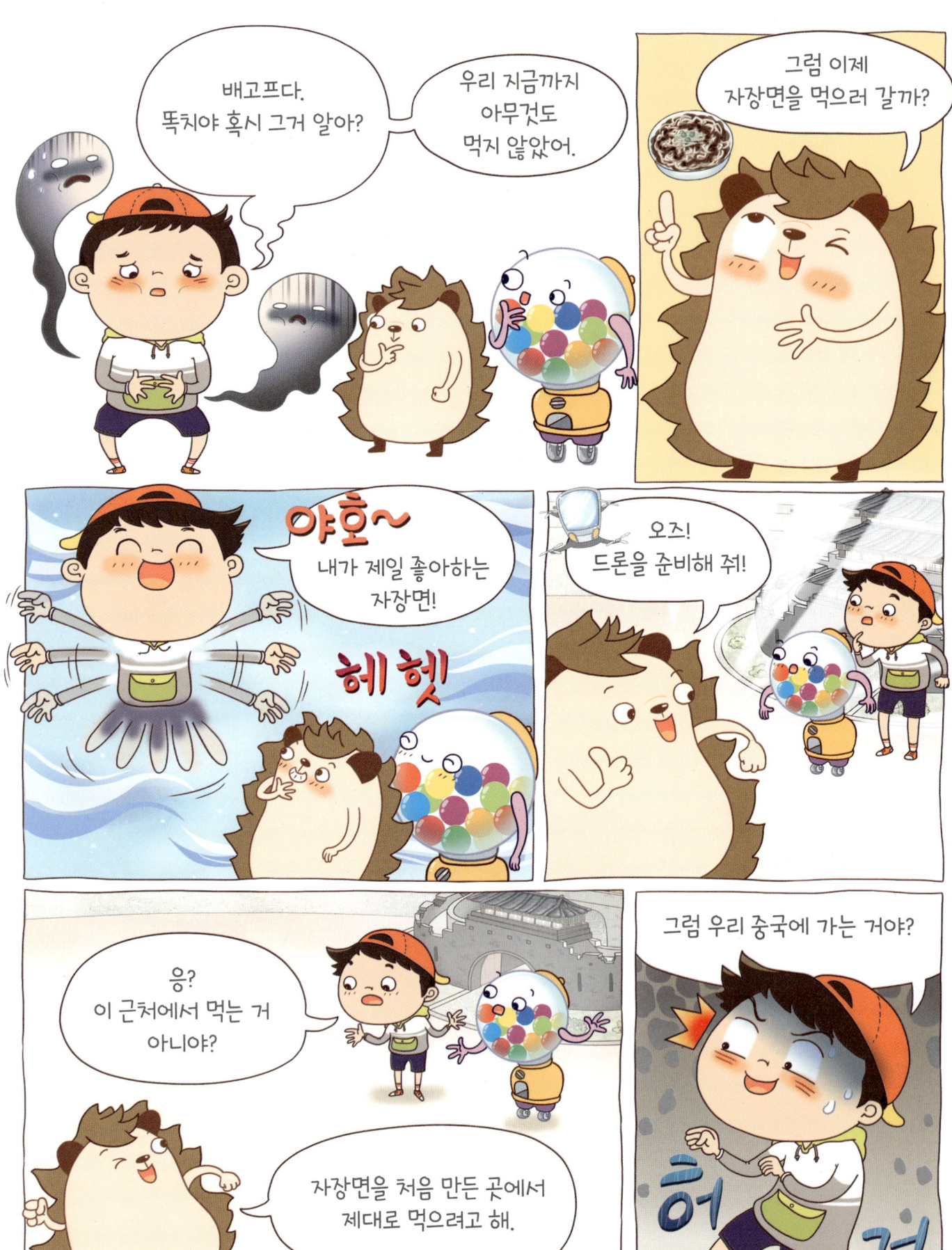

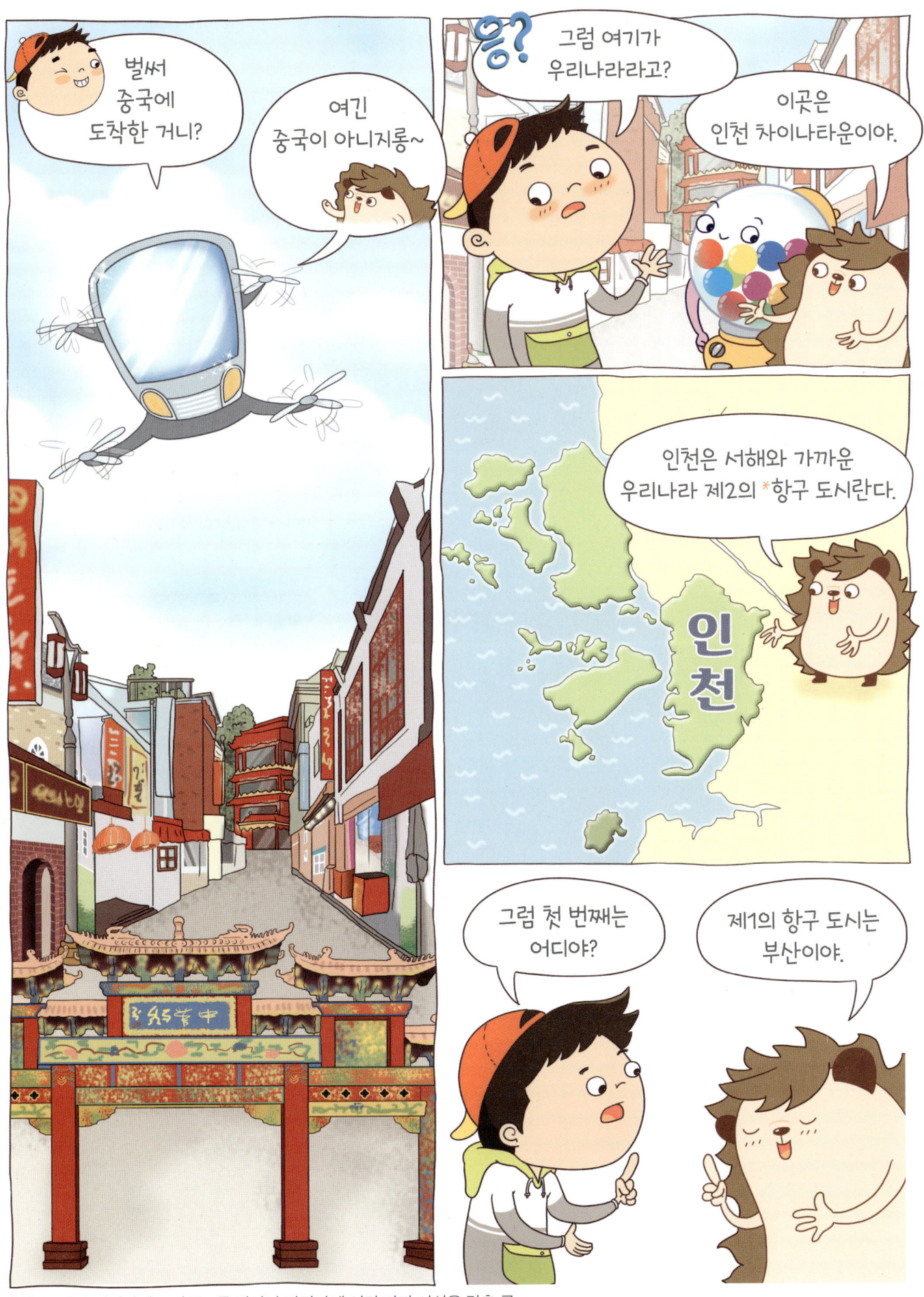

*항구: 배가 안전하게 드나들도록 강가나 바닷가에 여러 가지 시설을 갖춘 곳.

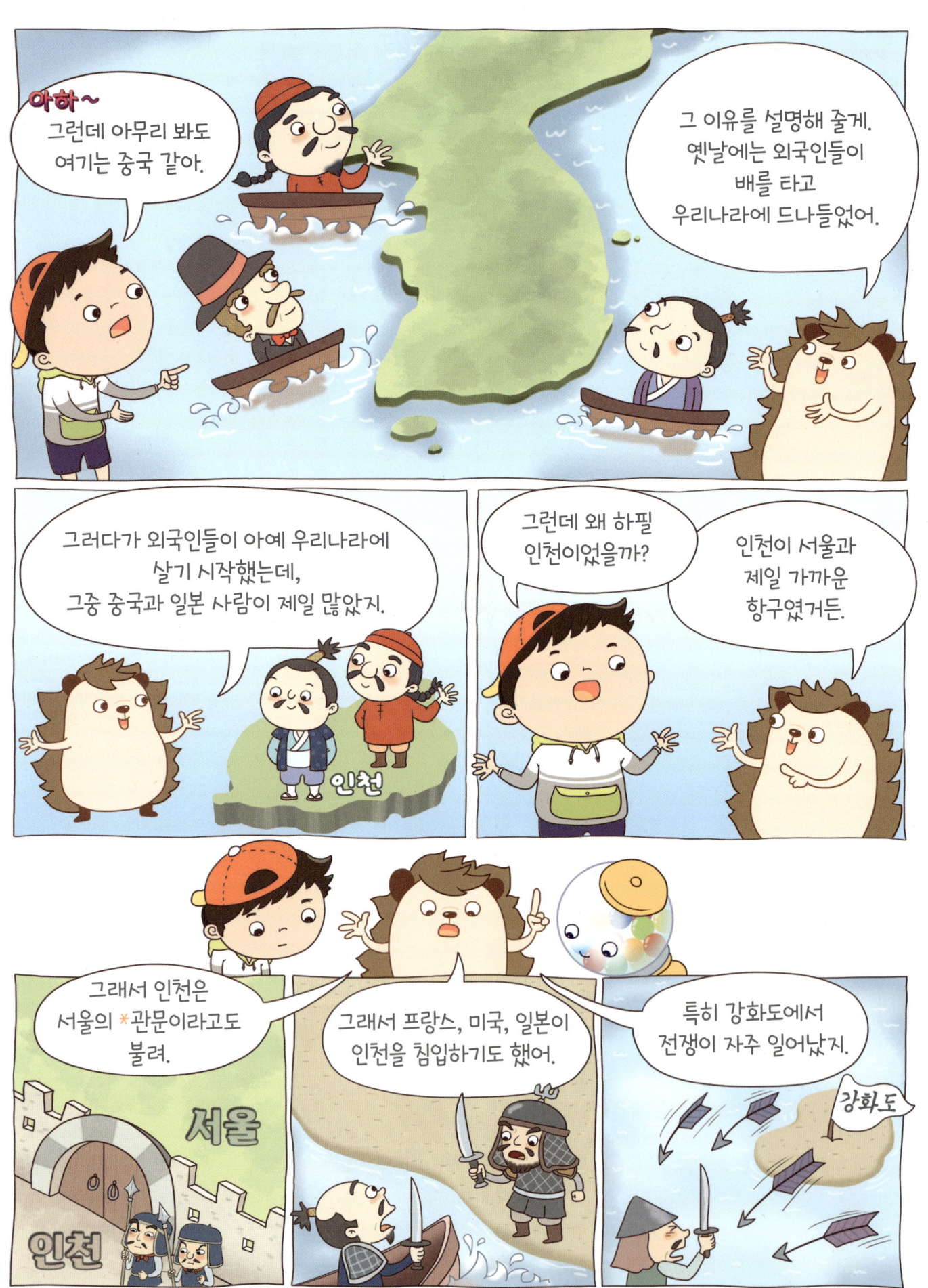

*관문: 국경이나 주요 지점의 통로에 드나들기 위해 반드시 거쳐야 하는 길목.

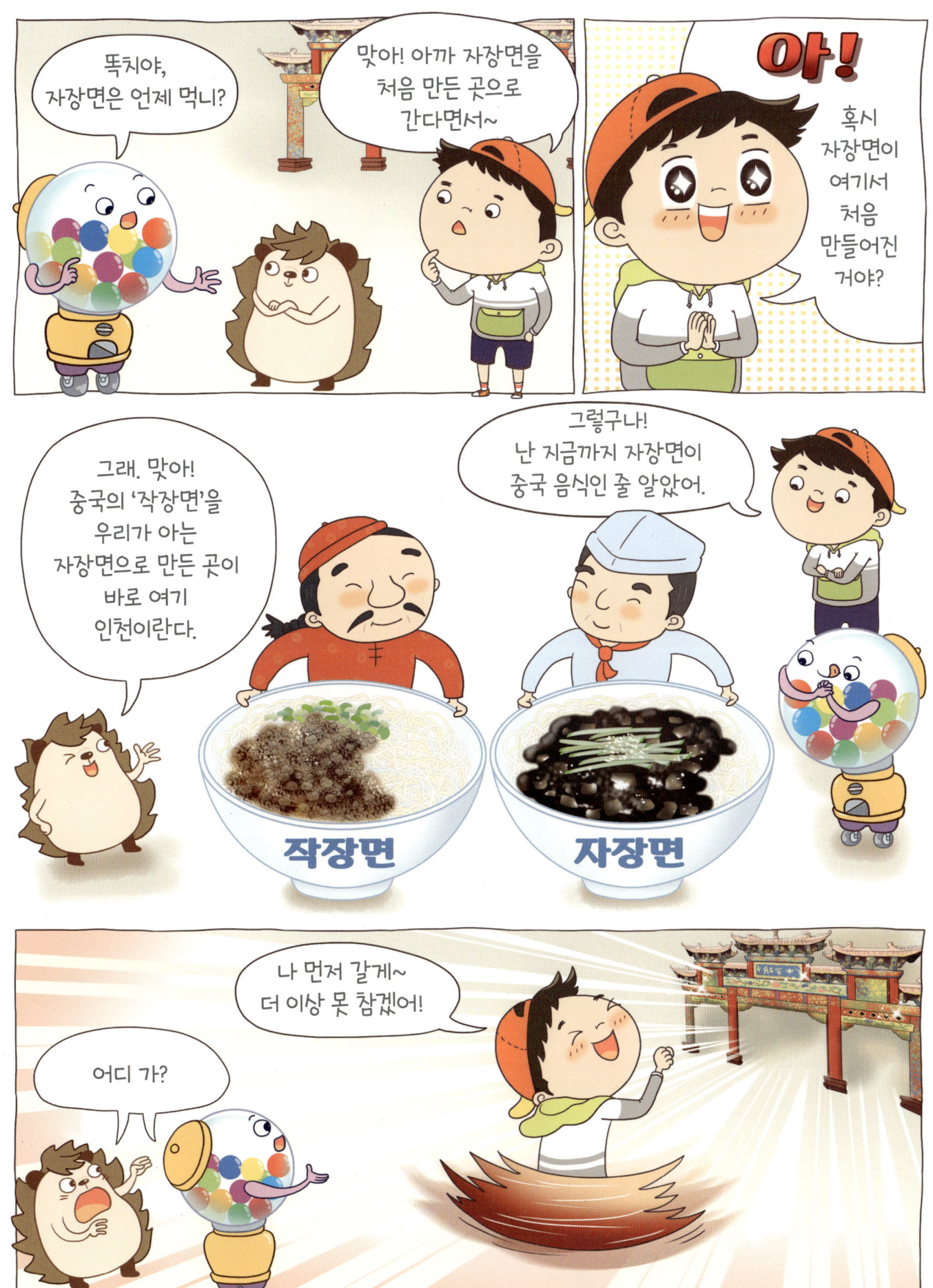

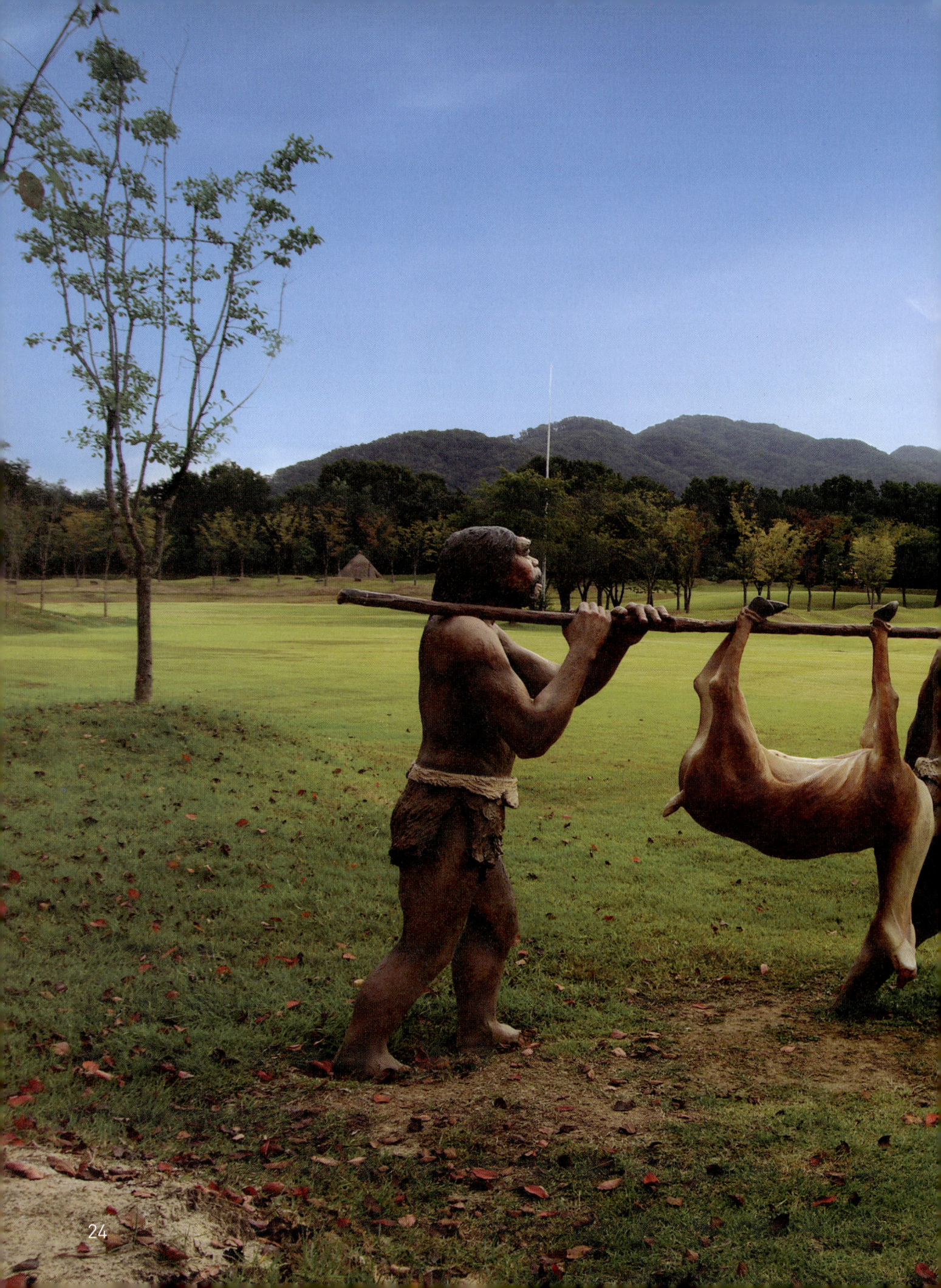

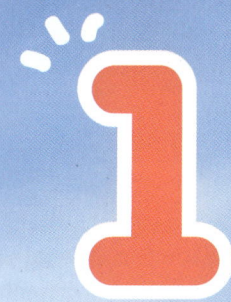

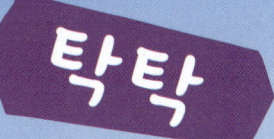

돌을 깨뜨려 사용했어요

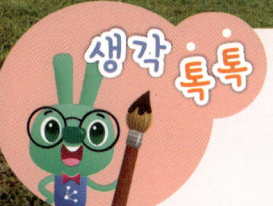

구석기 시대 사람들은 어떻게 살았을까요?

관련 교과　[사회 3-2] 옛날과 오늘날의 생활 모습(선사 시대)

1일 ○월 ○일
읽어봐요~ 술술 📖

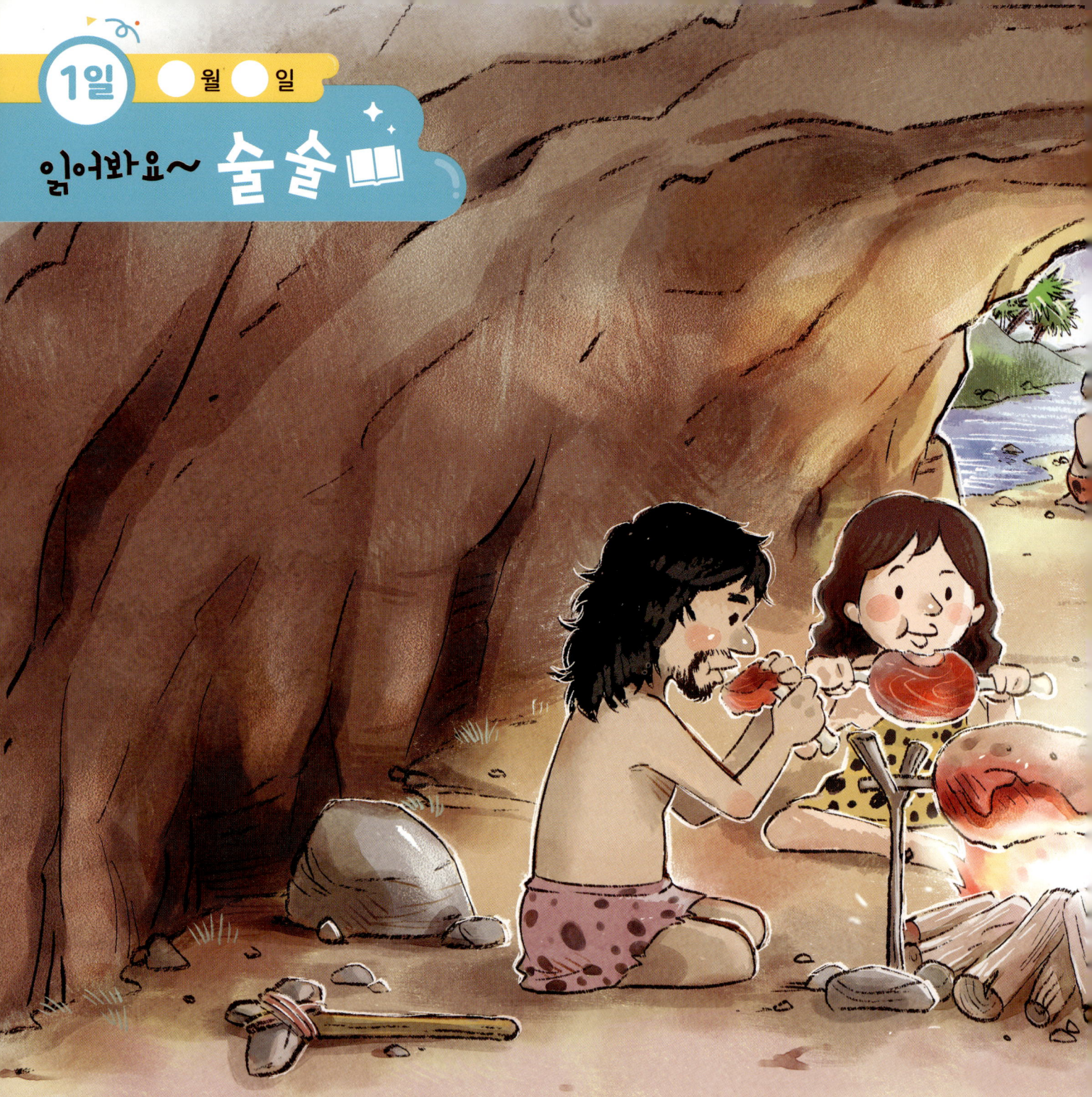

불을 사용하기 시작했어요

아주 먼 옛날 우리 조상들의 모습을 한번 생각해 보자. 다른 동물들처럼 날카로운 발톱도, 추위를 막을 풍성한 털도 없이 어떻게 살아남을 수 있었을까?

바로 동물이 다룰 수 없는 불을 사용했기 때문이야.

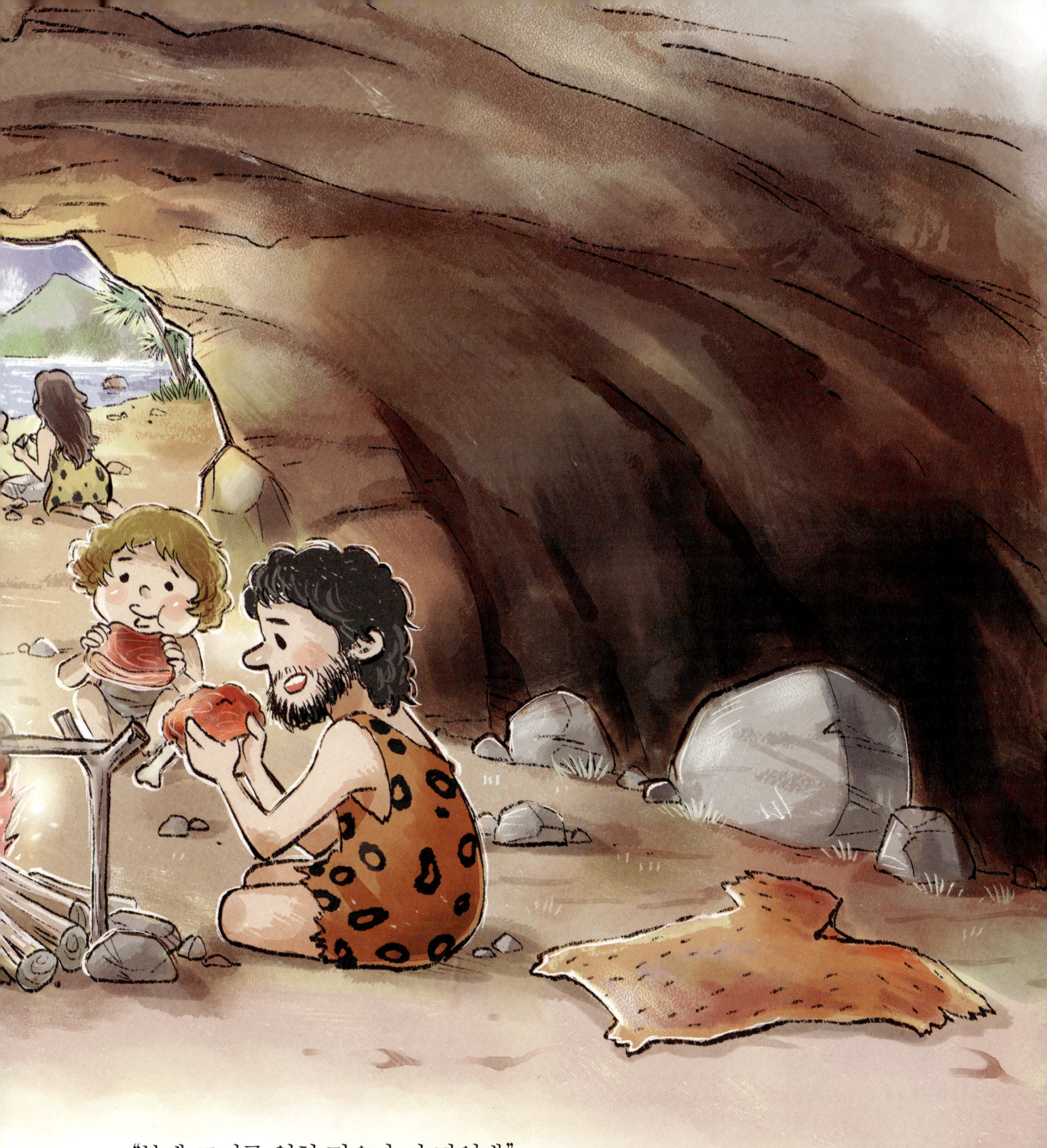

"불에 고기를 익혀 먹으니 더 맛있네."
"불을 피우니까 추운 날씨에도 따뜻해."
 불을 사용하니 음식을 익혀 먹을 수 있었고, 동굴처럼 캄캄한 곳을 환하게 밝힐 수 있었어. 이렇게 불을 사용하기 시작한 시대를 구석기 시대라고 한단다.

먹을 것을 찾아 이동했어요

구석기 시대 사람들은 나무에 달린 열매를 따 먹거나 동물을 잡아먹었어. 운이 좋은 날은 배불리 먹었지만, 그렇지 않은 날은 굶주림에 시달려야 했단다.

"여기에는 더 이상 먹을 것이 없어요. 다른 곳으로 이동합시다!"

이렇게 이곳저곳을 돌아다니며 한곳에 오래 머물지 않았지.

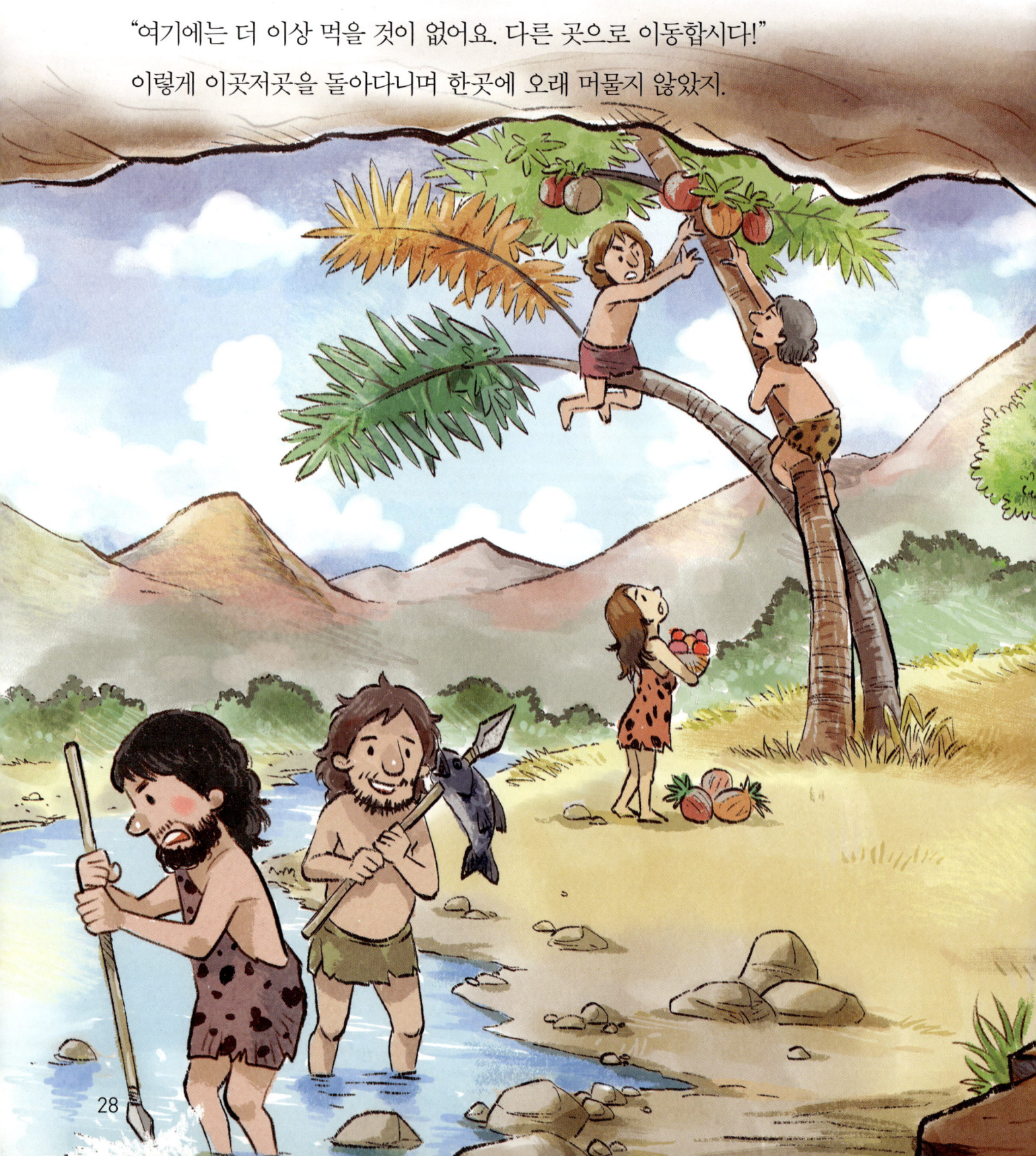

구석기 시대 사람들은 주로 동굴이나 *막집에서 살았어. 먹을 것을 찾아 여기저기 떠돌아다녔기 때문에 막집은 추위나 바람을 막을 정도로만 지었지.

"벽에 왜 돼지를 그린 거야?"

"응, 이렇게 살이 통통하게 오른 돼지를 잡고 싶거든!"

이렇게 소망을 담아 동굴 벽에 소, 돼지 등의 동물 그림을 그리기도 했단다.

*막집: 잠시 머물기 위해 간단하게 지은 집.

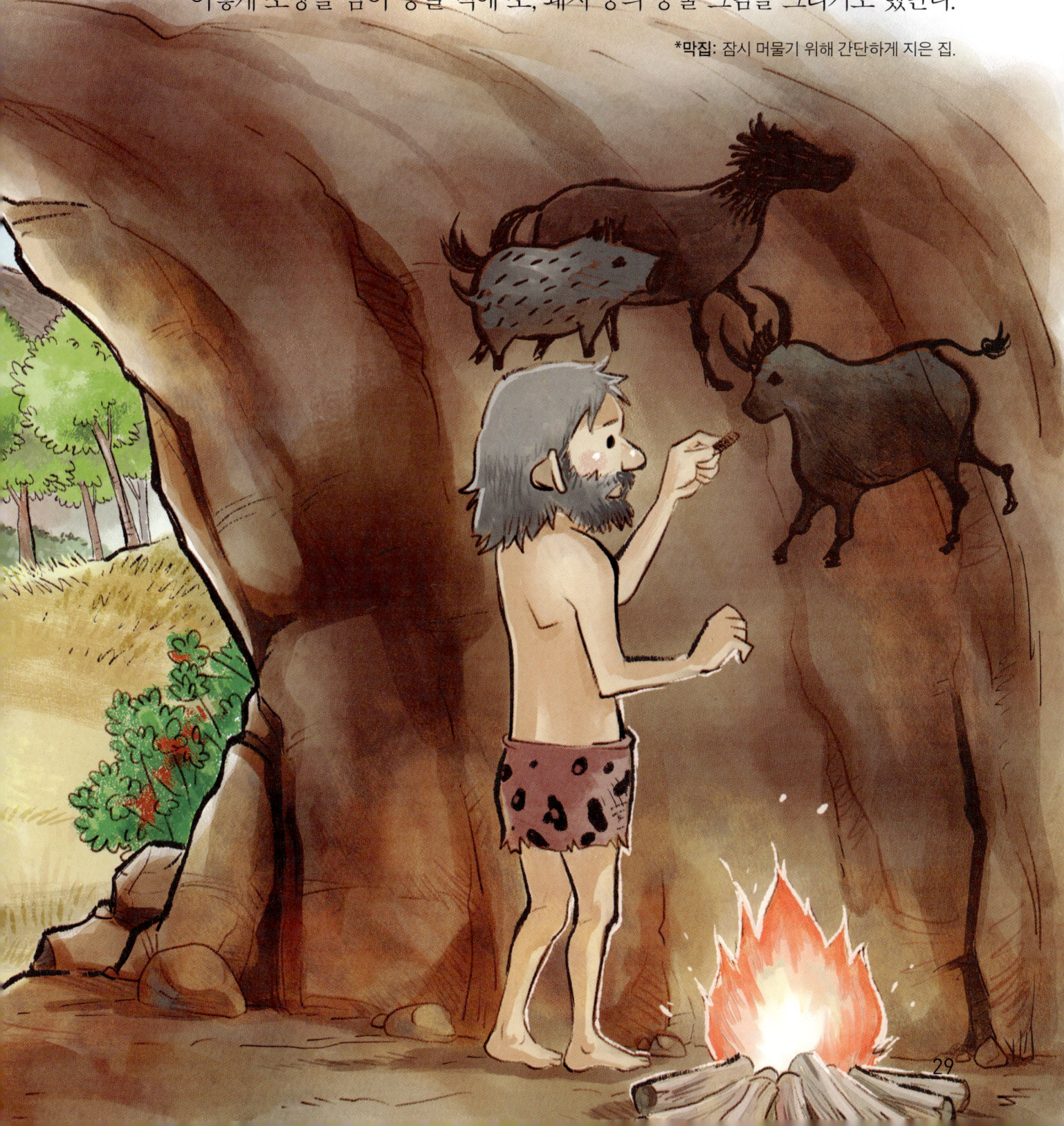

돌을 깨뜨려 사용했어요

"이 돌은 너무 커서 불편하네. 돌을 깨서 작게 만들자."

구석기 시대 사람들은 돌을 편하게 사용하고 싶었어. 그래서 커다란 돌을 깨뜨려 작게 만든 뗀석기를 사용했지.

그중에서도 가장 많이 쓰인 건 주먹처럼 생긴 주먹도끼야.

"나무가 너무 크네. 짠! 이럴 땐 주먹도끼를 쓰면 되지."

주먹도끼 하나만 있으면 무엇이든 해낼 수 있었어. 땅을 파고, 나무를 쪼개고, 짐승의 가죽도 벗겼지. 만능 도구였던 주먹도끼는 경기도에 있는 연천 전곡리 유적에 가면 볼 수 있단다.

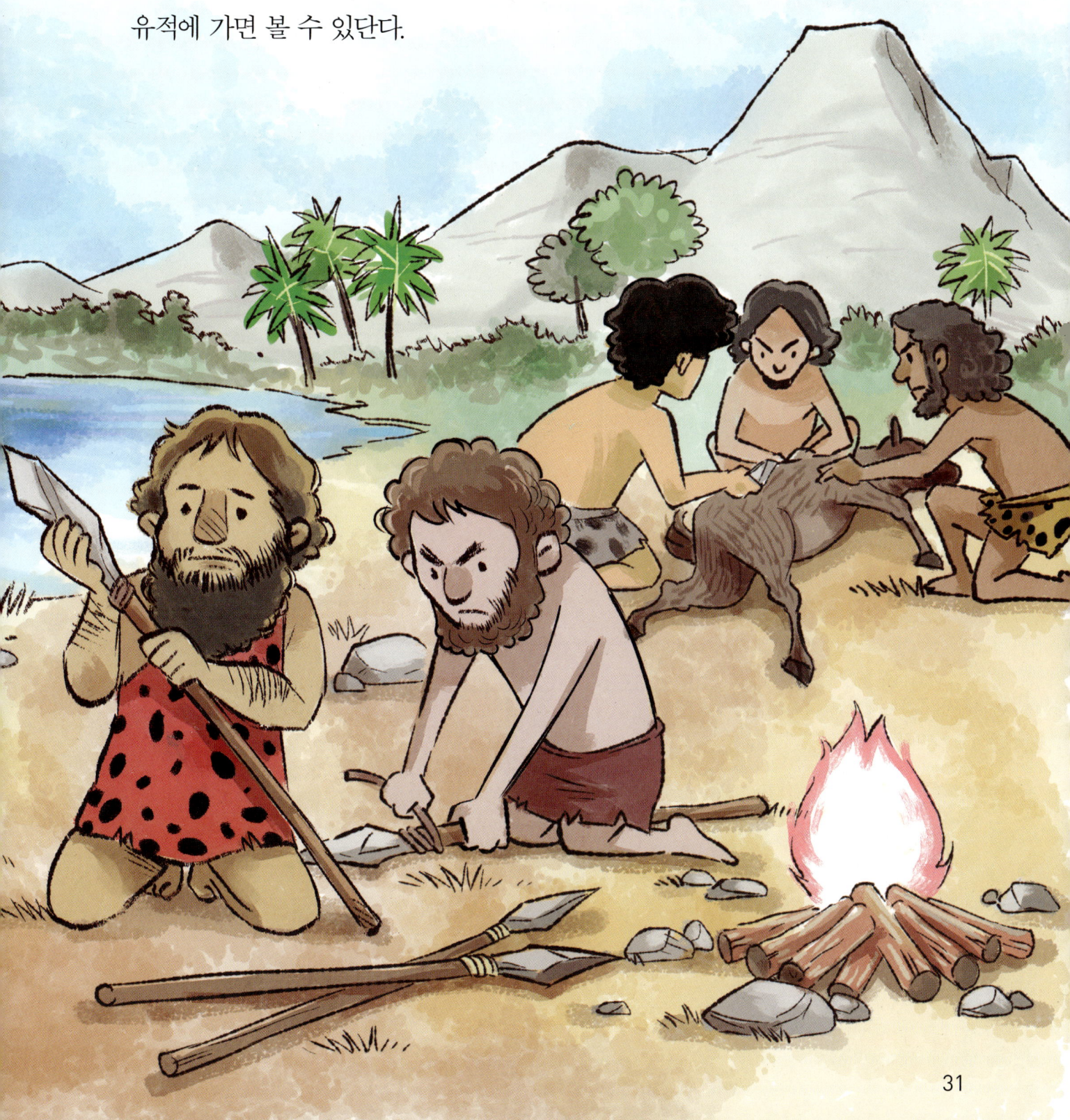

이해해요~ 쏙쏙

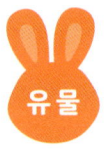 구석기 시대 사람들이 사냥을 마치고 돌아왔어요.
이제 어떤 도구가 필요할까요? 알맞은 화살표를 골라 길을 따라가 보세요.

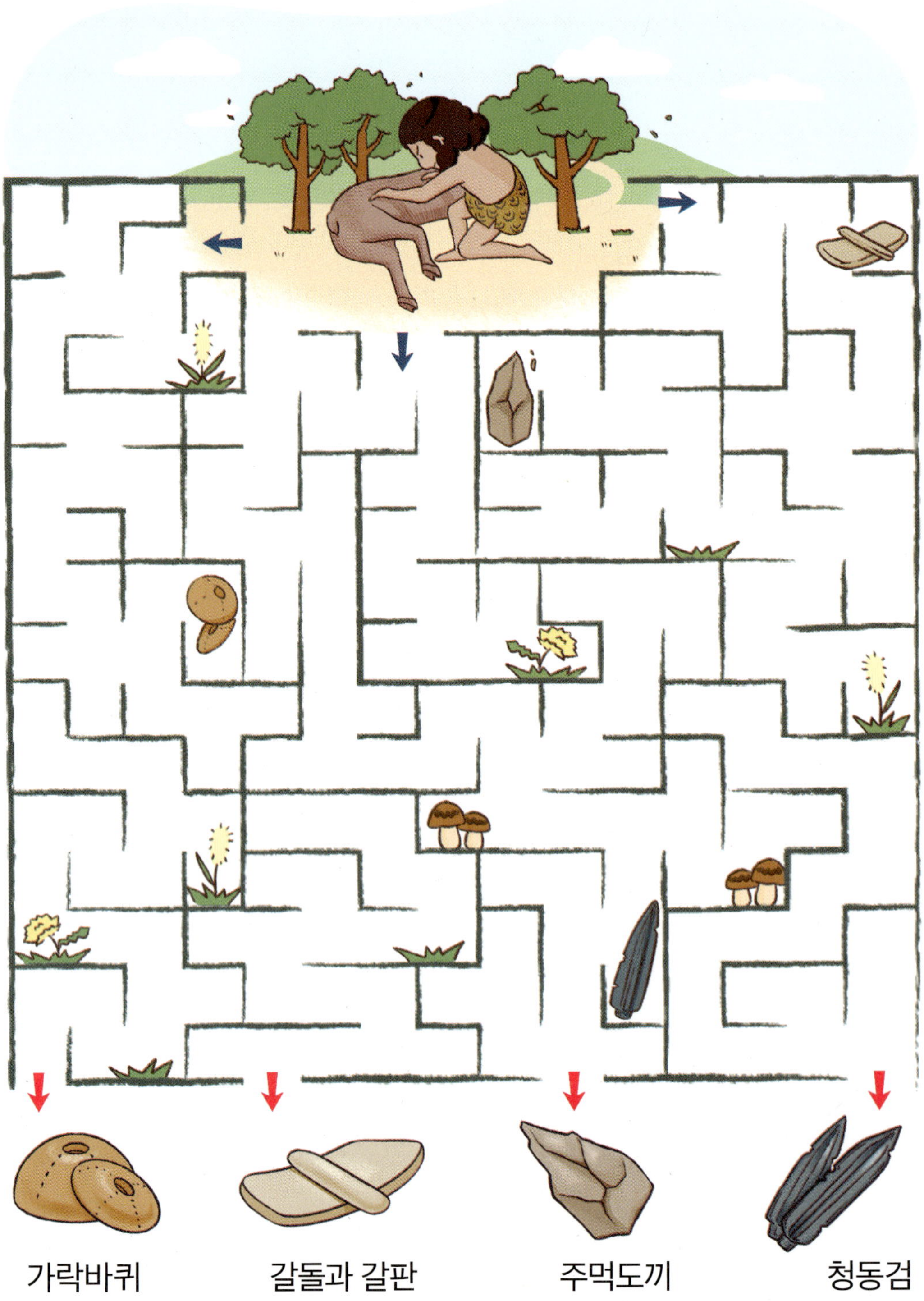

가락바퀴   갈돌과 갈판   주먹도끼   청동검

 구석기 시대 사람들의 생활 모습을 공책에 적어 뒀어요.
사다리를 따라가 보고, 옳은 설명을 쓴 친구에게 O 표시를 해 주세요.

동굴 벽에 동물 그림을 그렸어요.

빗살무늬를 새겨 토기를 만들었어요.

돌을 갈아 썼어요.

움집에서 생활했어요.

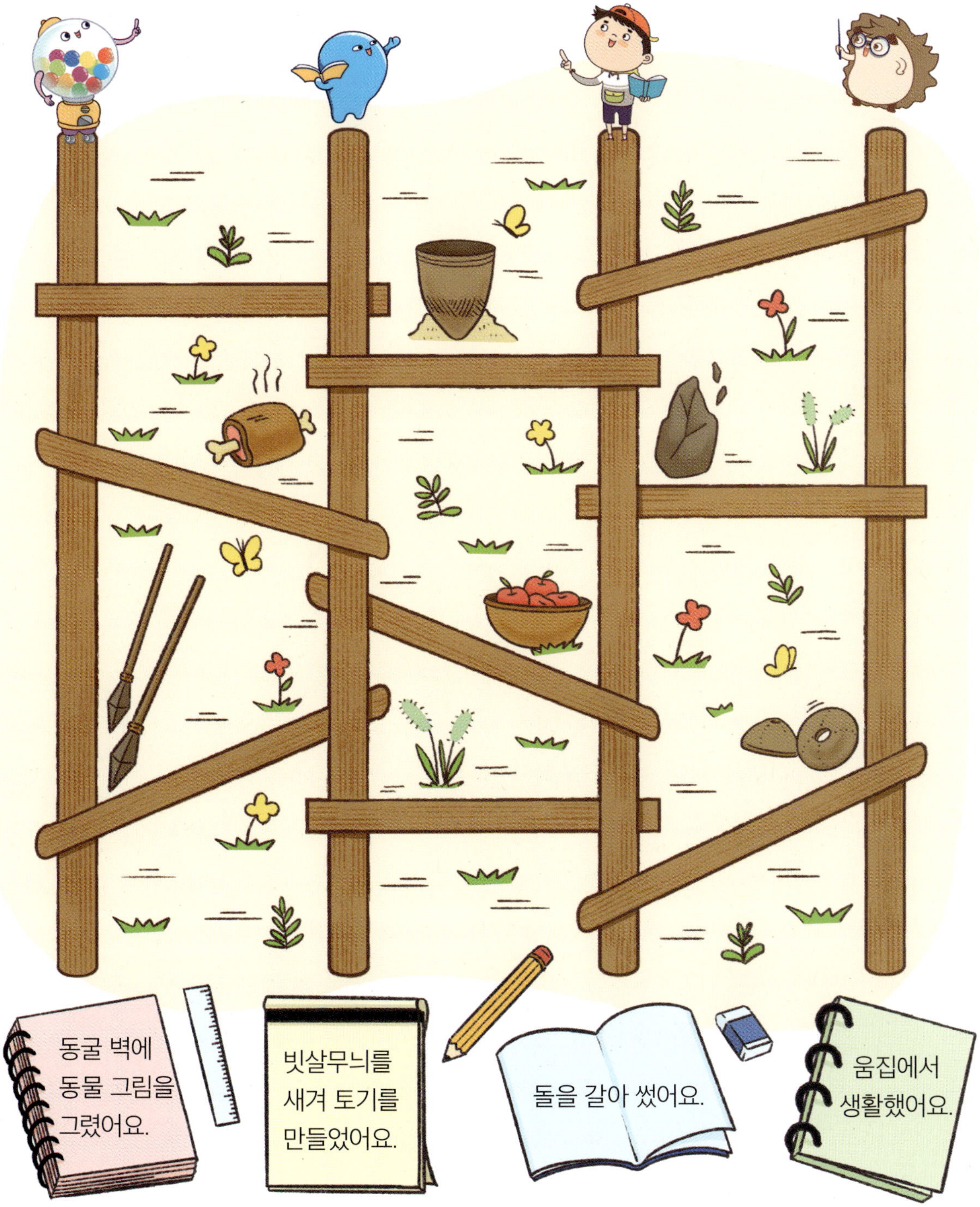

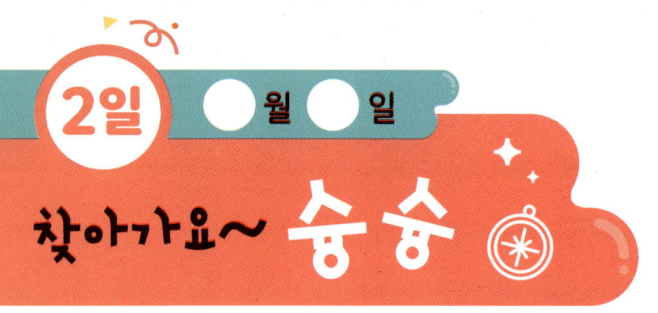

2일 ○월 ○일
찾아가요~ 슝슝

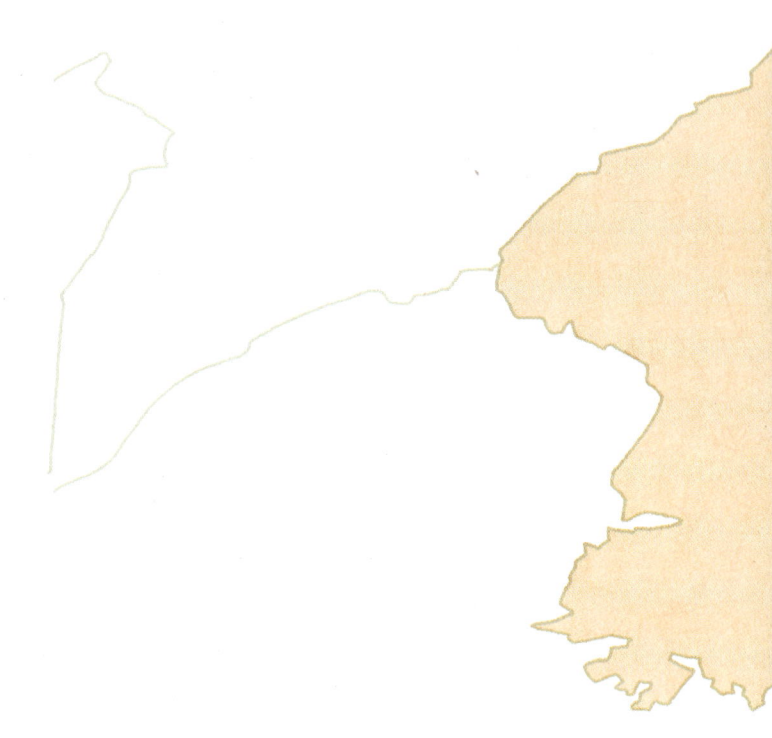

공주 석장리 유적
우리나라 최초로 구석기 시대 유적이 발굴된 장소

뗀석기 사용
필요에 따라 돌을 깨뜨리고 다듬어 사용함

구석기 시대 유적지

- 구석기 시대 사람들은 어떤 모습으로 지냈을까요?
- *동아시아 최초로 주먹도끼가 발견된 연천 전곡리처럼 구석기 시대를 대표하는 유적지를 방문해서 그때의 모습을 상상해 봐요.

*동아시아: 한국, 중국, 일본 등을 포함하는 지역.

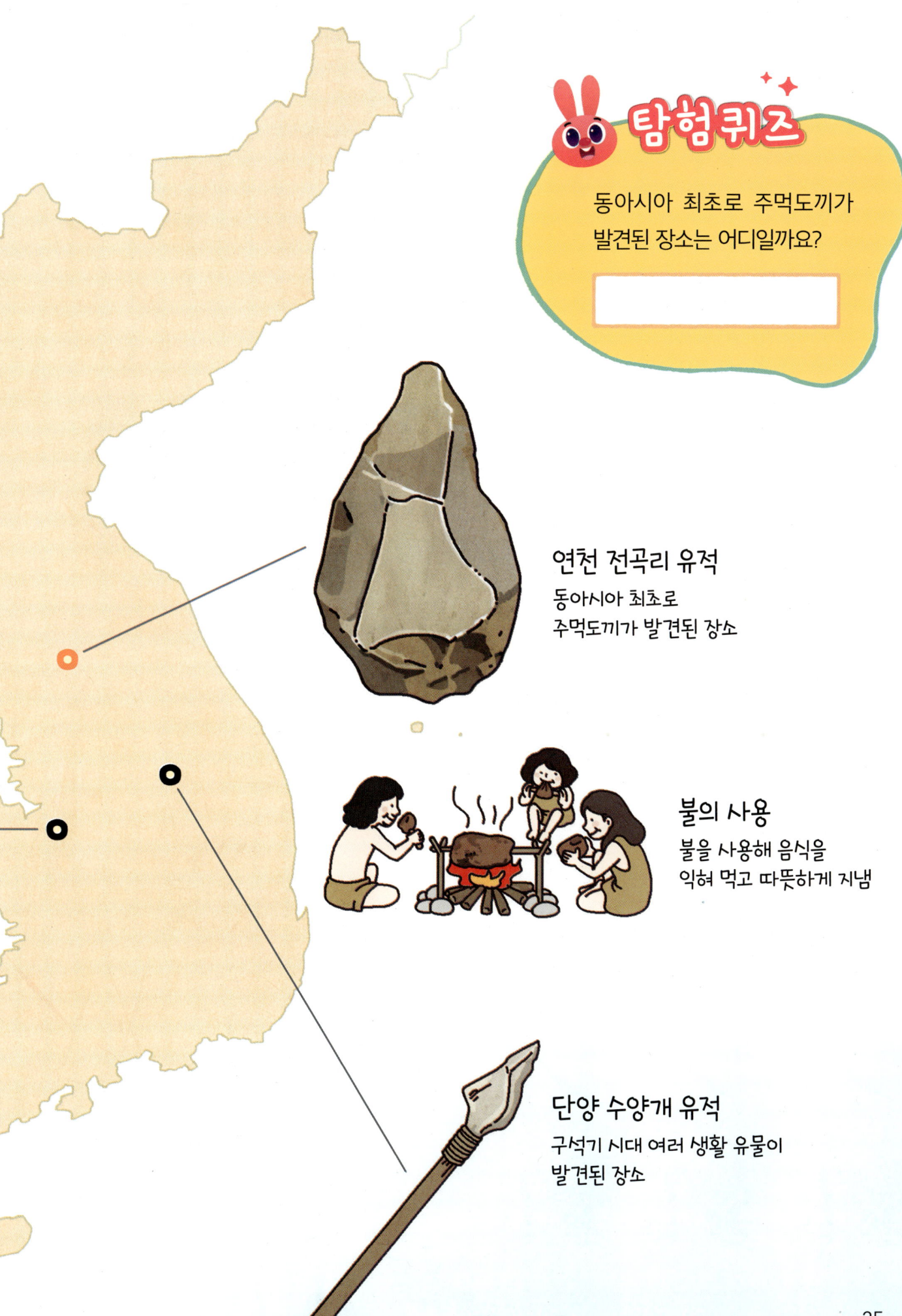

🟠 주먹도끼가 발견된 **연천 전곡리 유적**

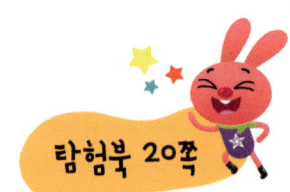
탐험북 20쪽

연천 전곡리 유적은 우리나라를 대표하는 구석기 시대 유적이에요. 이곳에서 동아시아 최초로 주먹도끼가 발견됐어요.

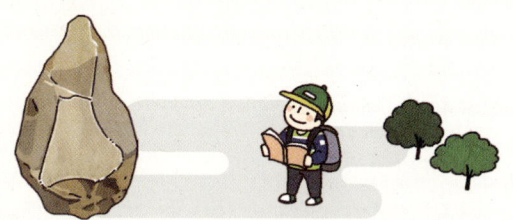

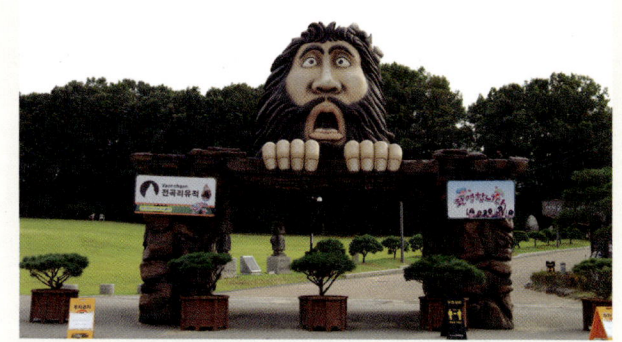
연천 전곡리 유적 입구(경기 연천)

🟢 먹을 것을 찾아 이동했어요
구석기 시대에는 농사를 짓지 않았어요. 대신 사냥을 하거나 열매를 따 먹으며 지냈죠. 그리고 더 이상 먹을 것이 없으면 새로운 곳을 찾아 여기저기 이동하며 생활했어요.

🟢 만능 도구 주먹도끼
구석기 시대 사람들은 여러 번 생각하고 고민한 끝에 주먹도끼를 만들었어요. 그 덕분에 사람들은 주먹도끼로 물건을 자르고, 찢고, 땅을 파는 등 다양한 일을 할 수 있게 됐어요.

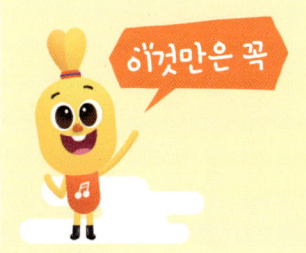
이것만은 꼭

동물을 사냥해서 식량과 옷감을 구한 구석기 시대 사람들의 모습이 모형으로 전시돼 있어요. 그들과 함께 사진을 찍어 보세요.

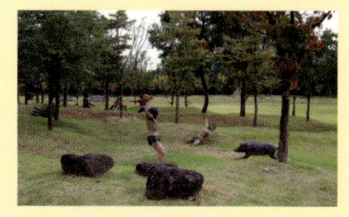
▶ 사냥하는 구석기 시대 사람들

구석기 시대 체험이 가능한 전곡 선사 박물관

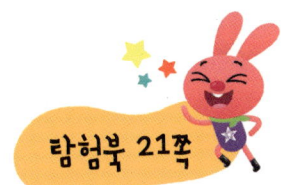
탐험북 21쪽

전곡 선사 박물관은 연천 전곡리 유적에 건립된 박물관이에요. 이곳에 가면 선사 시대 문화와 당시 생활 모습을 살펴볼 수 있답니다.

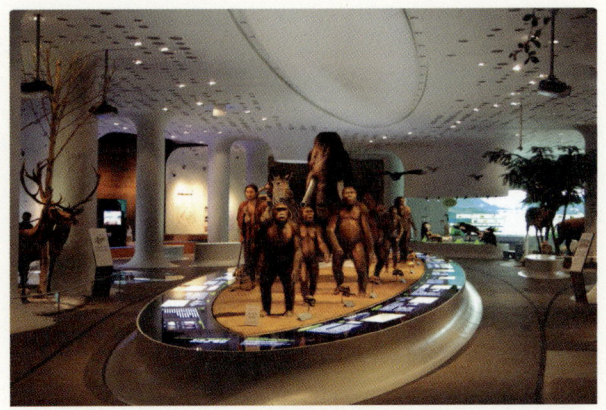
전곡 선사 박물관(경기 연천)

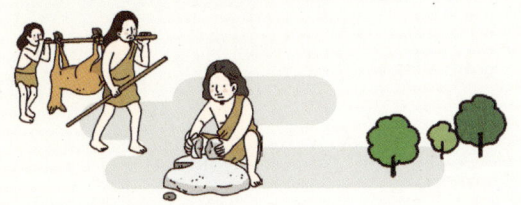

불의 이용

불은 구석기 시대 사람들에게 많은 이로움을 줬어요. 특히 사람들은 사냥한 고기를 익혀 먹으며 더욱 건강하게 지낼 수 있었죠. 불을 이용하면서 당시 사람들의 수명이 두 배 가까이 늘어났을 것으로 여겨진답니다.

매머드의 뼈와 상아로 막집을 지었어요

매머드는 코끼리와 닮은 동물이에요. 구석기 시대 사람들은 매머드의 뼈와 상아로 막집을 짓기도 했답니다. 우크라이나에서 발견된 한 막집에는 95마리 정도 되는 매머드의 뼈가 사용됐다고 여겨지죠.

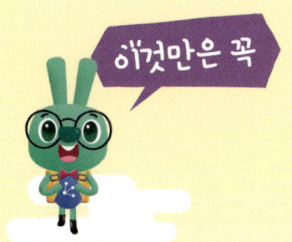
이것만은 꼭

전곡 선사 박물관에는 세계의 구석기 동굴 벽화를 모아 둔 곳이 있어요. 구석기 시대 사람들이 어떤 동물을 그렸는지 살펴보세요.

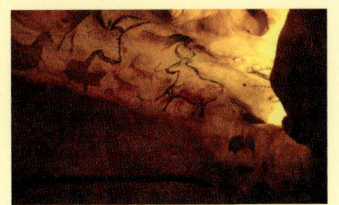
동굴 벽화 모형 ▶

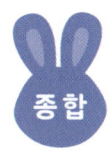 구석기 시대 사람들의 생활 모습은 어땠을까요?
올바른 내용에 O 표시를 해 주세요.

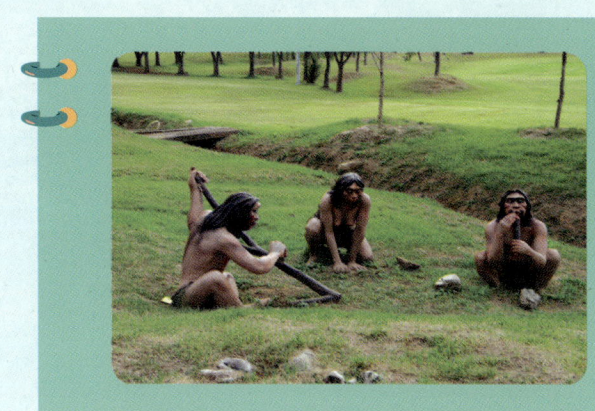

물 / 불 을 처음 사용하며 음식을 익혀 먹고, 추위를 이겨 냈어요.

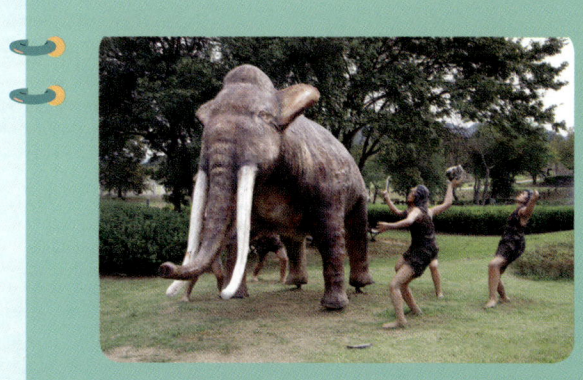

사냥을 하며 / 농사를 지으며 생활했어요.

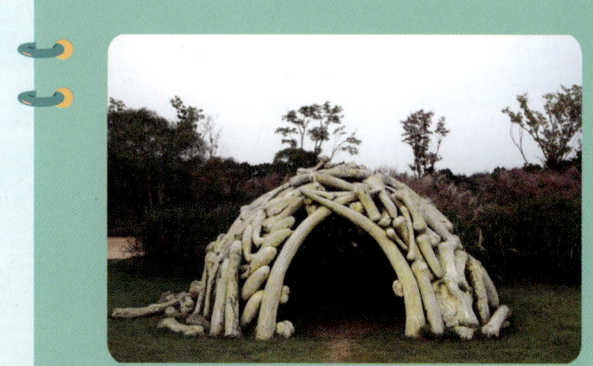

매머드의 뼈와 상아로 움집 / 막집 을 지었어요.

역사를 바꾼 주먹도끼

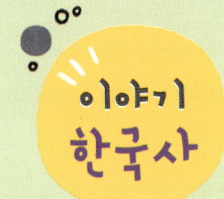

1978년 연천 전곡리의 강 주변을 산책하던 미국인 그렉 보웬은 이상한 돌 하나를 발견했어요.

"이게 뭐지? 내가 공부했던 주먹도끼랑 비슷한걸?"

그렉 보웬은 곧장 옛 유물을 연구하는 프랑스 학자에게 이 사실을 알렸고, 한국과 프랑스 학자들은 이 돌이 구석기 시대의 주먹도끼임을 알아냈어요.

"한국에서 주먹도끼가 발견됐습니다!"

그동안 동아시아에서 주먹도끼가 발견되지 않자 서양 사람들은 동아시아에서는 석기 문화가 발달하지 않았다고 생각했어요. 그런데 연천 전곡리에서 주먹도끼가 발견됐고, 이제 동아시아도 발달된 석기 문화를 가졌다는 점이 밝혀졌어요! 우연히 발견된 돌 하나가 역사를 바꾼 것이죠.

🐰 **탐험 퀴즈**

동아시아도 발달된 석기 문화를 가졌다는 점을 증명한 이 유물의 이름은 무엇일까요?

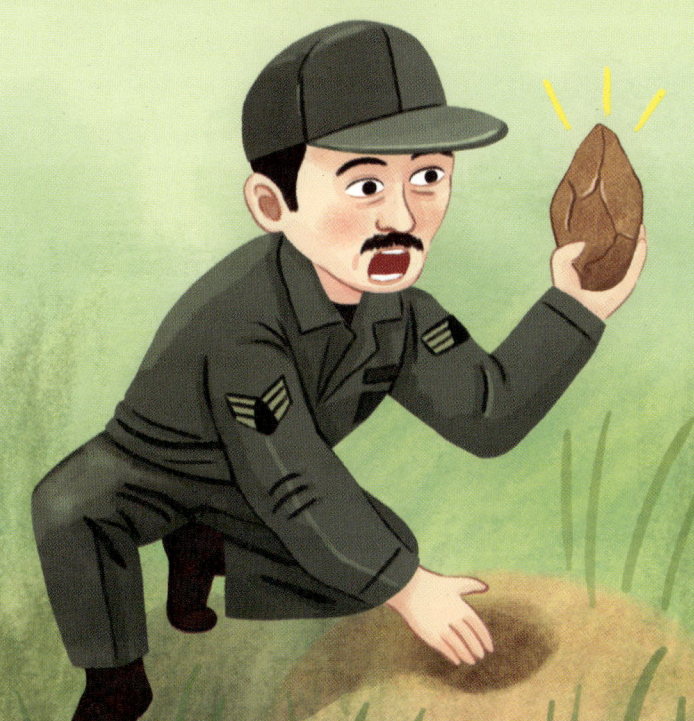
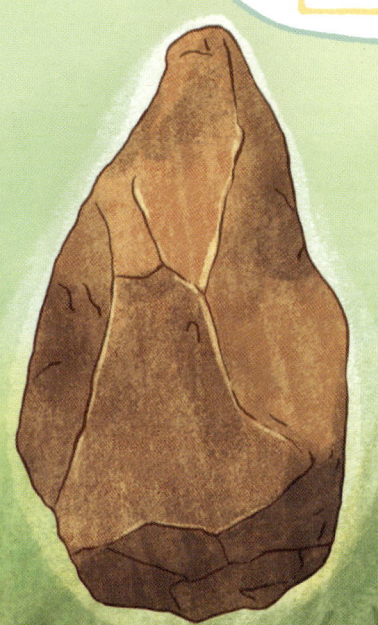

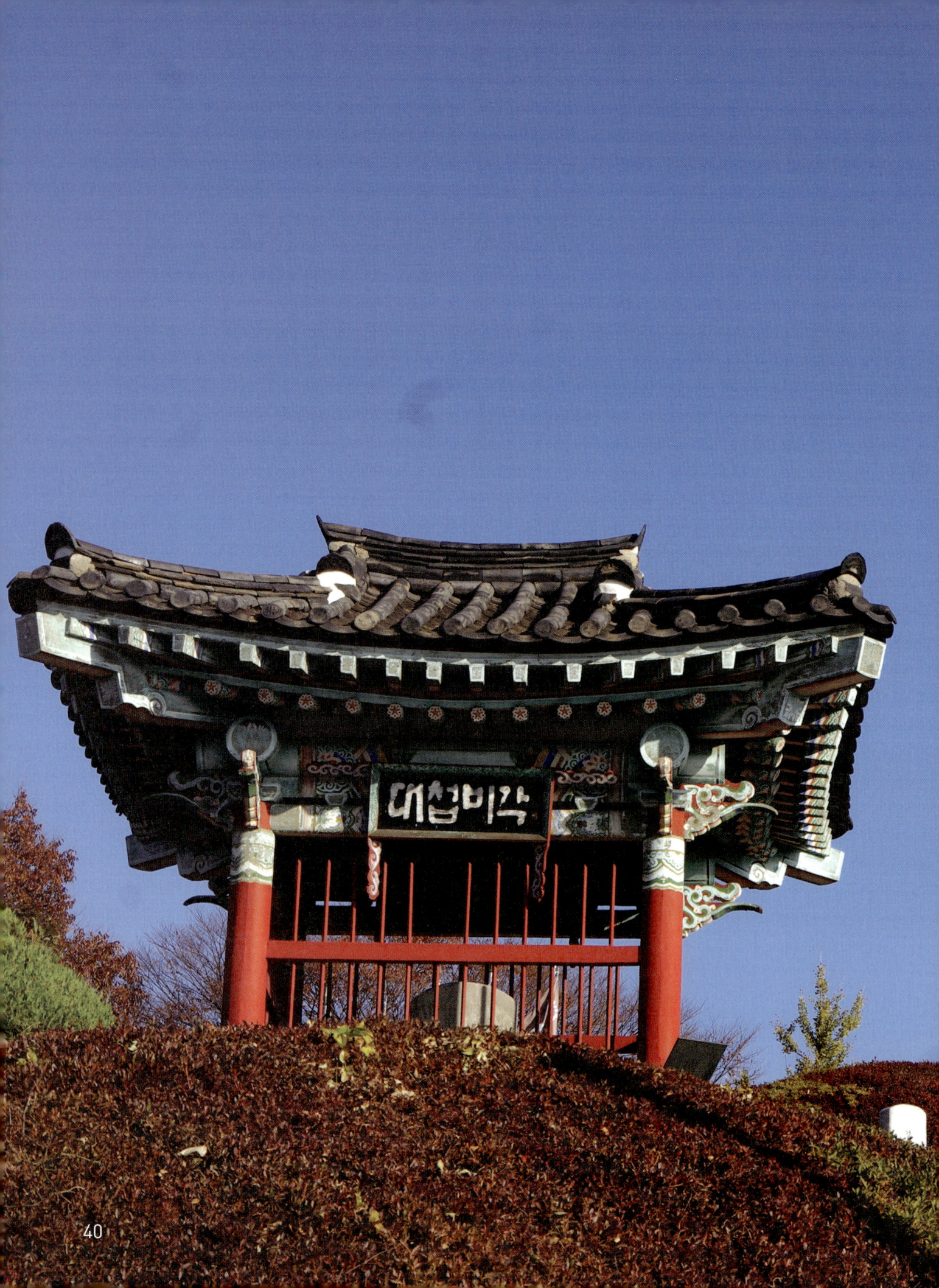

2 행주산성에서 일본군을 무찔렀어요

생각 톡톡 이곳에서 일본군을 무찌른 사람들은 누구일까요?

관련 교과 [사회 5-2] 임진왜란과 행주 대첩

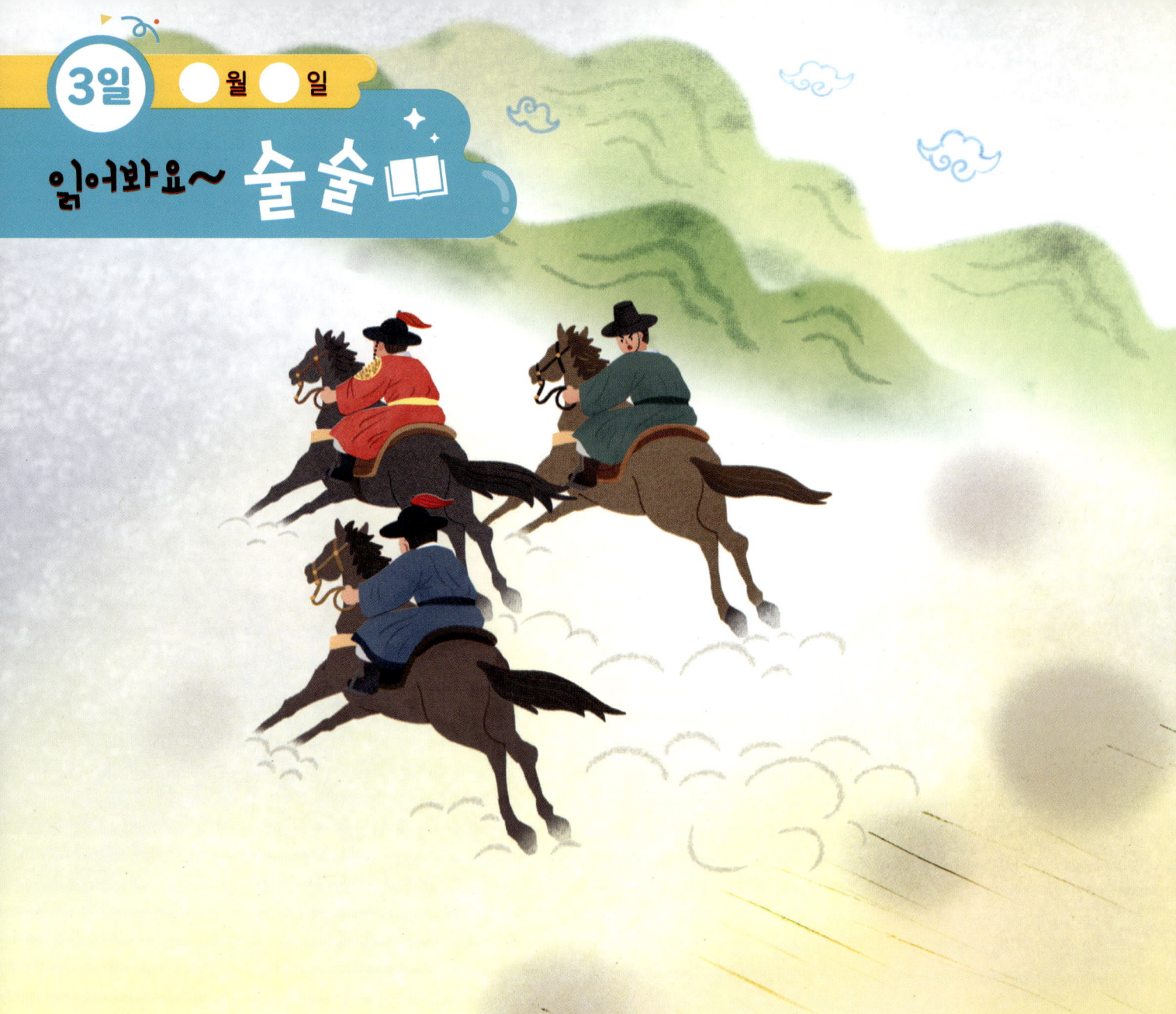

조선의 평화를 깬 전쟁, 임진왜란

조선이 큰 전쟁 없이 오랜 시간 평화로웠을 때야. 사람들은 나라를 지키는 일에 점점 게을러졌단다. 이때 일본은 오랜 전쟁을 끝내고 막 통일을 이룬 참이었지.

일본은 조선에 다음과 같이 이야기했어.

"명나라로 가려면 조선 땅을 지나가야 하니 길을 빌려주시오."

조선이 일본의 요구를 들어주지 않자 일본은 군사를 이끌고 조선을 침략했어. 일본은 *조총이라는 최신 무기로 순식간에 부산을 점령했어. 당시 조선의 왕 선조는 서둘러 궁궐을 떠날 수밖에 없었지.
"조선의 왕이 북쪽으로 달아났다! 반드시 잡아라!"

*조총: 불을 붙여 총알을 쏘는 총.

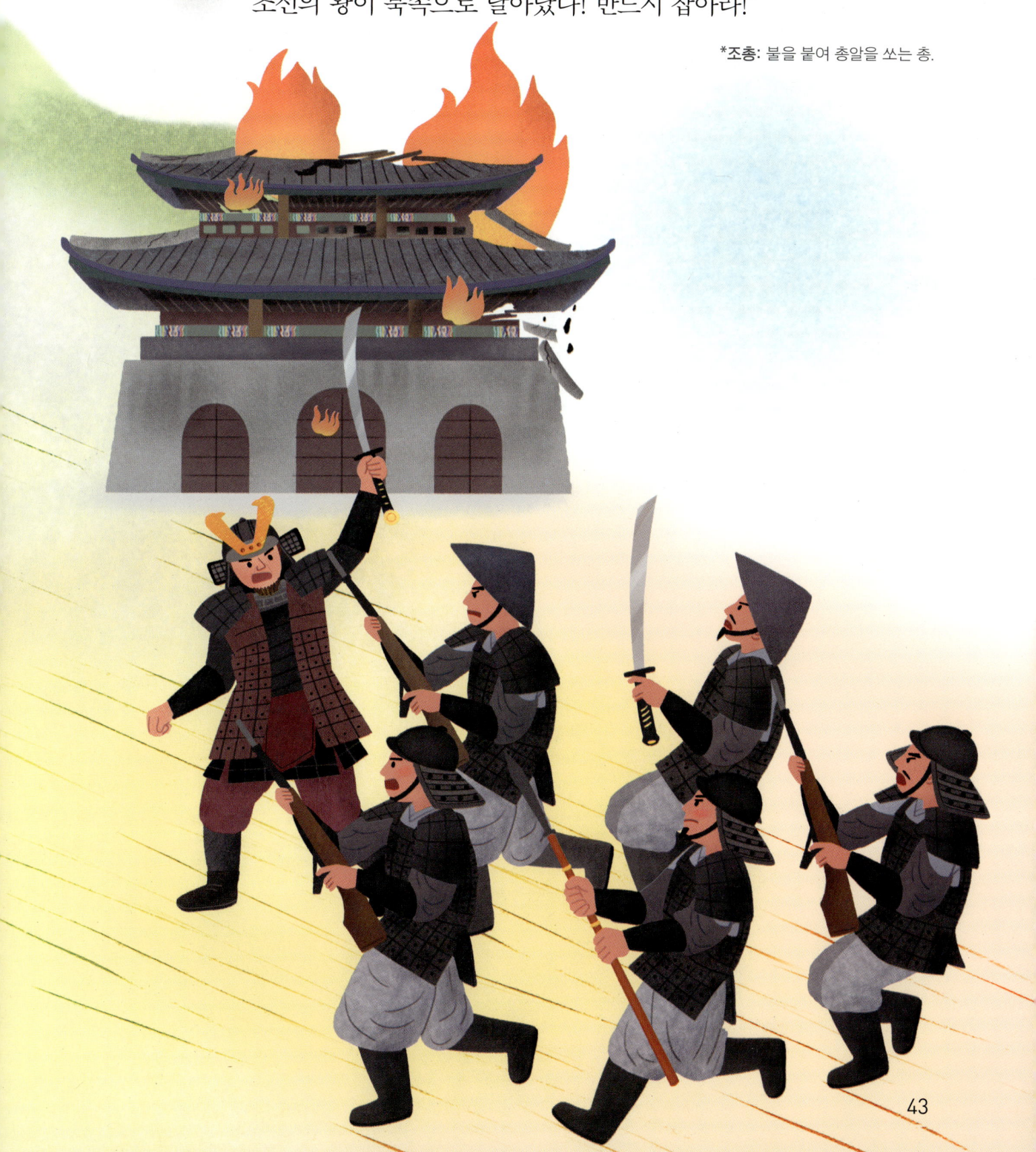

명나라의 도움과 조선의 반격

이 상황을 지켜본 명나라는 생각했어.

"이대로 두면, 일본이 우리 명나라까지 쳐들어오겠구나. 군대를 보내 조선과 함께 싸워야겠다."

조선은 명나라와 함께 더욱 용감하게 싸웠고, 전투에서 승리를 거두며 일본을 몰아내기 시작했지.

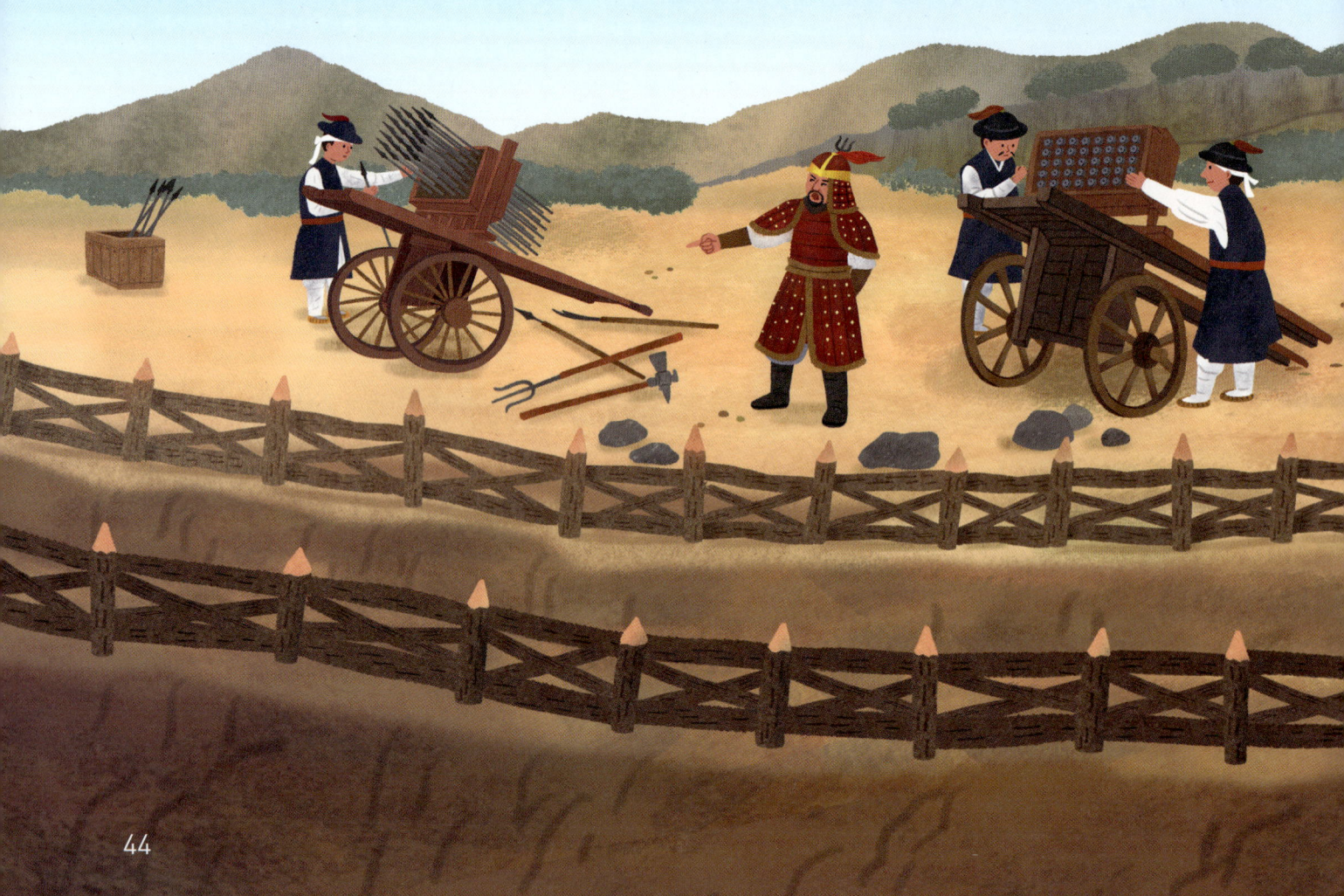

하지만 조선의 수도인 한양은 여전히 일본이 차지하고 있었어. 권율은 한양을 되찾으려고 가까운 행주산성으로 갔어. 그리고 전투를 대비해 목책이라는 튼튼한 울타리를 치고 *화약 무기도 설치했지.

이 소식을 알게 된 일본은 콧방귀를 뀌었어.

"흥! 우리를 이겨 보겠다고? 뜻대로 되지 않을 것이다!"

*화약 무기: 폭발하는 전쟁 도구.

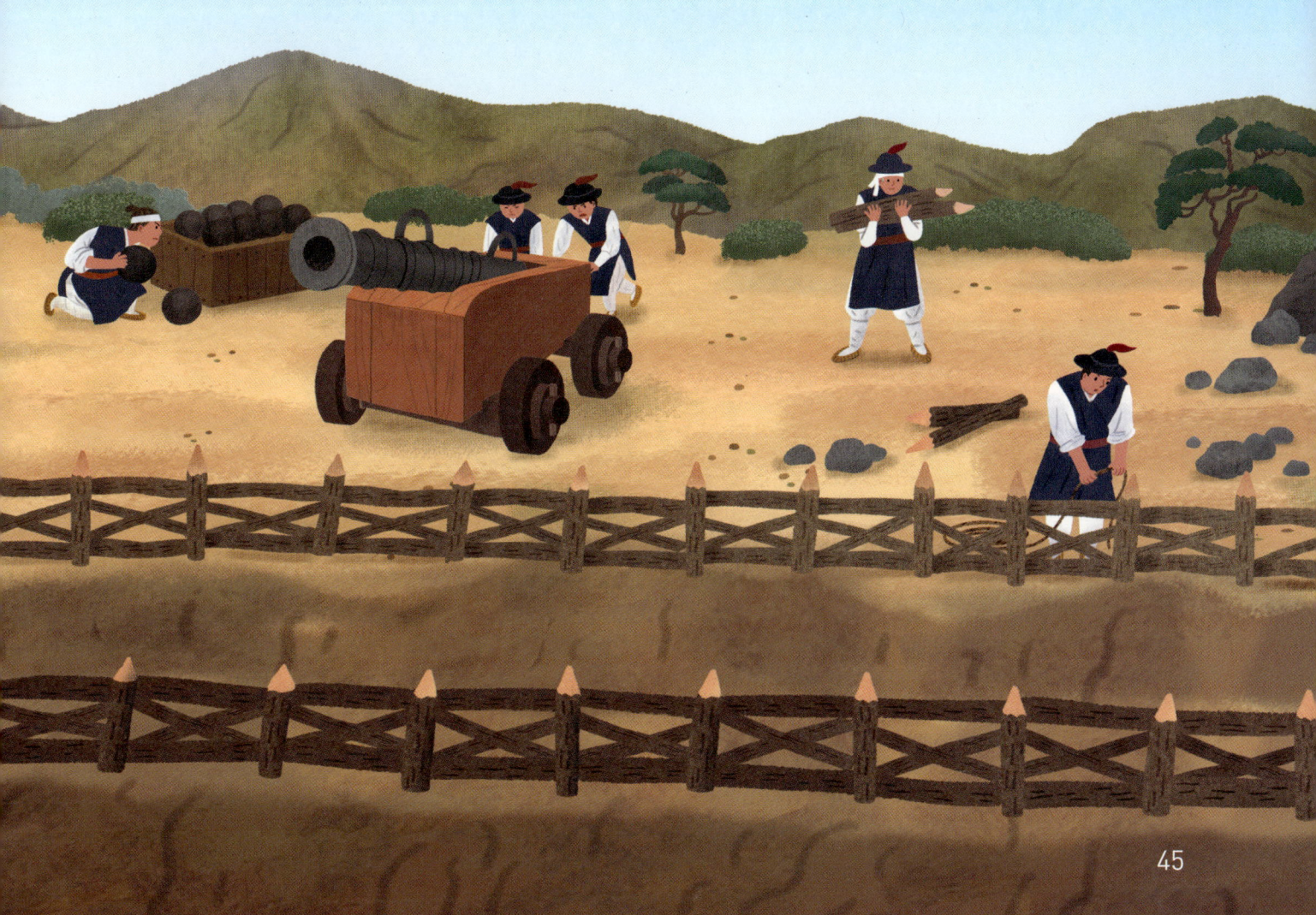

행주산성에 울려 퍼진 승리의 함성

행주산성에서 조선과 일본의 치열한 전투가 시작됐어. 조선군은 겨우 삼천 명이었지만, 일본군은 무려 삼만 명이었지. 하지만 조선의 군사들은 의병, 승려 등 여러 백성의 도움을 받으며 용기를 잃지 않고 온 힘을 다해 싸웠단다.

특히 조선군이 미리 준비한 화약 무기는 큰 힘을 발휘했어. 일본군은 날아드는 화약과 철 조각에 큰 피해를 입었지.

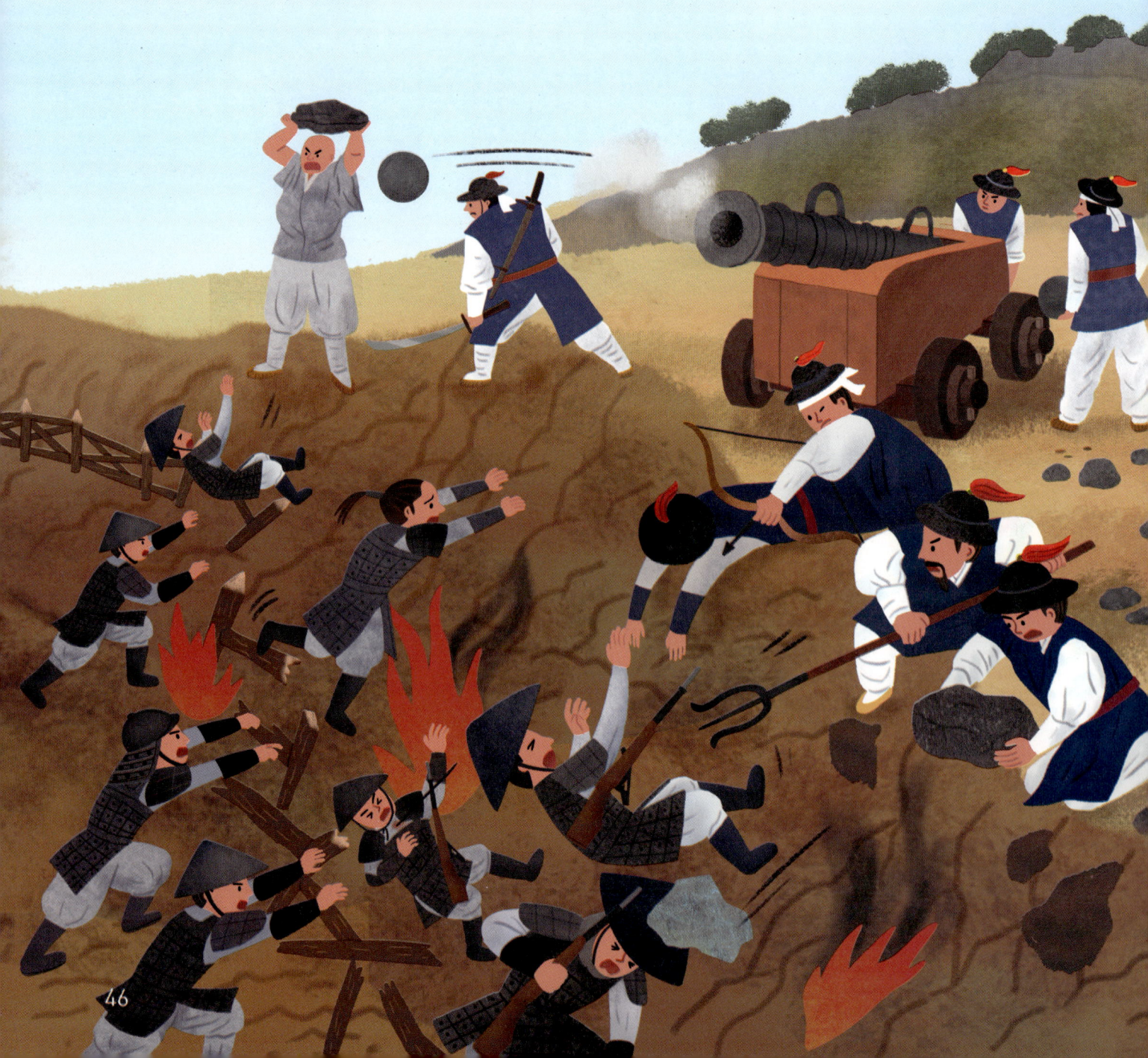

조선의 군사들과 백성들은 무기가 점점 다 떨어져 가는 상황 속에서도 돌을 던지며 끝까지 맞서 싸웠지.

"조선이 이렇게까지 강할 줄 몰랐다! 모두 후퇴하라!"

이 모습을 지켜본 조선군은 매우 기뻤어.

"*왜군이 도망간다! 우리가 이겼다! 조선 만세!"

*왜군: 일본의 군대를 낮잡아 이르는 말.

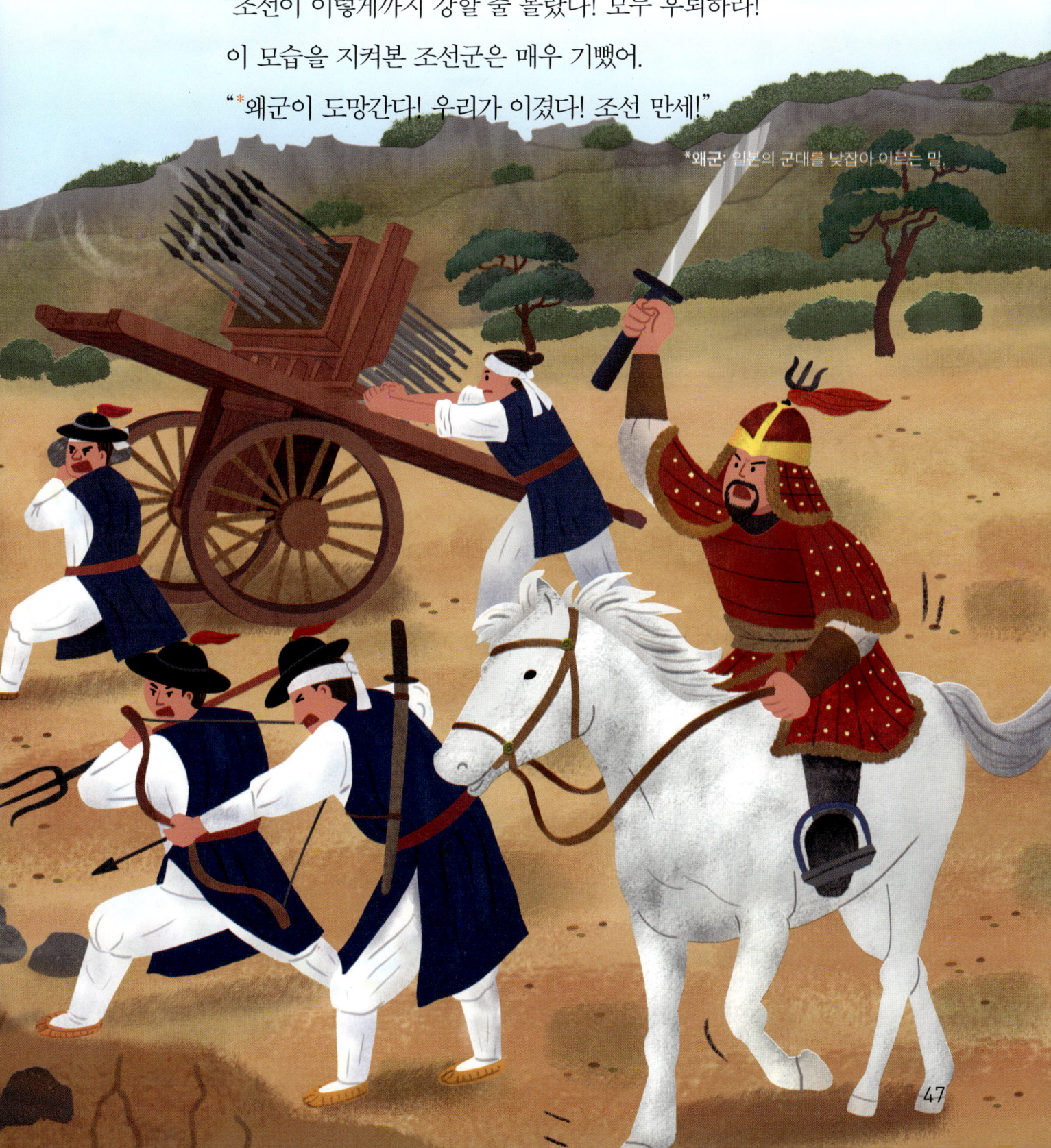

이해해요~ 쏙쏙

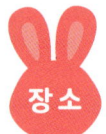 장소

세로 낱말 퀴즈를 모두 풀면 빨간 칸에 어떤 단어가 만들어질까요?

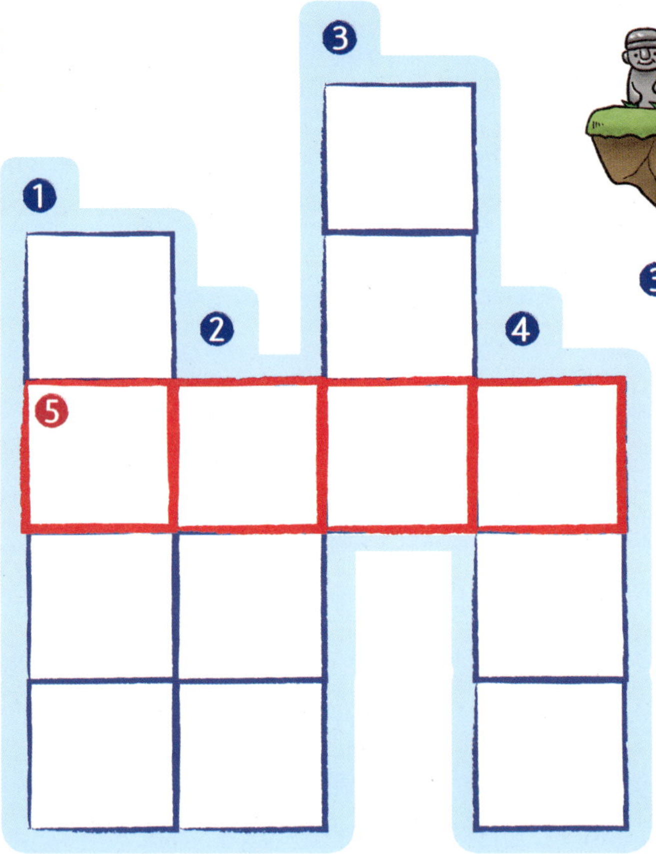

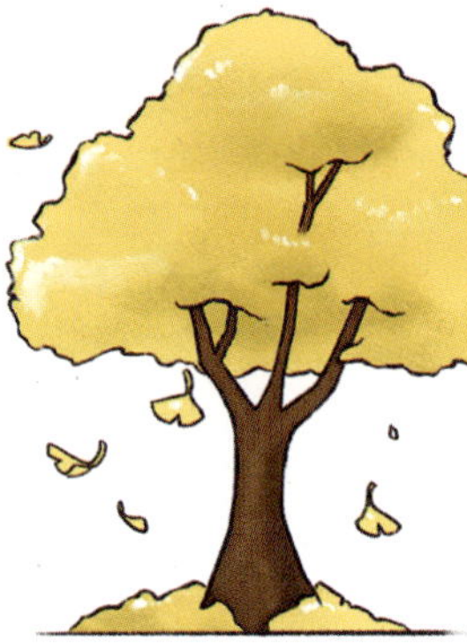

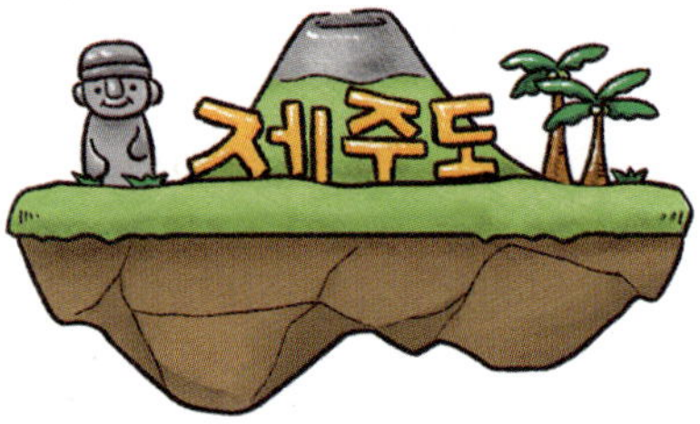

❶ 가을이 되면 부채 모양의 잎이 노란색으로 변하는 나무예요.

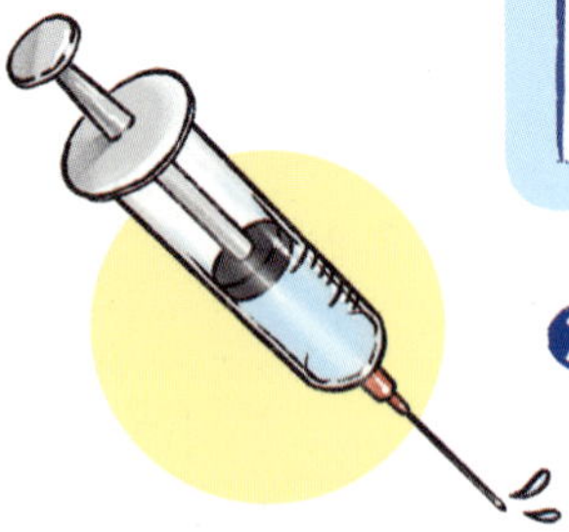

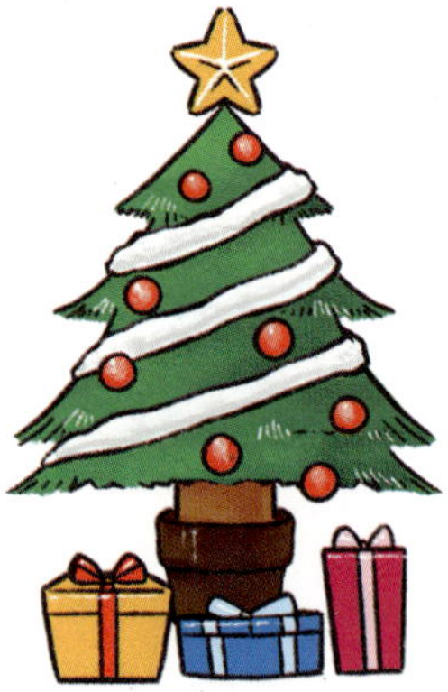

❷ 액체로 된 약물을 몸에 넣는 데 쓰는 기구예요.

❸ 제주도에 있는 대한민국에서 가장 높은 산이에요.

❹ 12월 25일이며, 예수의 탄생을 축하하는 날이에요.

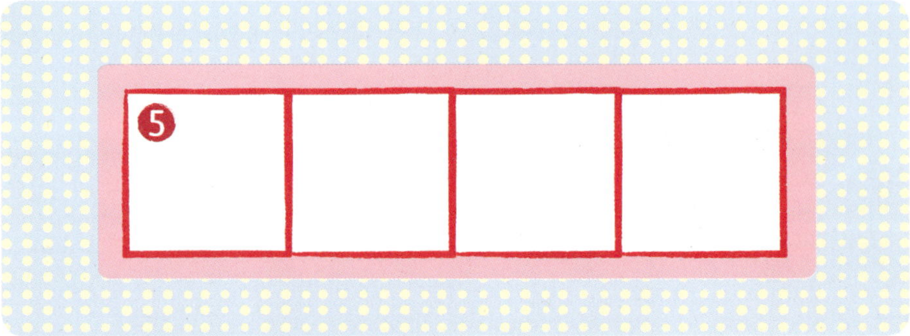

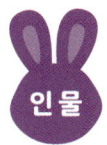 행주 대첩을 승리로 이끈 사람은 누구일까요?
오즈가 준 암호를 통해 글자를 찾아보세요.

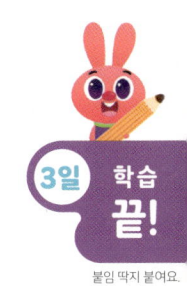

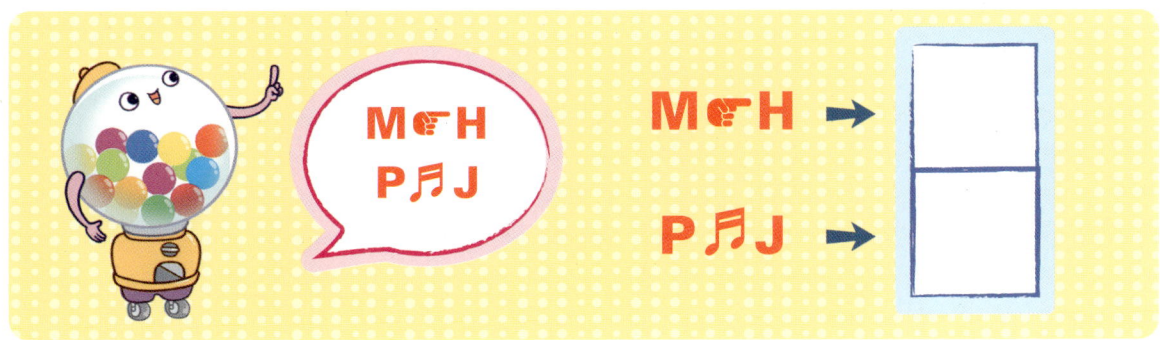

4일 ○월 ○일
찾아가요~ 슝슝

행주 대첩비
행주 대첩의 승리를 기념하기 위해 세운 비석

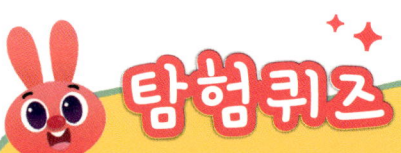

탐험퀴즈

권율의 영정을 모신 곳은 어디일까요?

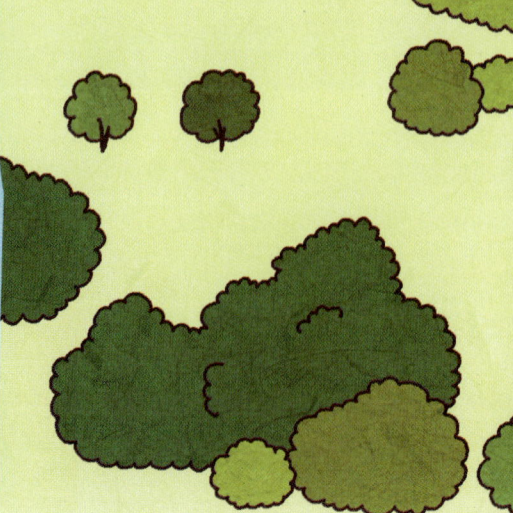

행주산성

- 권율이 이끄는 3천 명의 조선군은 행주산성에서 3만 명의 일본군을 무찔렀어요.
- 당시 전투에서 신기전, 비격진천뢰와 같은 화약 무기가 사용됐어요.
- 행주산성 정상에는 행주 대첩의 승리를 기념하는 행주 대첩비와 대첩비각이 있어요.

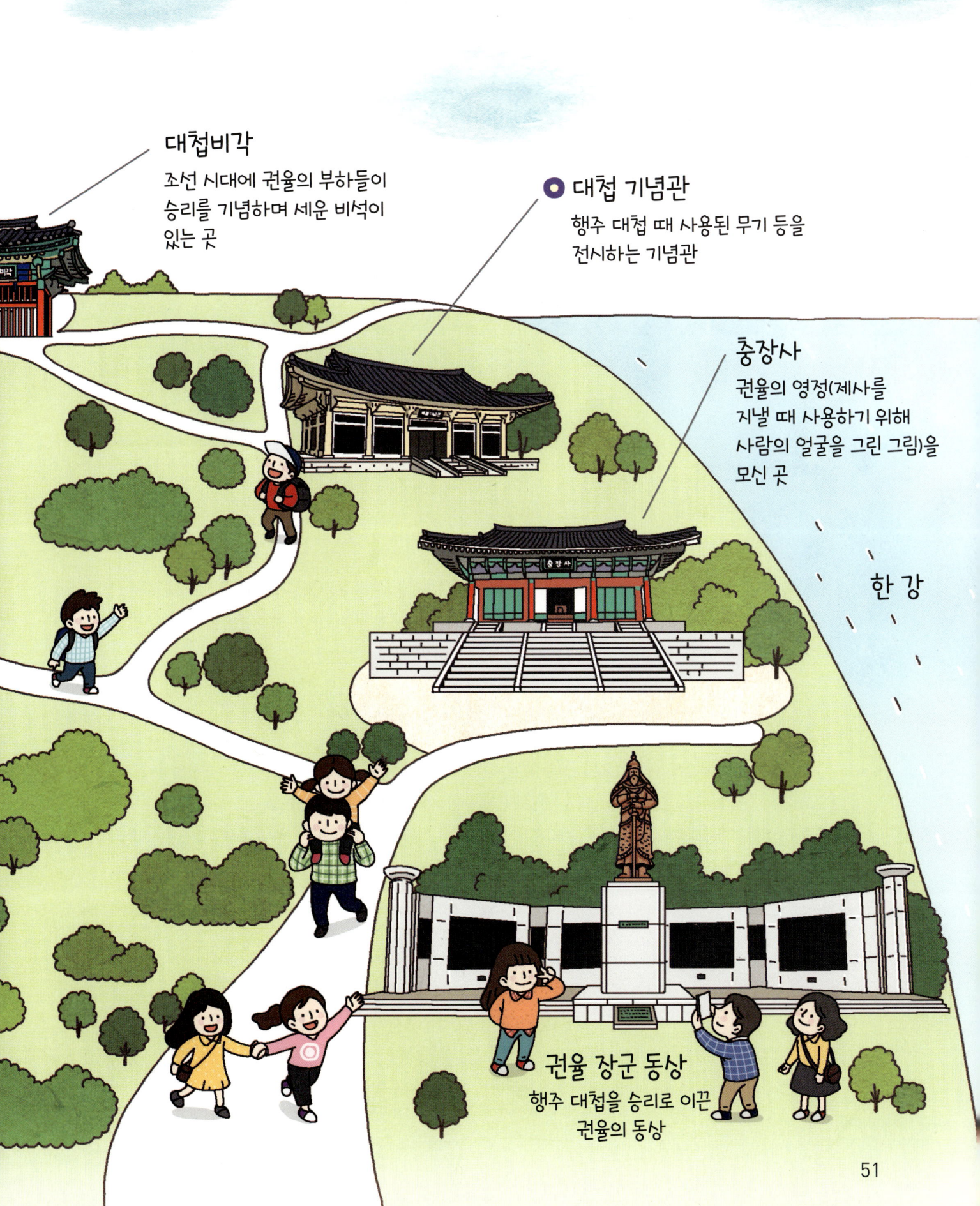

위기를 기회로 바꾼 곳 **행주산성**

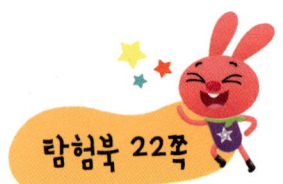
탐험북 22쪽

행주산성은 조선의 수도인 한양을 되찾기 위해 권율과 군사들이 끝까지 싸워 일본군을 물리친 곳이에요.

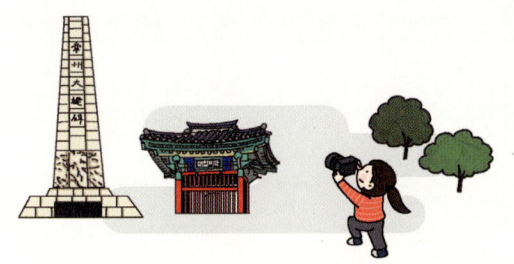

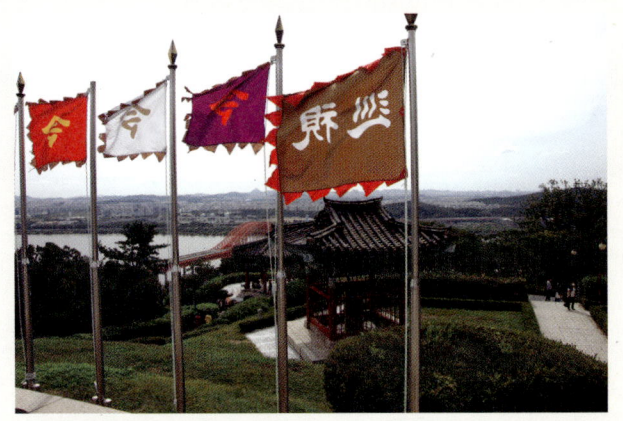
행주산성(경기 고양)

한양을 차지한 일본

일본은 단숨에 조선을 공격하여 20일 만에 수도 한양을 차지했어요. 그리고 조선 왕을 사로잡기 위해 평양까지 쫓아갔죠. 큰 위기에 빠진 조선은 이순신과 조·명 연합군의 활약으로 평양을 되찾았고, 도망친 일본군은 한양에서 버텼어요.

행주 대첩 승리의 의미

권율은 행주산성에서 일본군을 물리치면 한양을 다시 찾을 수 있다고 생각했어요. 그래서 적의 침입을 막기 위해 나무로 만든 울타리인 목책을 세웠죠. 온 힘을 다해 전투를 치른 조선은 마침내 큰 승리를 거뒀어요. 전쟁에서 진 일본은 후퇴했고, 조선은 한양을 되찾았답니다.

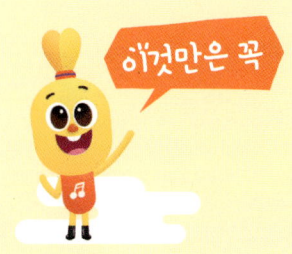 이것만은 꼭

권율 장군 동상 뒷면에는 행주 대첩에 참여한 사람들의 모습이 새겨져 있어요. 어떤 사람들이 참여했는지 살펴보세요.

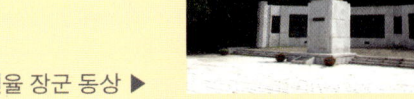
권율 장군 동상 ▶

○ 눈부신 승리를 기억하는 곳 대첩 기념관

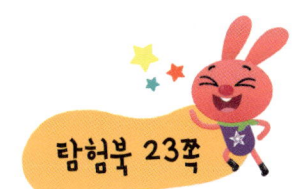

대첩 기념관에는 행주 대첩의 전투 장면을 그린 그림이 있어요. 행주 대첩 때 사용된 여러 화약 무기도 함께 전시돼 있답니다.

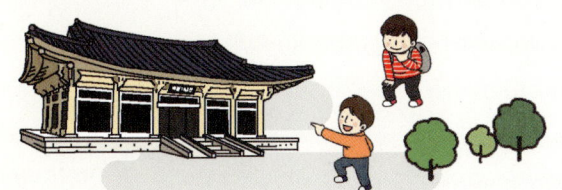

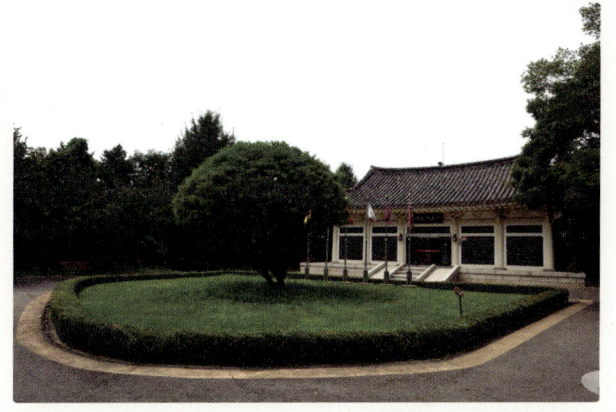

대첩 기념관(경기 고양)

○ 조선의 화약 무기, 신기전과 화차

임진왜란 때 사용된 신기전은 한 번에 100발씩 로켓처럼 발사되는 화살로 화약 무기의 일종이에요. 또한 화차는 쇠구슬을 발사하는 화약 무기로 조선은 화차를 사용해 행주 대첩에서 큰 승리를 거뒀어요.

○ 조선의 비밀 무기, 비격진천뢰

조선군은 천자총통이라는 대포를 이용해 비격진천뢰를 쐈어요. 비격진천뢰는 천둥소리를 내며 터지는 폭탄이랍니다. 폭탄이 터질 때 안에 든 철 조각이 흩어져 많은 일본군을 물리쳤답니다.

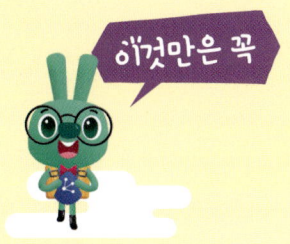

이것만은 꼭
행주 대첩 때 사용된 화차가 대첩 기념관에 복원돼 있어요. 우리나라 대표 화약 무기인 화차가 어떤 모습인지 살펴보세요.

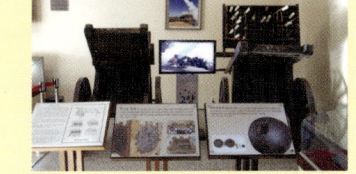

화차 ▶

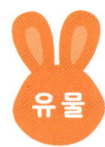
어떤 무기를 사용해서 일본군을 물리쳤을까요?
행주 대첩 때 사용된 무기와 설명을 알맞게 연결해 보세요.

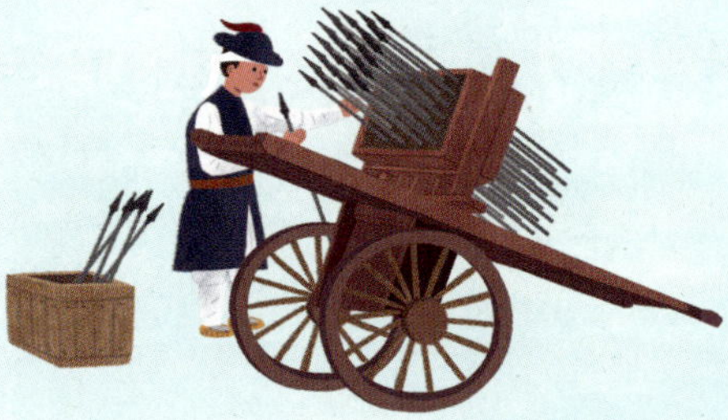

신기전 ● ● 로켓처럼 발사되는 화약 무기예요. 많은 화살을 꽂아 한번에 발사했어요.

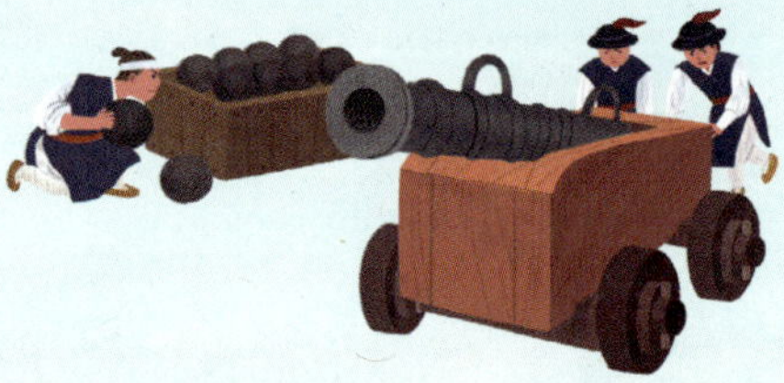

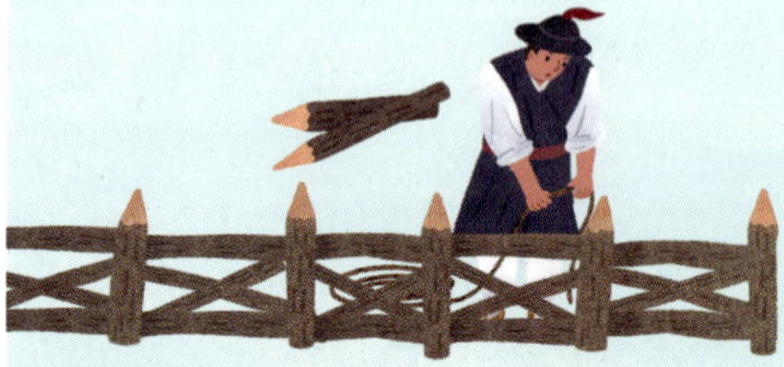

비격진천뢰 ● ● 천둥 소리를 내며 터지는 폭탄이에요. 안에 든 철 조각이 흩어져 많은 일본군을 물리쳤어요.

목책 ● ● 나무로 만든 울타리예요. 적의 침을 막기 위해 행주산성 주변에 세웠어요.

이야기 한국사

행주치마 이야기

임진왜란 때 행주산성에서 일어난 일이에요.

“장군님, 큰일 났습니다! 화살과 폭탄이 거의 다 떨어졌습니다!”

“뭐라고? 이런, 왜군이 계속 밀고 들어오는데 야단났구나!”

그러자 여인들이 지혜를 발휘했어요. 여인들은 입고 있던 긴 치마를 짧게 잘라 허리에 두르고, 치마에 돌을 담아 조선군에게 전달했어요.

조선군이 던진 돌에 맞아 죽거나 다치는 일본군이 늘자, 일본은 행주산성을 포기하고 물러났어요.

이 치마를 ‘행주산성’의 이름을 따서 ‘행주치마’라고 불러요.

전쟁에서 큰 공을 세운 여인들을 기억하자는 뜻이 담겨 있죠.

4일 학습 끝!

붙임 딱지 붙여요.

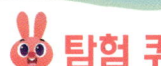

탐험 퀴즈

행주산성에서 여인들이 돌을 옮기기 위해 사용한 이 치마의 이름은 무엇일까요?

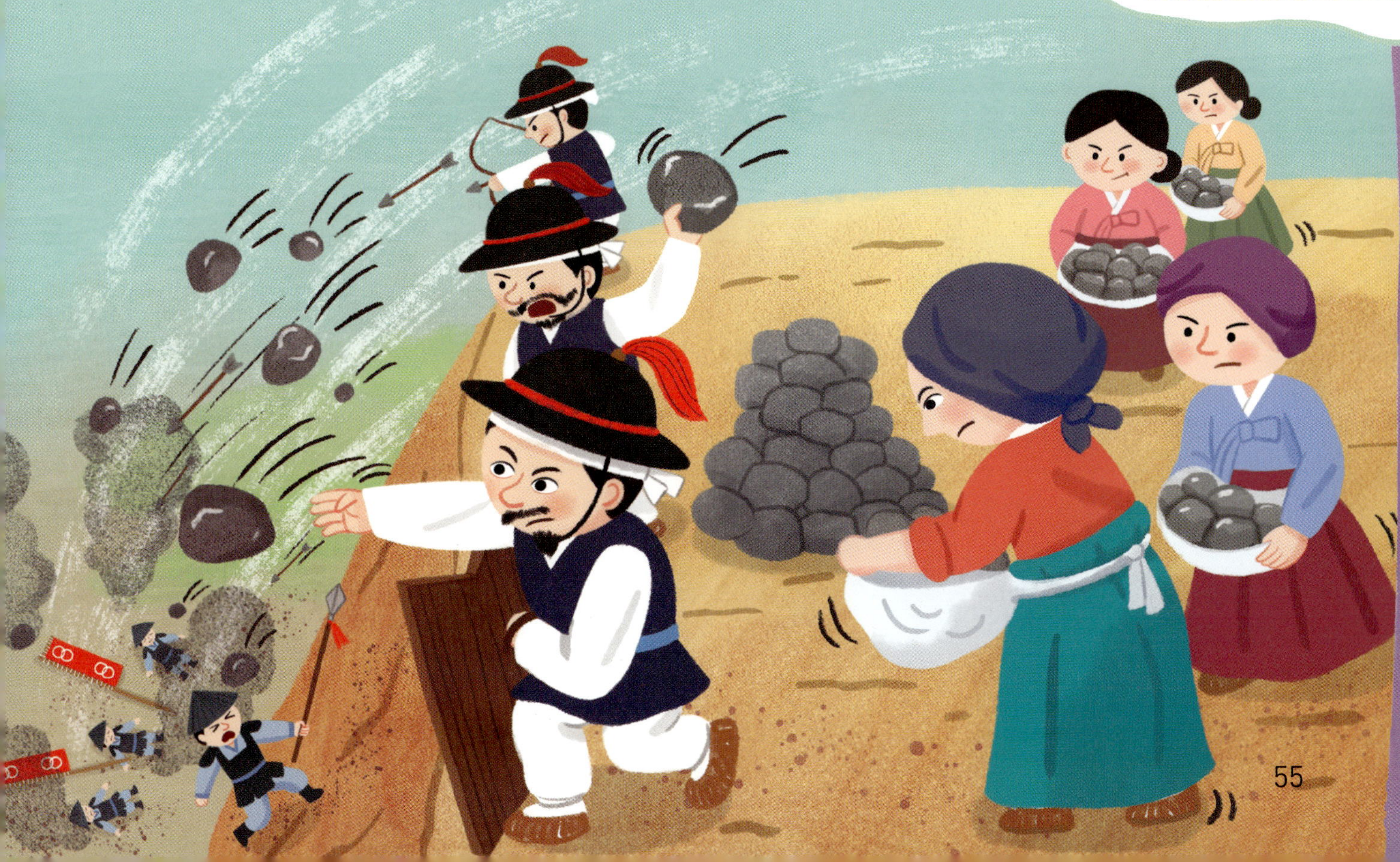

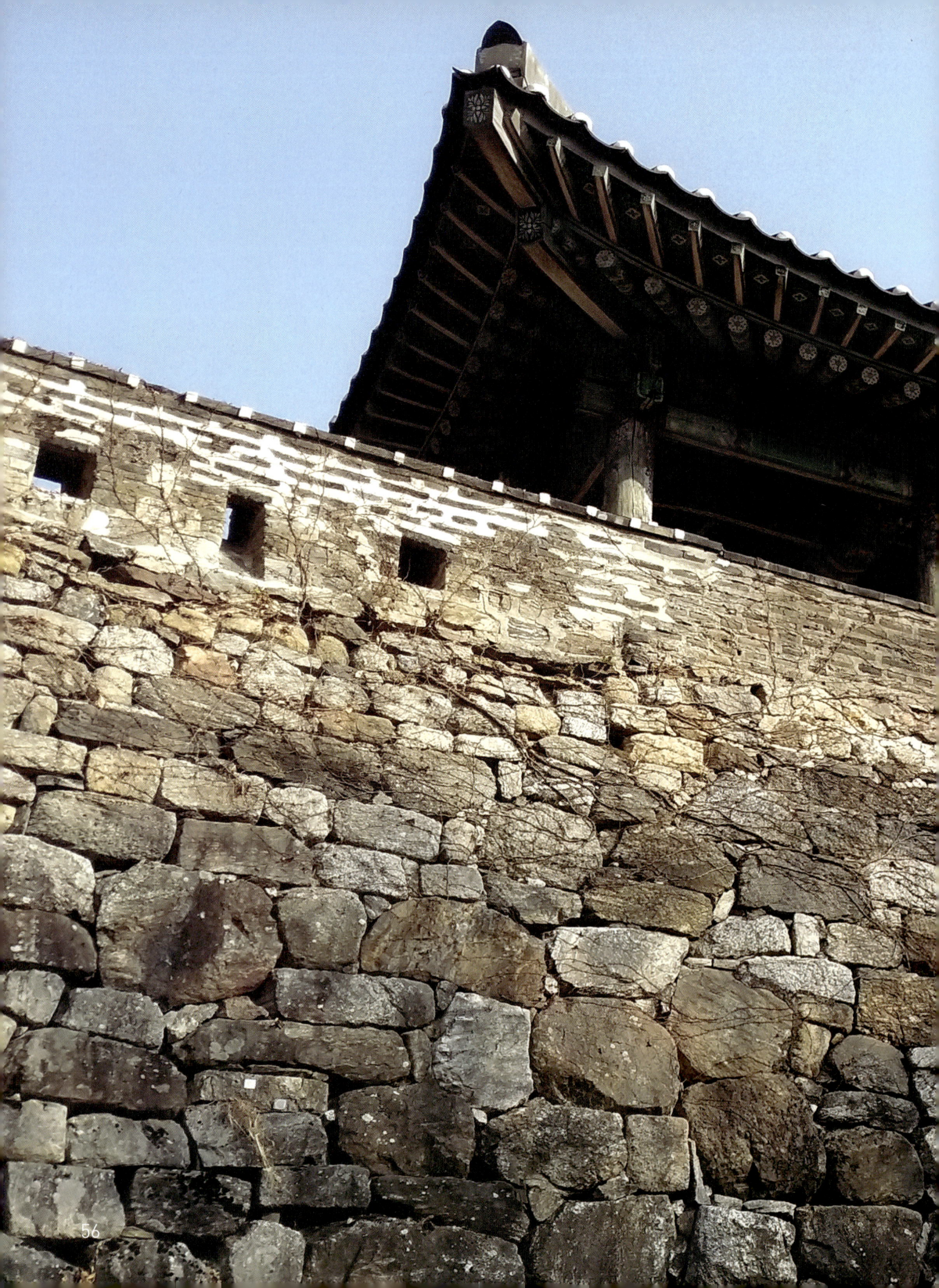

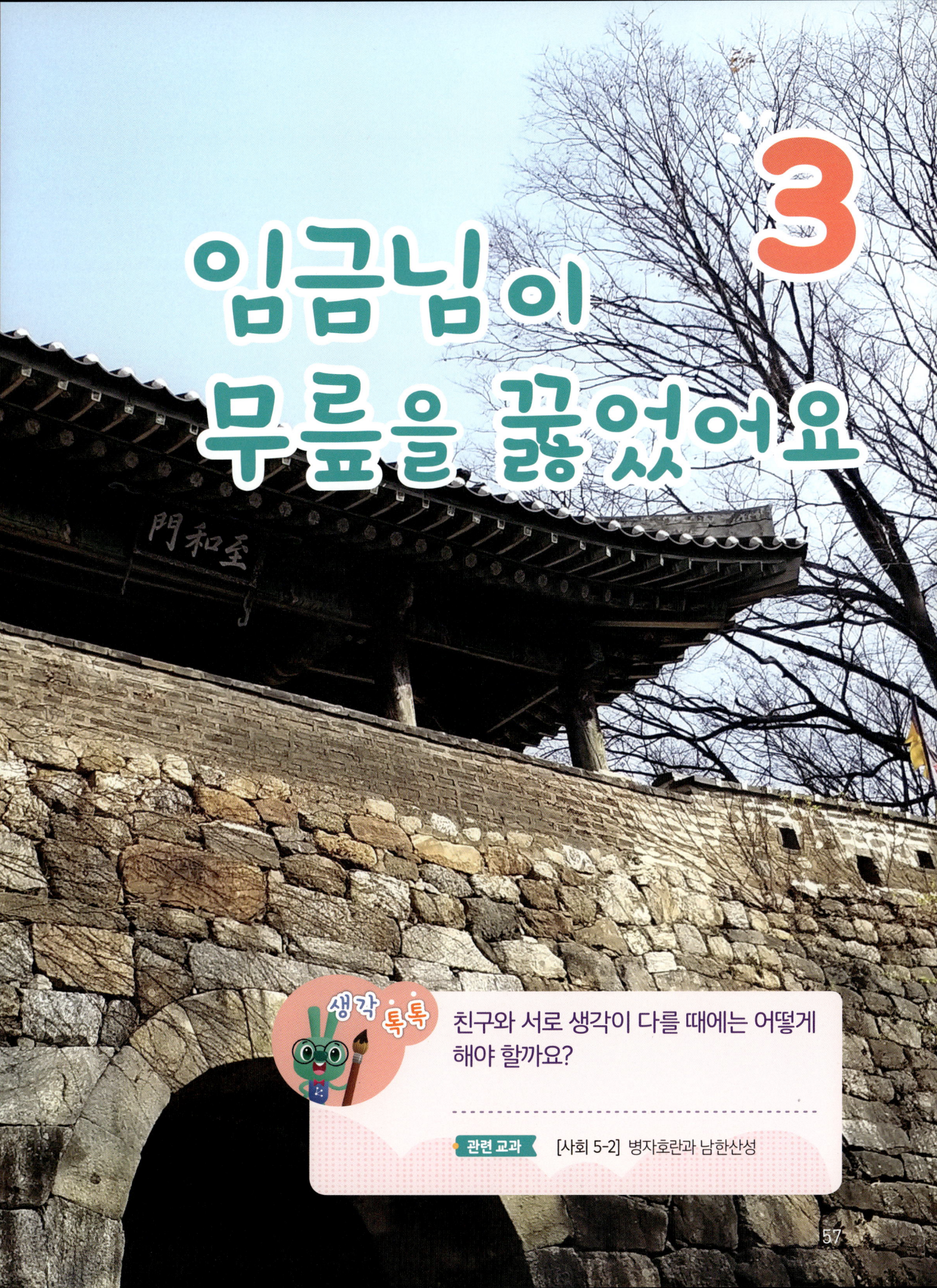

5일 월 일

읽어봐요~ 술술

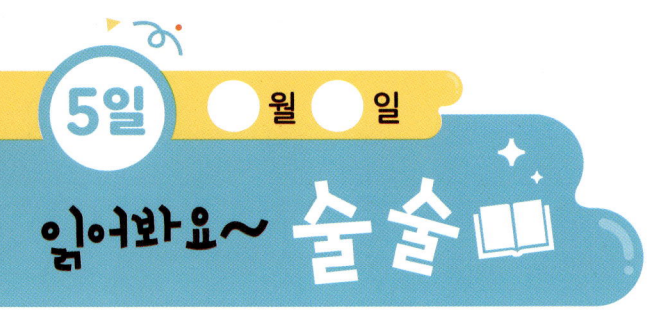

싸우느냐 따르느냐

임진왜란의 상처가 아직 아물기도 전에 조선은 또다시 혼란에 빠졌어. 조선의 북쪽에 있는 후금이 점점 강해지더니 조선에 무리한 요구를 했거든.

"앞으로 조선은 우리 후금을 높이고 따르거라!"

후금을 임금의 나라로, 조선을 신하의 나라로 생각해야 한다는 *무례한 요구였지.

***무례한:** 말과 행동이 건방지거나 거만한.

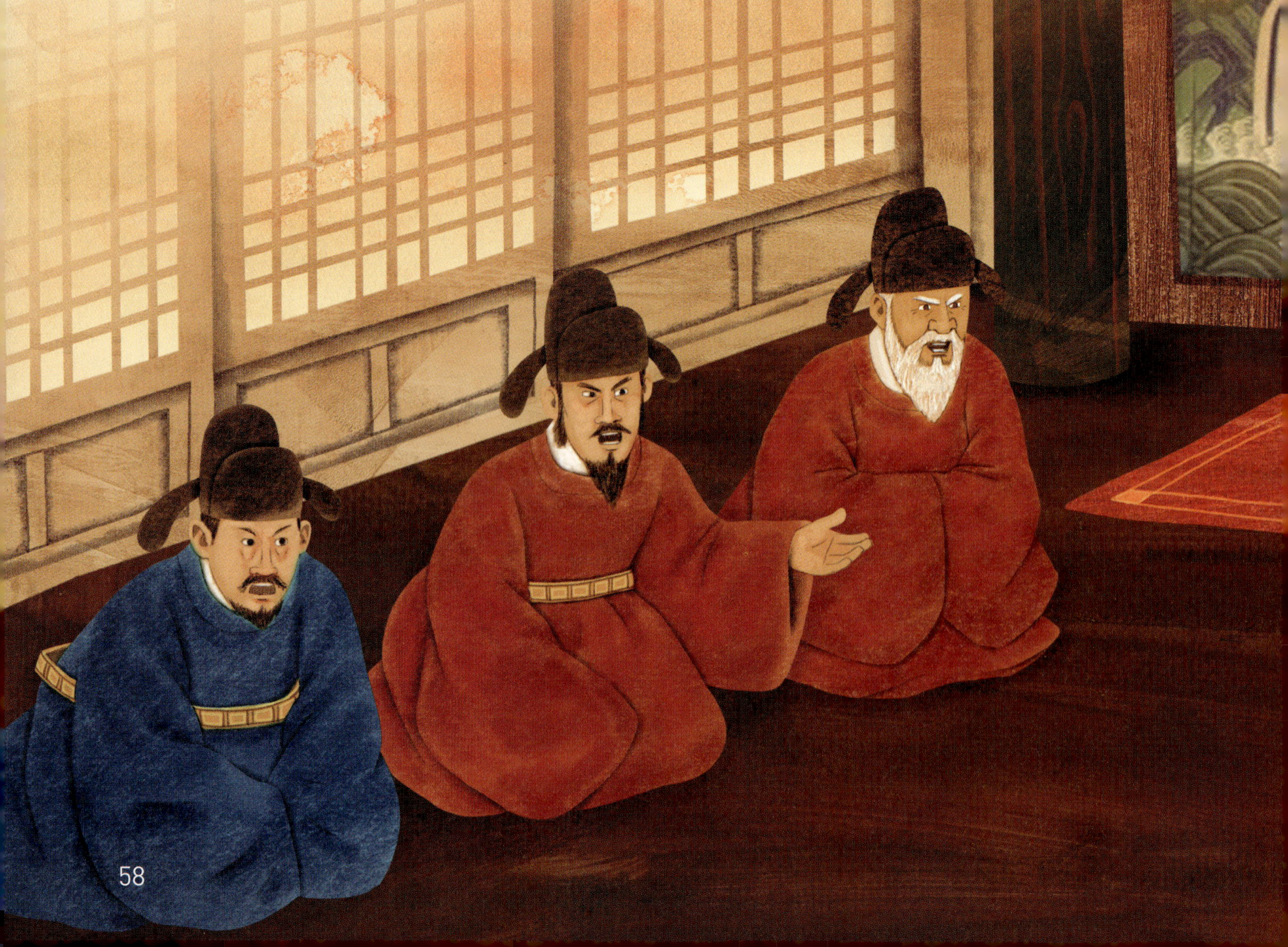

조선의 신하들은 후금의 말에 따를지 말지를 두고 둘로 나뉘어 팽팽하게 맞섰어.

"후금은 뿌리가 없는 *천한 민족이 세운 나라입니다. 따를 수 없습니다!"

"아닙니다. 후금은 강한 나라입니다. 그들의 요구를 거절하면 조선에 큰 피해로 돌아올 겁니다!"

*천한: 지위 따위가 낮은.

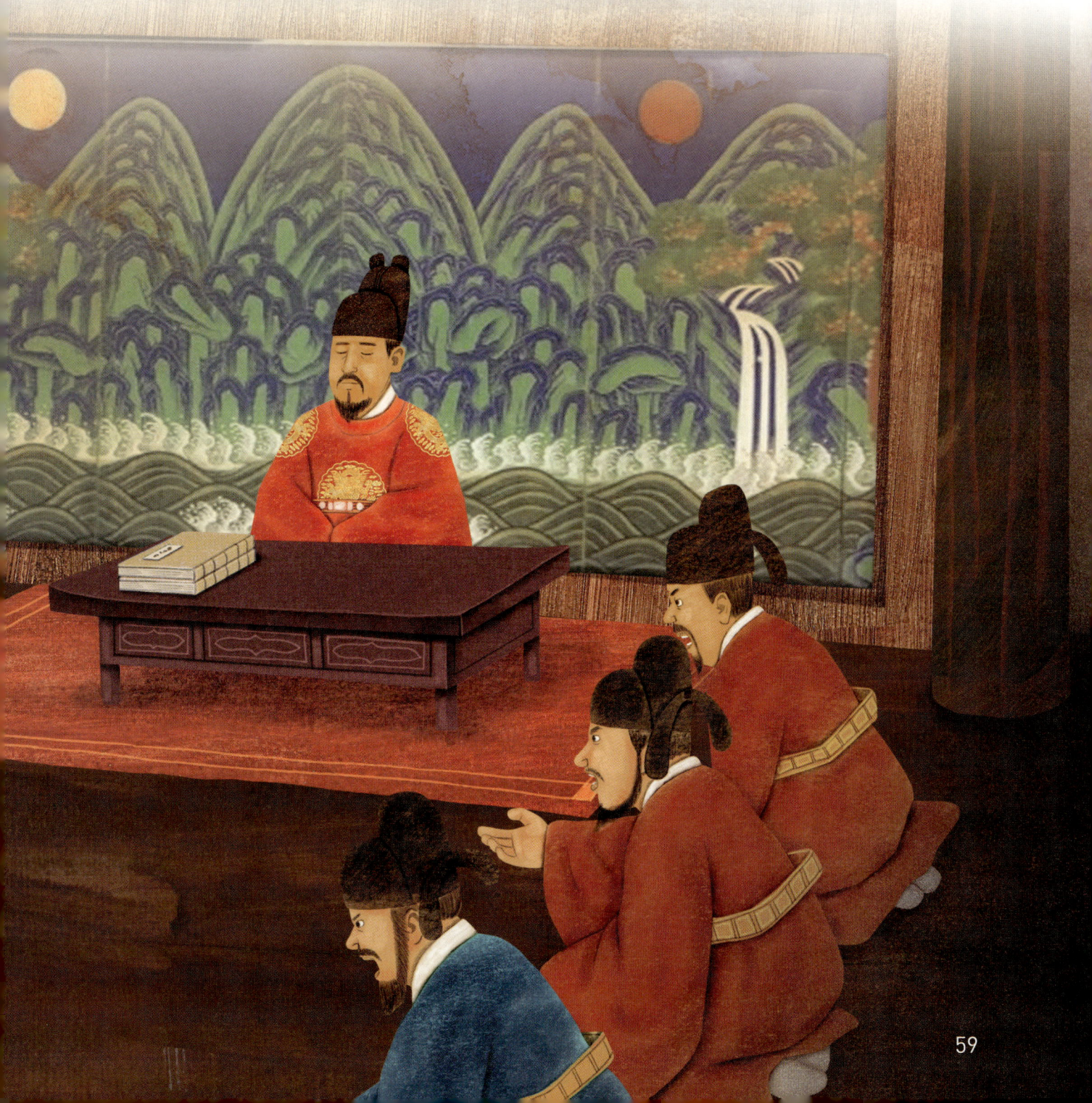

남한산성으로 가자

조선이 고민하는 동안 후금은 더욱 강해졌고, 나라 이름도 청나라로 바꿨어. 청나라는 자기네 요구를 순순히 따르지 않은 조선을 괘씸하게 여겨 조선을 공격해 왔어.

"청나라 군대가 몰려온다! 전쟁이 났다!"

조선의 왕 인조는 청나라가 공격해 온다는 소식을 듣고 급히 피할 준비를 했어.

"전하, 청나라 군사들이 섬으로 오기는 어려울 것입니다. 강화도로 몸을 피하시지요."

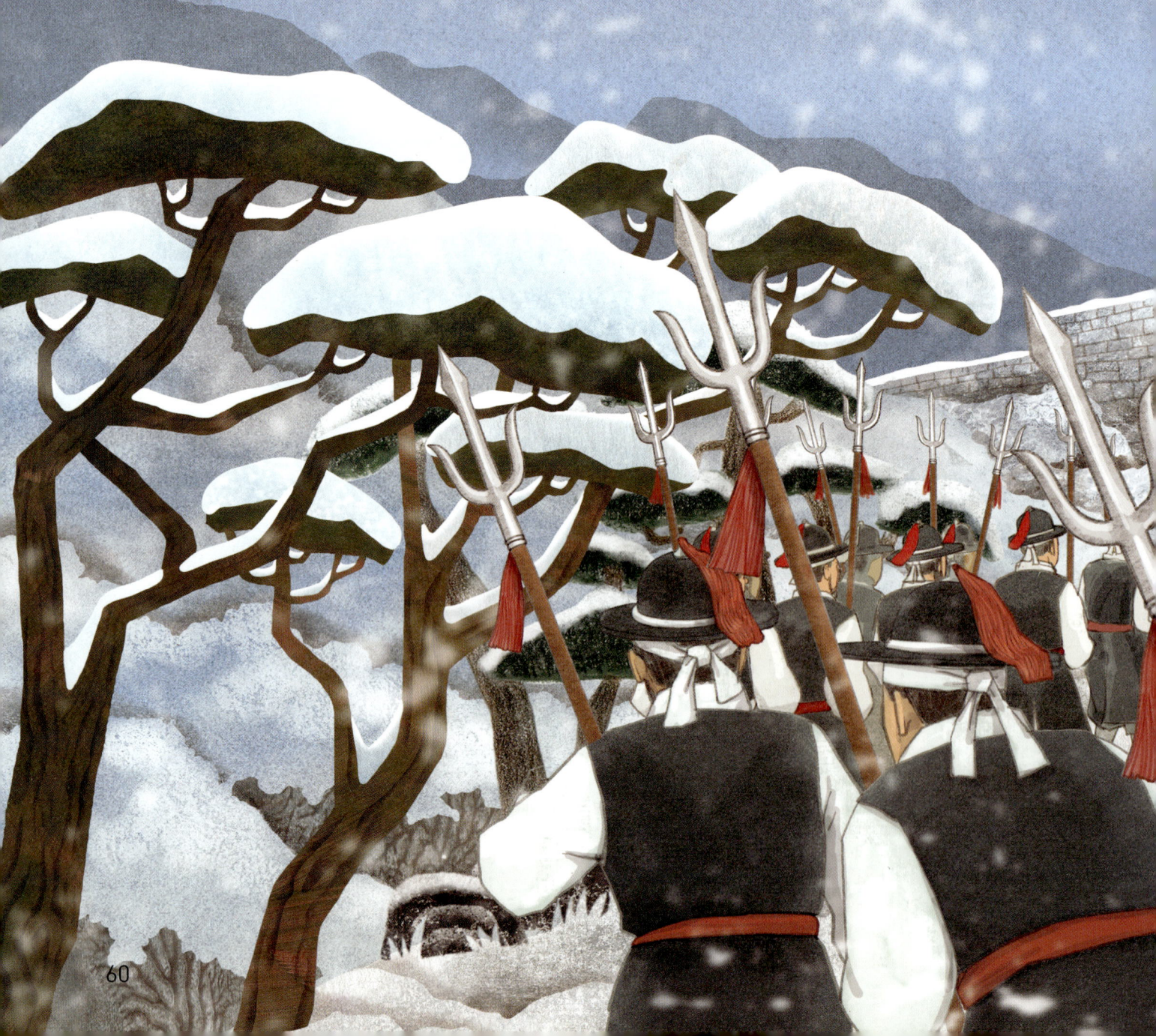

그런데 이를 눈치챈 청나라 군대는 한발 앞서 강화도로 가는 길을 막아 버렸어. 청나라가 예상보다 훨씬 빠르게 들이닥쳤기 때문에 조선의 왕은 강화도로 가는 것을 포기해야 했지.

"전하, 남한산성은 산이 높고 험해서 외부에서 공격하기 어렵습니다. 그곳으로 모시겠습니다."

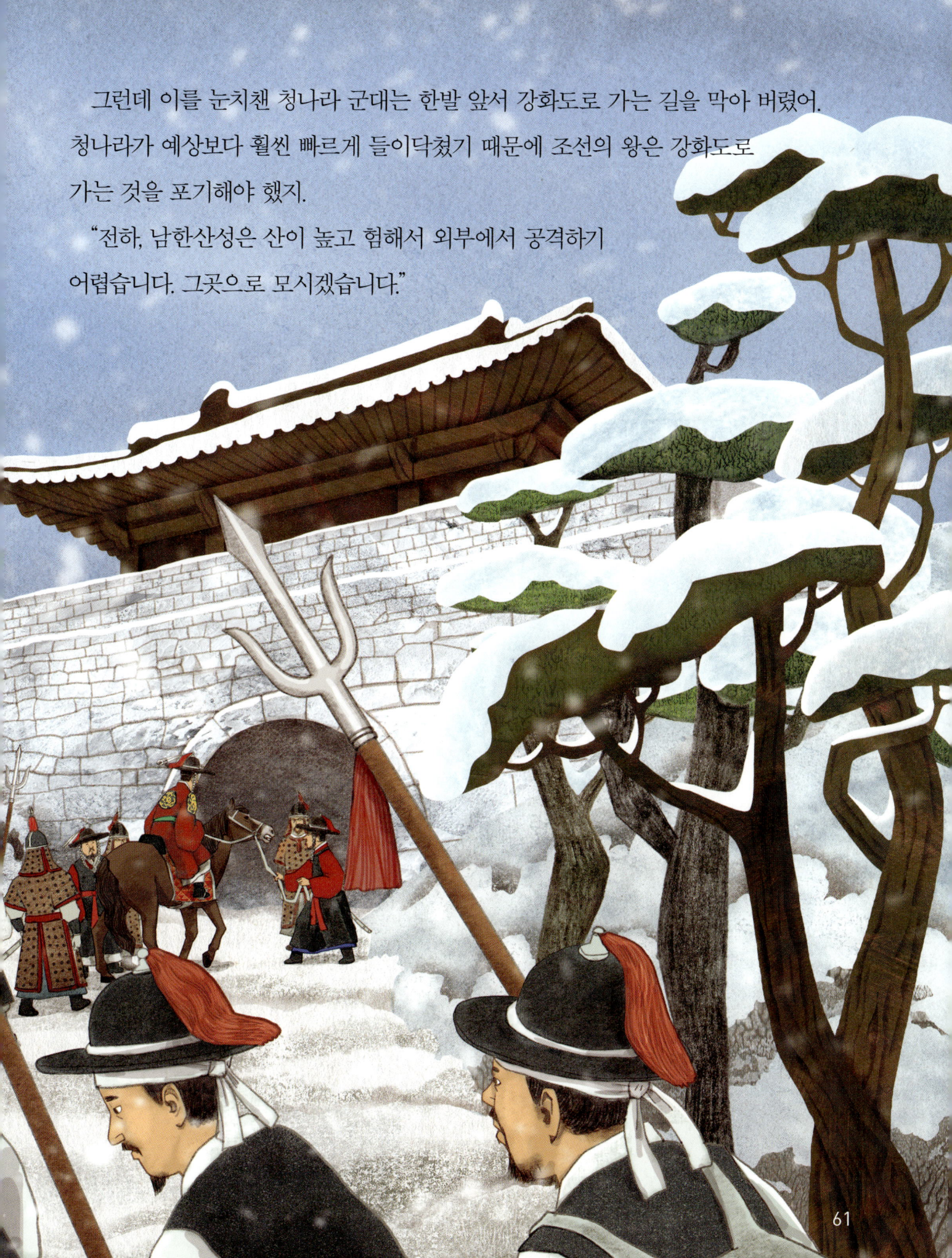

청나라에 무릎을 꿇은 조선

조선의 왕은 다행히 남한산성으로 몸을 피했지만, 신하들은 여전히 둘로 나뉘어 싸웠지.

"청나라에 맞서 싸워야 합니다!"

"아닙니다. 빨리 항복해야 합니다!"

한겨울에 적은 병력과 부족한 식량으로 버티는 것은 쉽지 않았어. 결국 조선은 남한산성에서 버틴 지 47일 만에 청나라에 항복하고 말았단다.

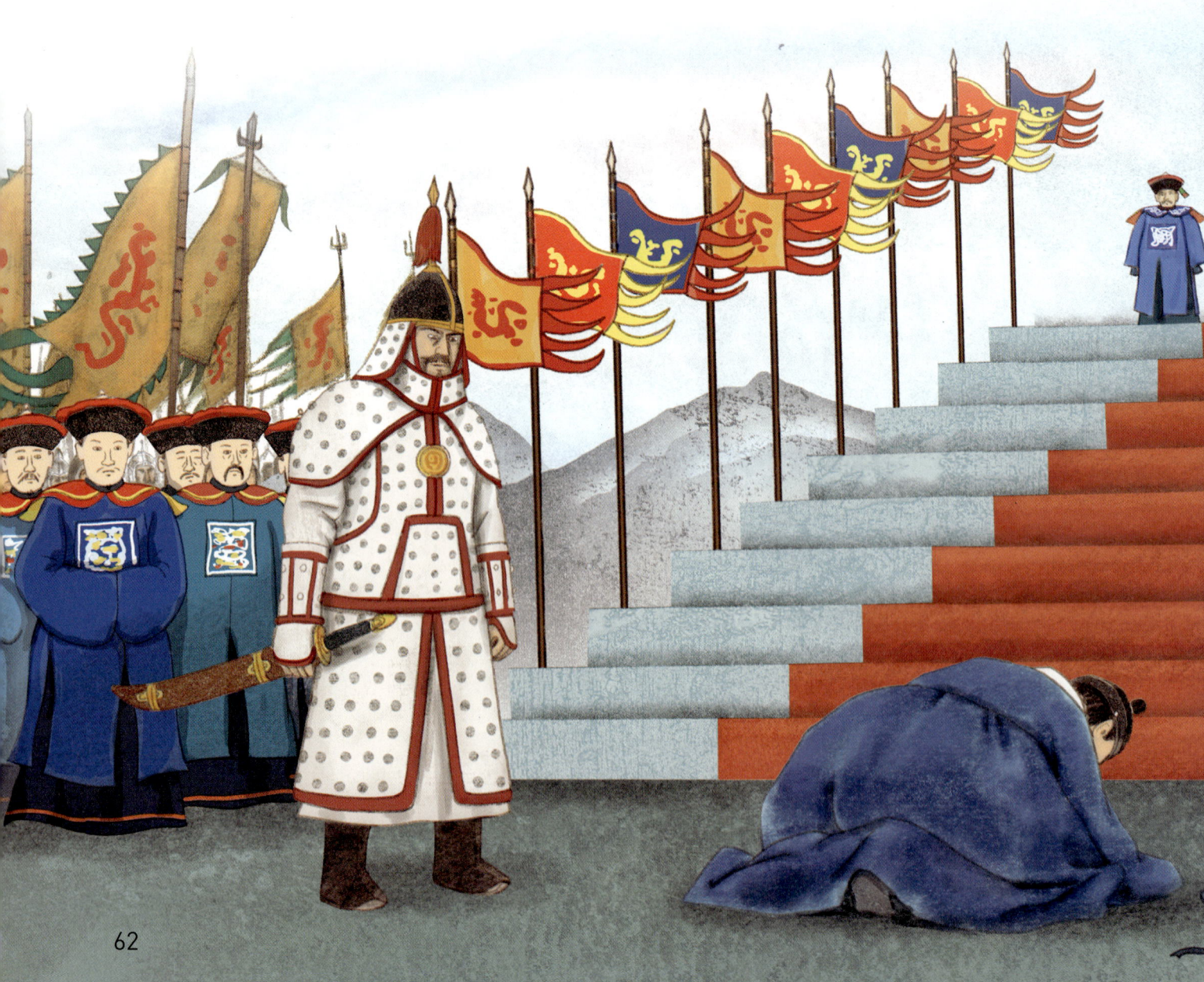

"앞으로 조선은 청나라를 따르겠습니다."

인조는 세 번 절하고 아홉 번 머리를 땅에 부딪혀야 했어.

"쿵! 쿵! 쿵!"

임금님의 머리가 땅에 닿을 때마다 신하들과 백성들의 마음에도 큰 돌덩이가 떨어져 내렸어.

이렇게 조선이 청나라에 항복하고 신하의 나라가 된 전쟁을 병자호란이라고 해.

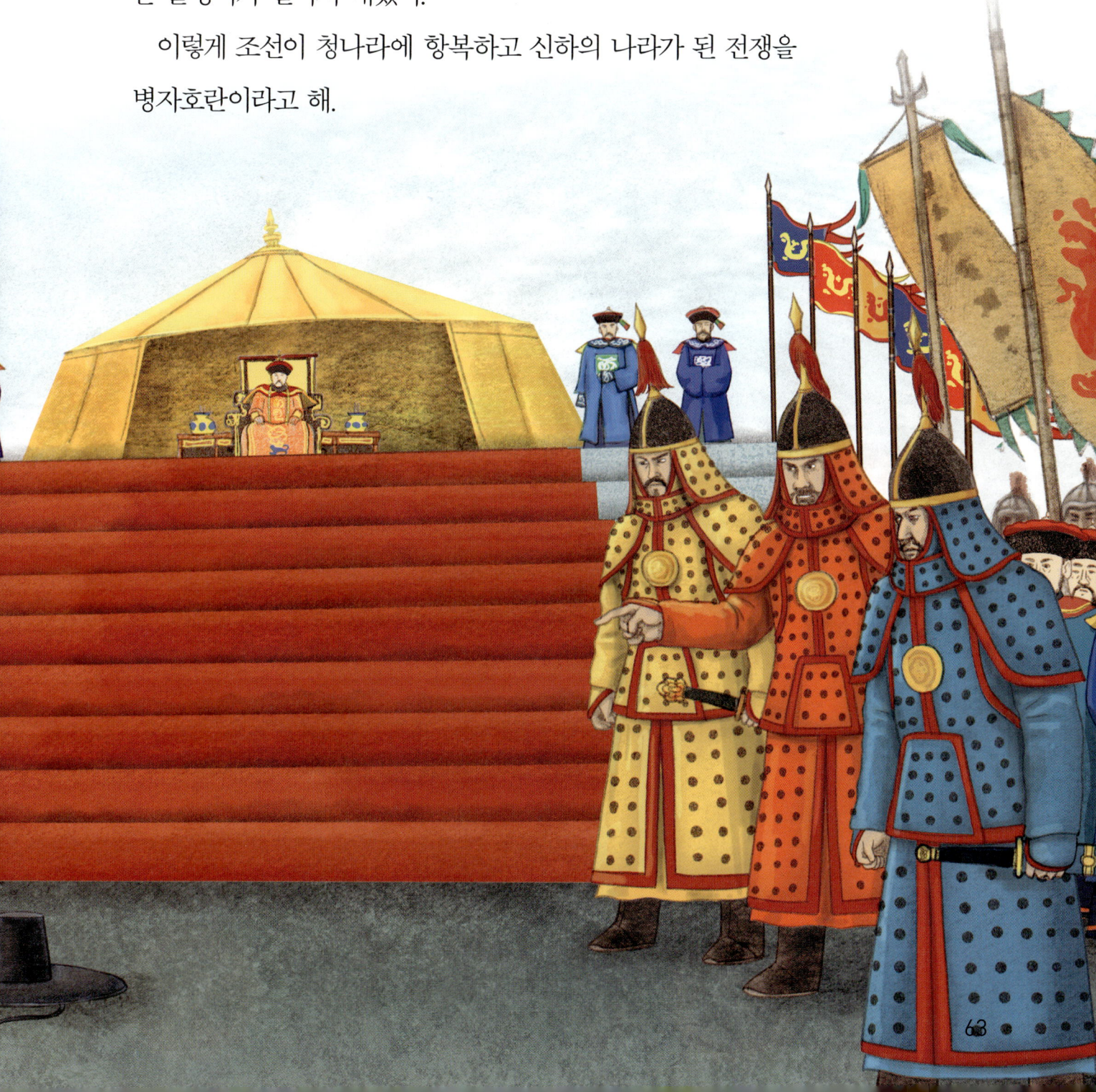

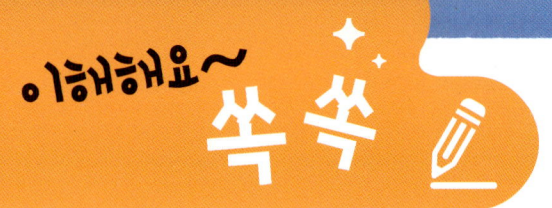

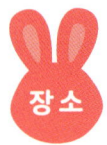 조선의 왕이 청나라의 공격을 피해서 가려다가 포기한 곳은 어디일까요?

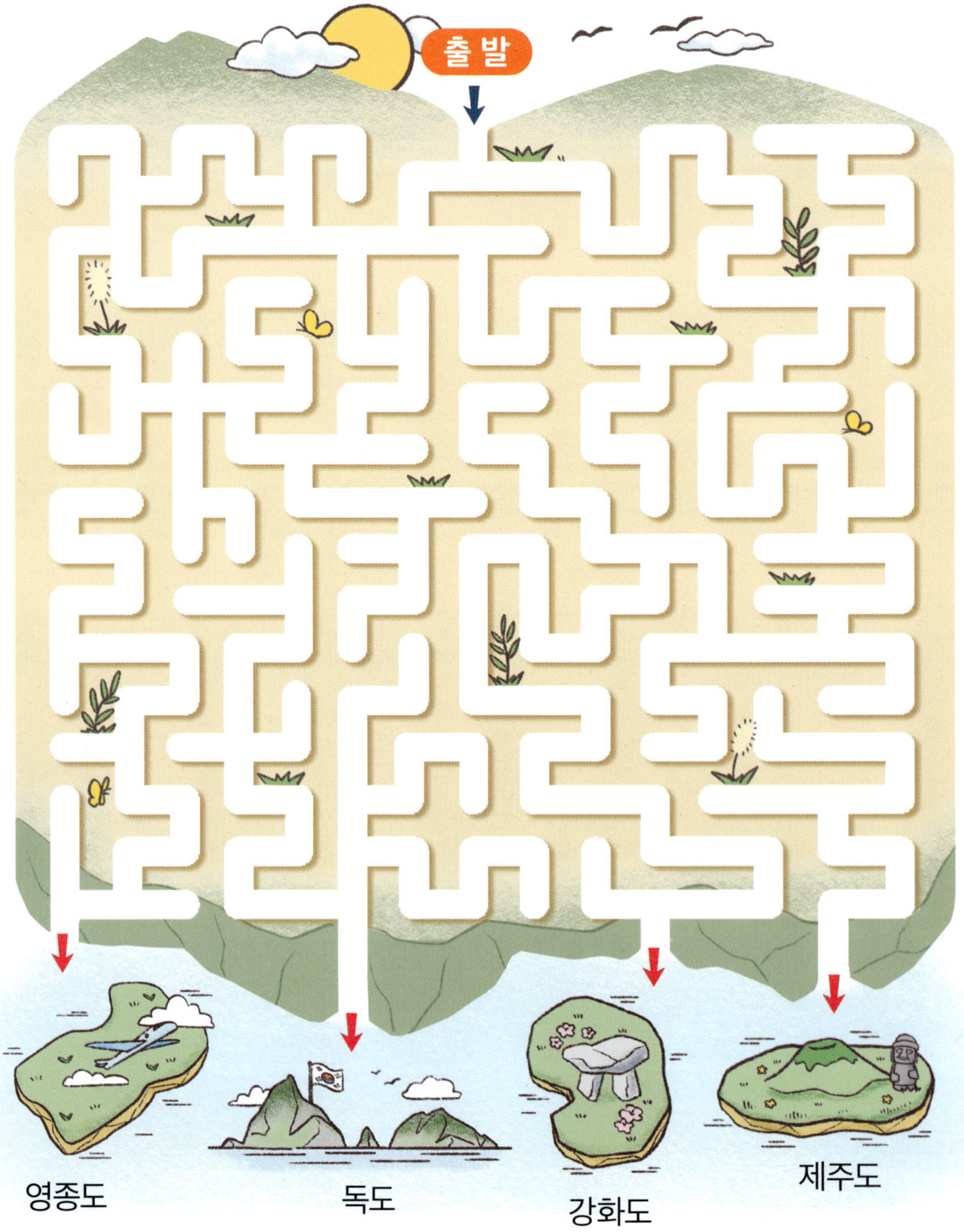

영종도   독도   강화도   제주도

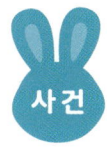 **사건** 다음 대화들을 순서에 맞게 나열해 주세요.

1 "앞으로 조선은 청나라를 따르겠습니다."

2 "앞으로 조선은 우리 후금을 높이고 따르거라!"

3 "전하, 남한산성은 산이 높고 험해서 외부에서 공격하기 어렵습니다. 그곳으로 모시겠습니다."

4 "청나라 군대가 몰려온다! 전쟁이 났다!"

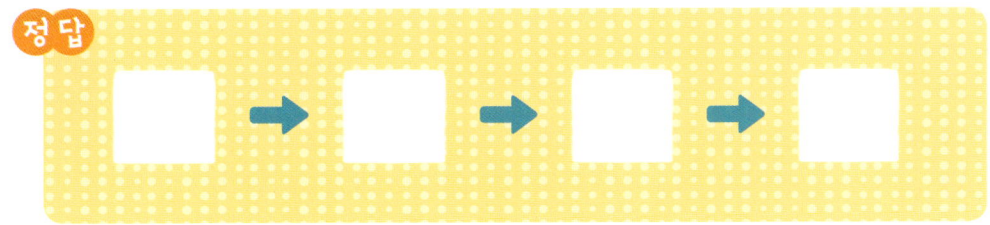

6일 ○월 ○일
찾아가요~ 슝슝

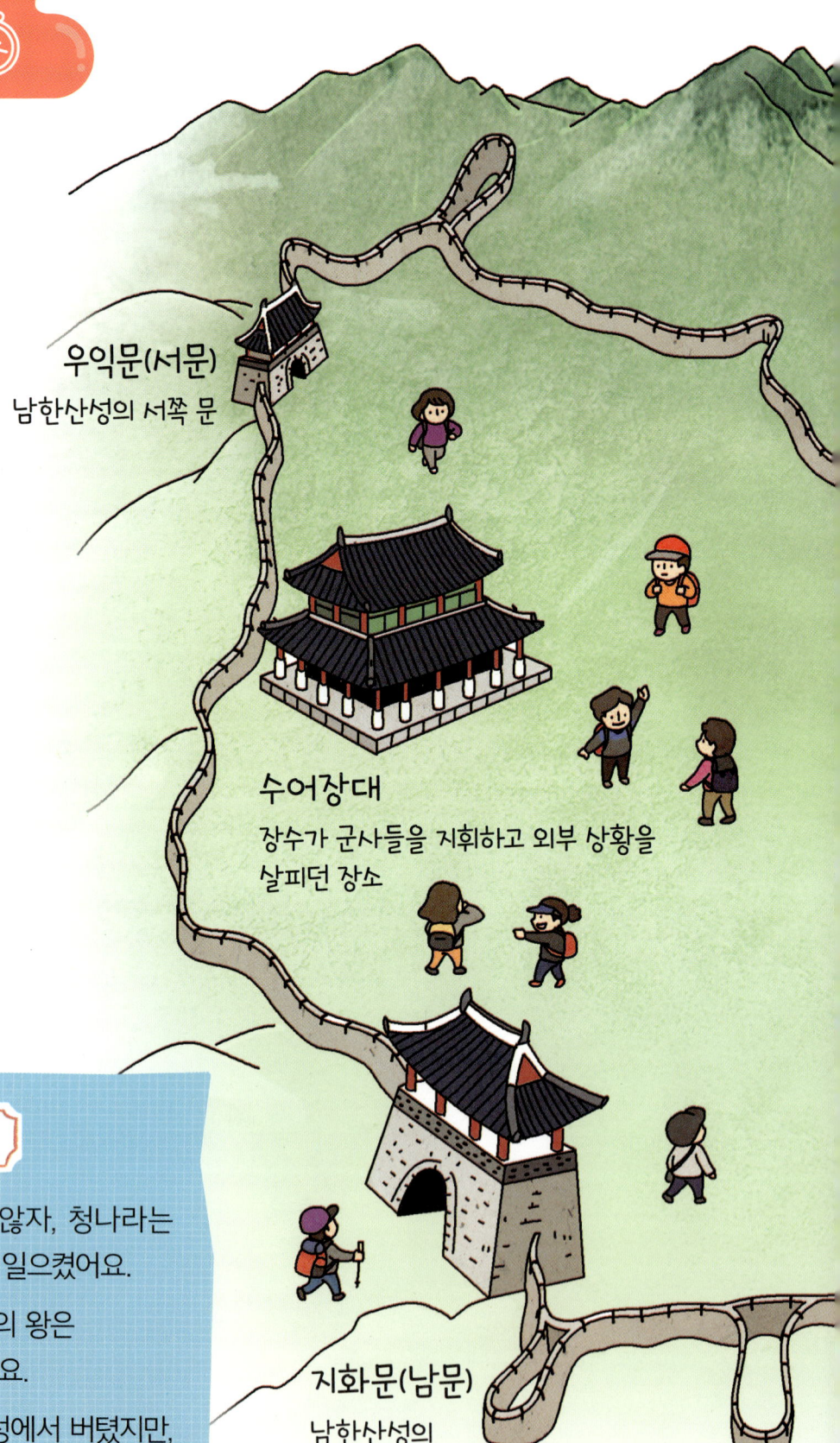

우익문(서문)
남한산성의 서쪽 문

수어장대
장수가 군사들을 지휘하고 외부 상황을 살피던 장소

지화문(남문)
남한산성의 남쪽 문이자 중심 문

병자호란과 남한산성

- 조선이 청나라를 섬기지 않자, 청나라는 조선을 공격해 병자호란을 일으켰어요.
- 병자호란이 일어나자 조선의 왕은 남한산성으로 몸을 피했어요.
- 조선은 47일 동안 남한산성에서 버텼지만, 결국 청나라에 항복했어요.

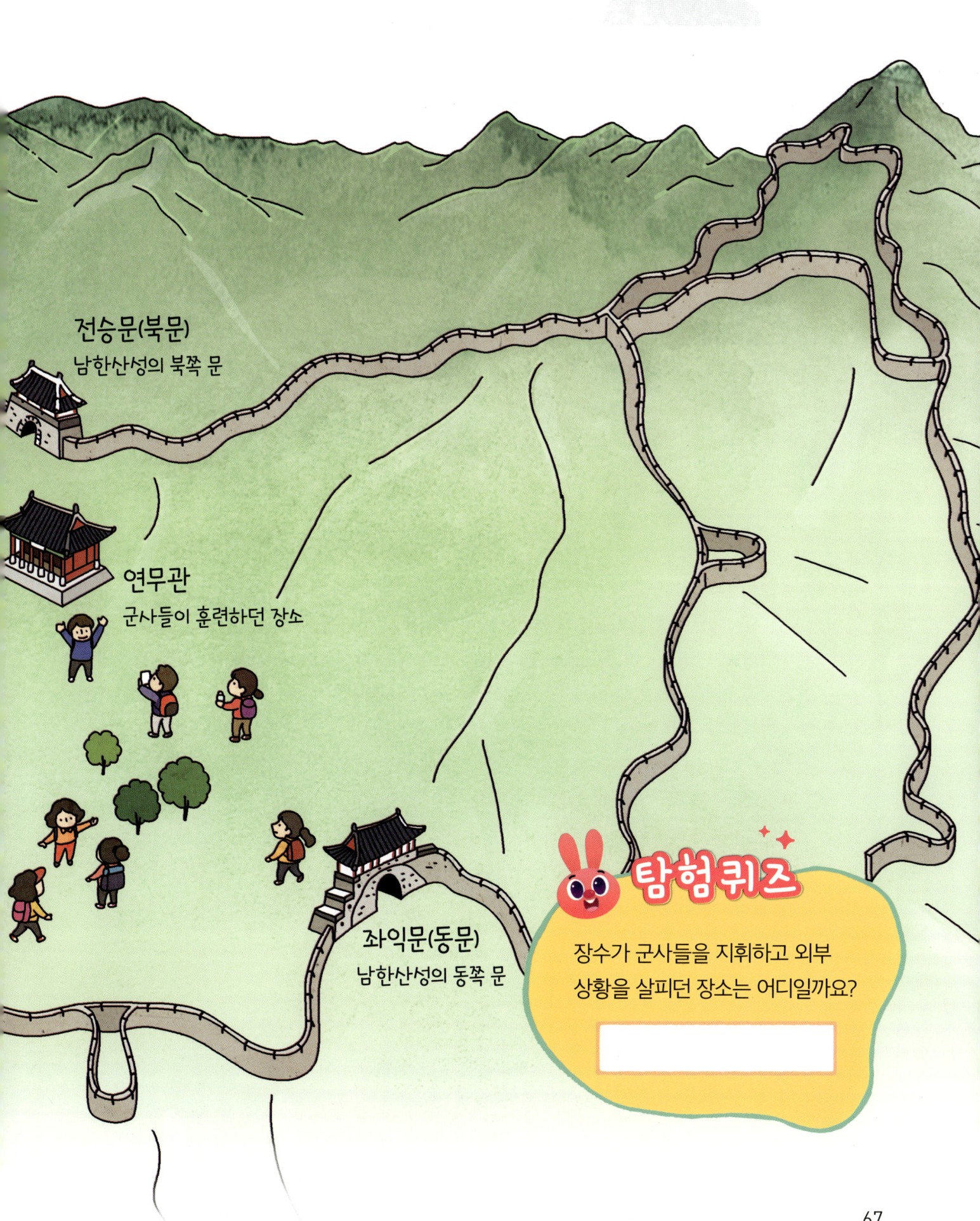

🟠 병자호란이 일어난 **남한산성**

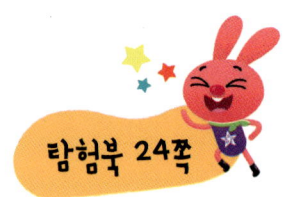
탐험북 24쪽

남한산성은 험한 자연 지형을 따라 성벽을 둘러쌓은 성이에요. 병자호란이 일어나자 조선의 왕인 인조는 한양을 떠나 남한산성으로 몸을 피했어요.

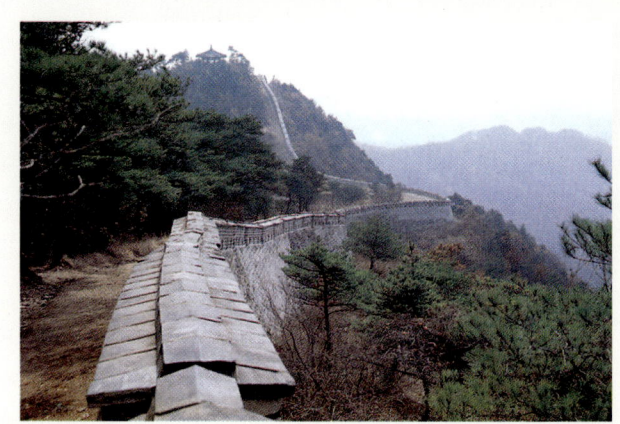
남한산성(경기 광주)

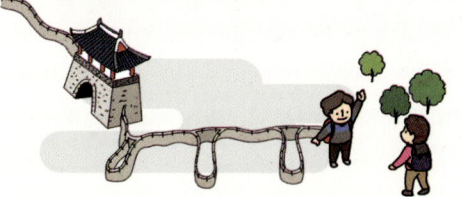

🟢 남한산성의 사대문

남한산성에는 지화문(남문), 우익문(서문), 좌익문(동문), 전승문(북문)이라는 사대문이 있어요. 인조와 신하들은 남문인 지화문을 통해 남한산성으로 들어왔지요. 하지만 전쟁을 계속할 수 없게 되자, 결국 서문인 우익문을 통해 남한산성을 나가 *삼전도에서 항복했답니다.

*삼전도: 서울과 남한산성을 이어 주던 나루.

🟢 무릎을 꿇은 조선의 왕, 인질이 된 조선의 왕자

병자호란에서 패배한 인조는 청나라 황제 앞에서 무릎을 꿇고 절을 했어요. 조선의 왕자인 소현 세자와 봉림 대군은 청나라에 *인질로 끌려갔죠. 이후 조선은 청나라에 많은 재물을 바쳐야 했답니다.

*인질: 약속이 지켜질 때까지 억지로 끌려간 사람.

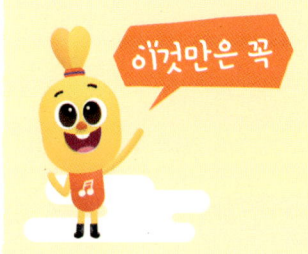
이것만은 꼭

수어장대는 장수가 군사들을 지휘하고 외부 상황을 살피던 곳이에요. 높은 곳에 지어진 수어장대에서 서울을 한눈에 바라보세요.

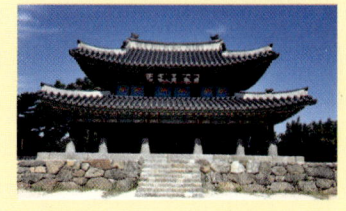
남한산성 수어장대 ▶

인조가 머문 **남한산성 행궁**

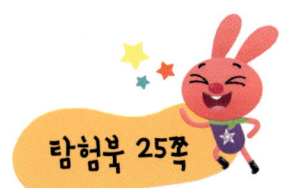

행궁은 임금이 궁궐 밖으로 나갔을 때 임시로 머물던 별궁이에요. 인조는 병자호란 때 이곳 남한산성 행궁에서 지냈답니다.

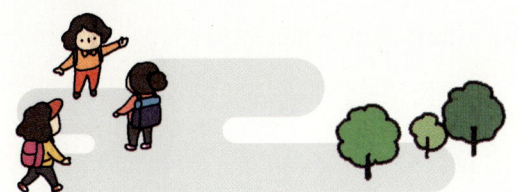

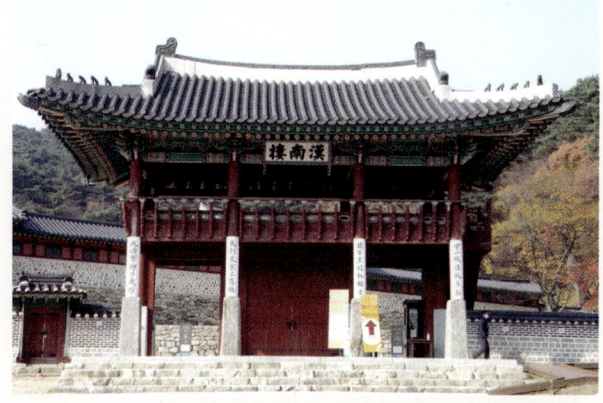

남한산성 행궁(경기 광주)

○ 행궁은 어떤 곳일까요?

조선의 왕은 전쟁을 치르거나 휴양을 하기 위해 지방에 머물기도 했어요. 선왕의 무덤에 제사를 지내기 위해 종종 궁궐 밖으로 나오기도 했죠. 그래서 조선 시대에는 지방에 행차한 왕이 쉴 수 있도록 작은 궁궐이라 할 수 있는 행궁을 지었답니다.

○ 왕이 일하는 곳과 쉬는 곳은 달라요

조선 시대에는 왕이 일하는 곳과 잠을 자거나 쉬는 곳이 따로 있었어요. 따라서 남한산성 행궁에도 왕이 일하는 외행전, 잠을 자고 생활하는 내행전이 각각 있었답니다. 이 중 왕의 생활 공간인 내행전은 행궁 안쪽에 있었어요.

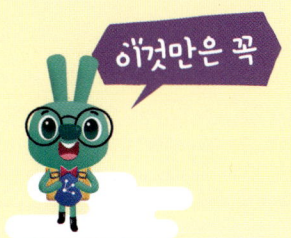

남한산성 행궁에 마련된 전시관에 가면 남한산성의 옛 지도를 볼 수 있어요. 남한산성의 정문이자 남문인 지화문을 찾아보세요.

남한산성 옛 지도 ▶

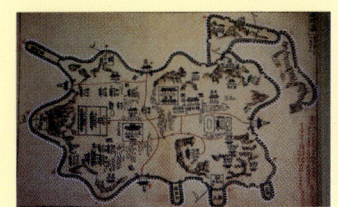

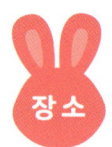 <보기>를 참고해 정답에 알맞은 단어를 찾아 적어 보세요.

보기

수어장대   지화문   우익문   좌익문

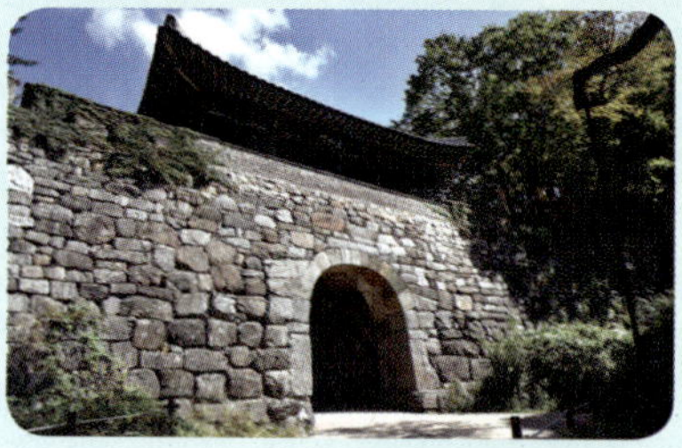

병자호란 당시 인조는 남문인 ① _____ 을(를) 통해 남한산성으로 들어왔어요.

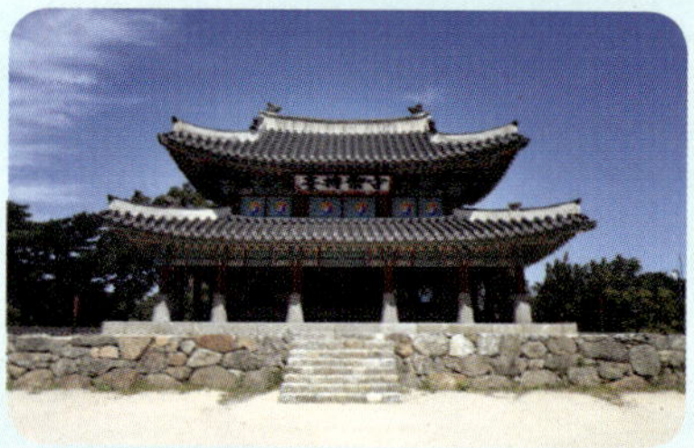

② _____ 은(는) 장수가 군사를 지휘하고 외부 상황을 살피던 곳이에요.

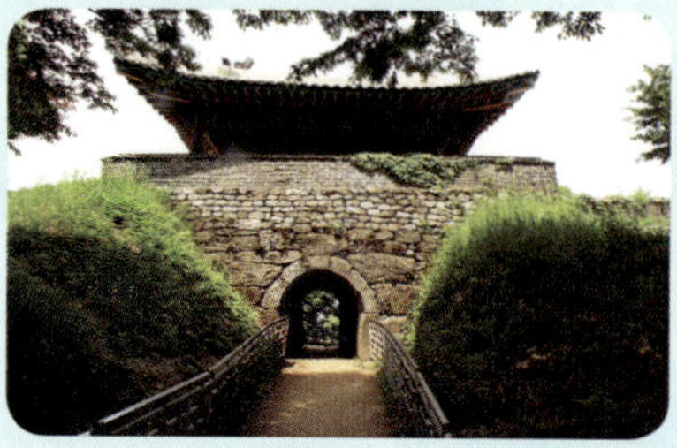

인조는 서문인 ③ _____ 을(를) 통해 남한산성에서 나와 청나라에 항복했어요.

정답

① _____   ② _____   ③ _____

이야기 한국사

서흔남의 소원

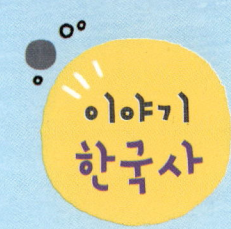

조선의 왕이 남한산성으로 가는 길은 험한 산길과 추위 때문에 쉽지 않았어요. 게다가 눈도 많이 내려 발이 눈 속으로 푹푹 빠졌죠. 때마침 근처에서 나무를 하던 서흔남이 이 광경을 보게 됐어요.

"제가 임금님을 업고 안전하게 모시겠습니다."

서흔남은 눈길에 미끄러져 발이 부르트고 피가 났지만, 임금님을 남한산성까지 무사히 모셨죠.

"정말 고생이 많았다. 네 소원을 들어 줄 테니 말해 보아라."

"임금님께서 입고 계시는 옷을 갖고 싶습니다."

서흔남은 임금님이 주신 옷을 귀하게 여기며 매일 절을 했어요. 자신이 죽을 때 이 옷도 같이 묻었을 정도로 매우 소중하게 간직했다고 해요.

6일 학습 끝!

붙임 딱지 붙여요.

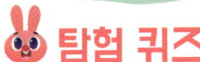

탐험 퀴즈

서흔남이 임금님을 업고 도착한 곳은 어디일까요?

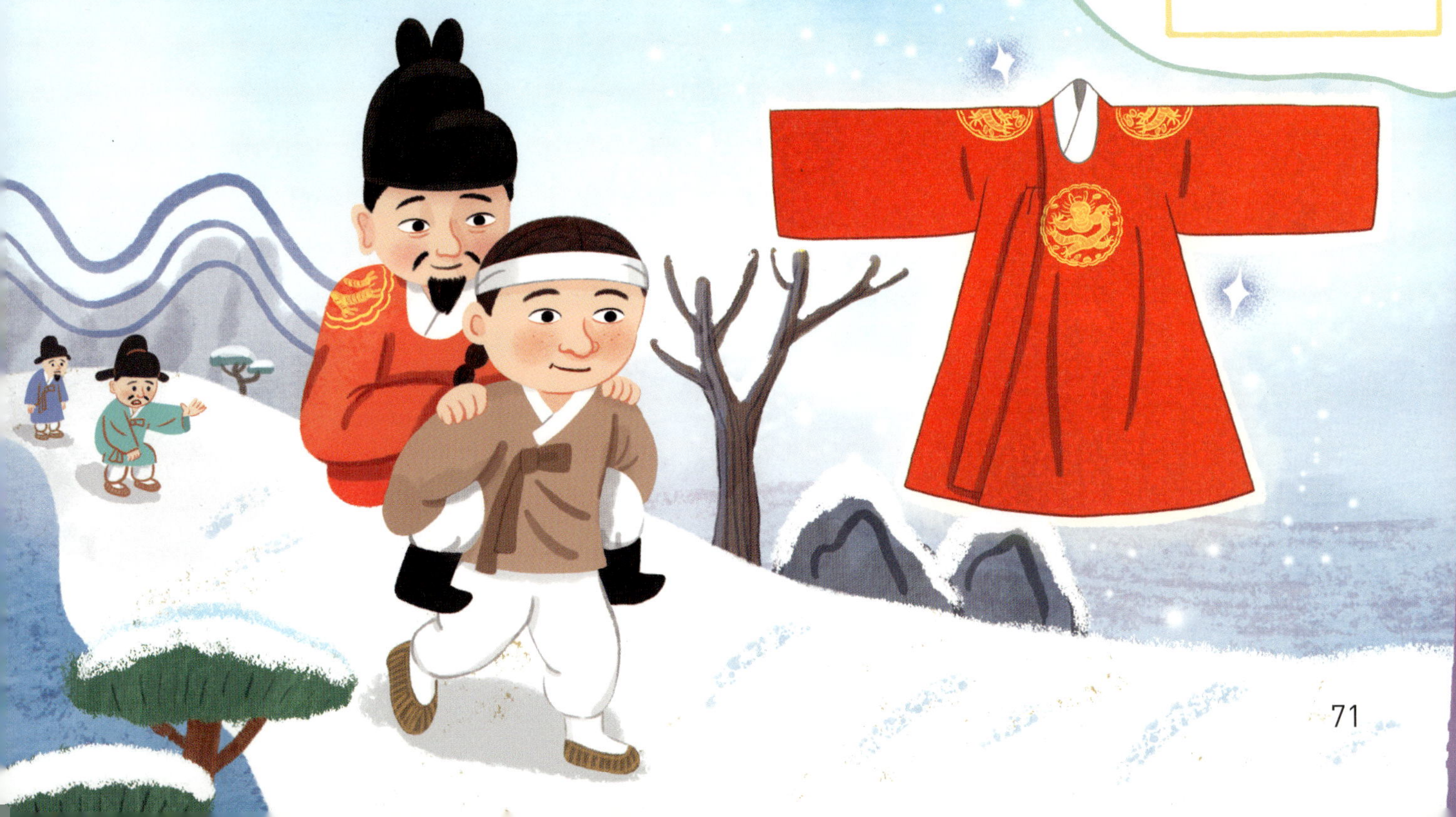

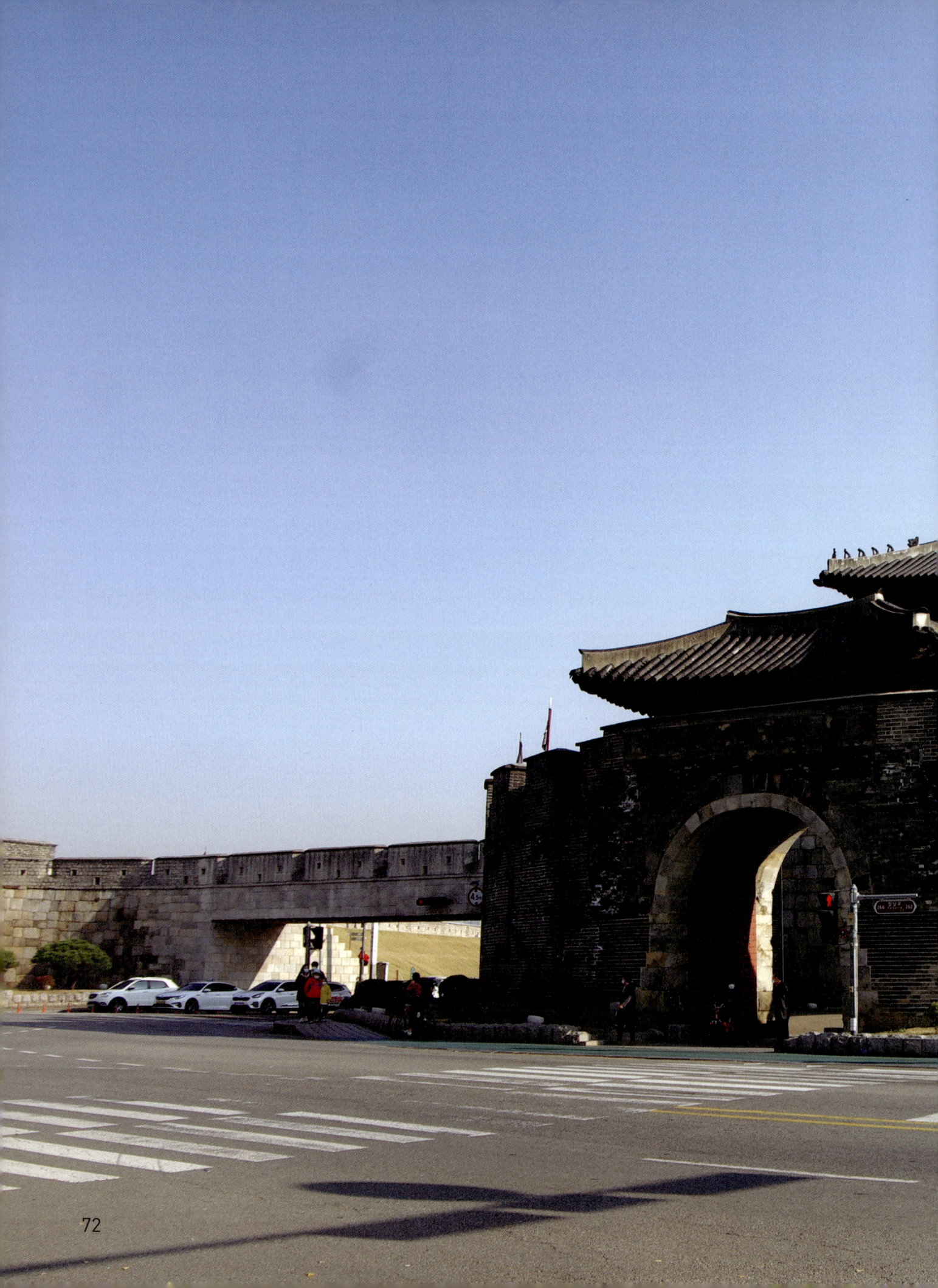

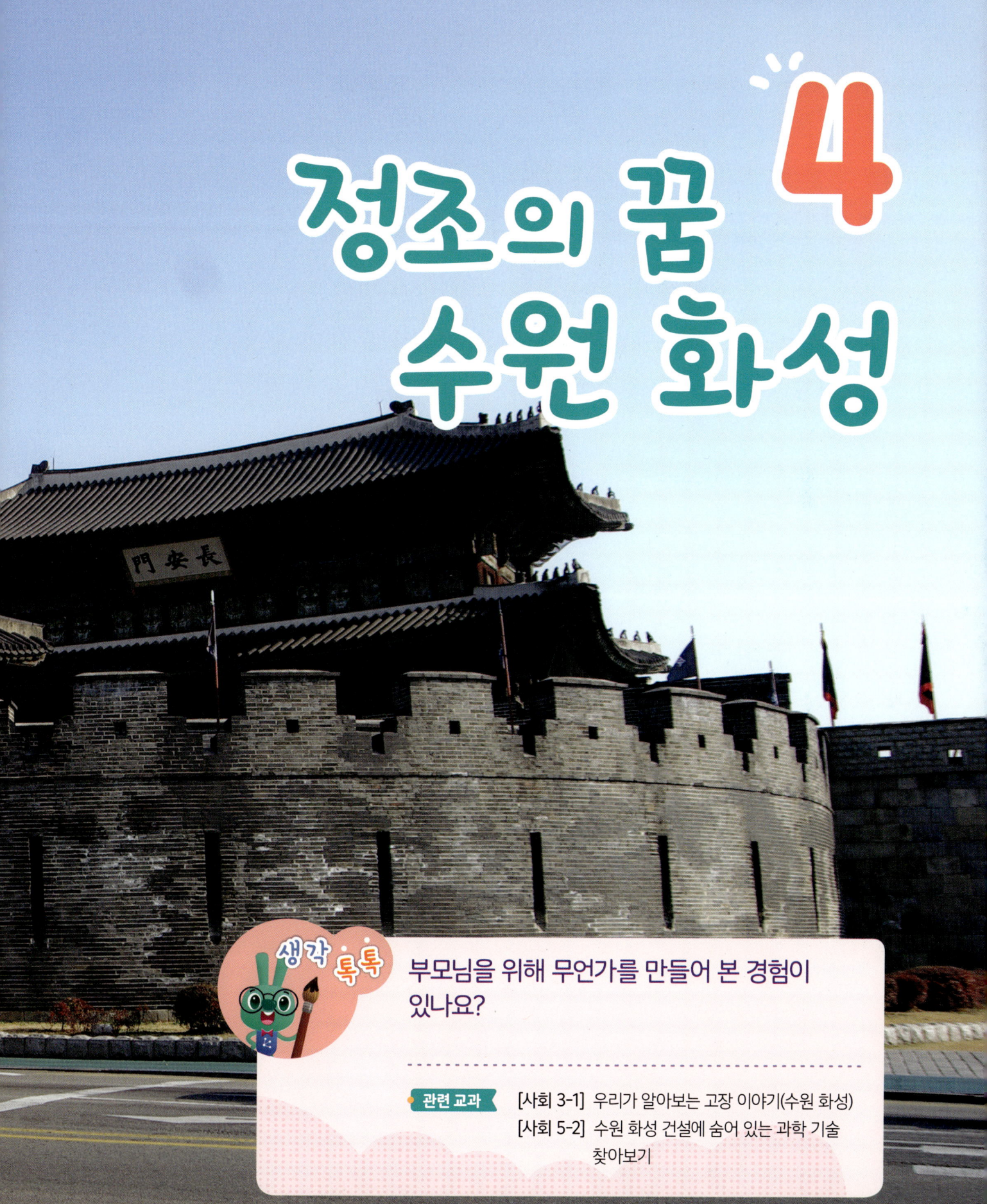

4 정조의 꿈 수원 화성

생각 톡톡 부모님을 위해 무언가를 만들어 본 경험이 있나요?

● 관련 교과 [사회 3-1] 우리가 알아보는 고장 이야기(수원 화성)
[사회 5-2] 수원 화성 건설에 숨어 있는 과학 기술 찾아보기

7일 월 일

읽어봐요~ 술술

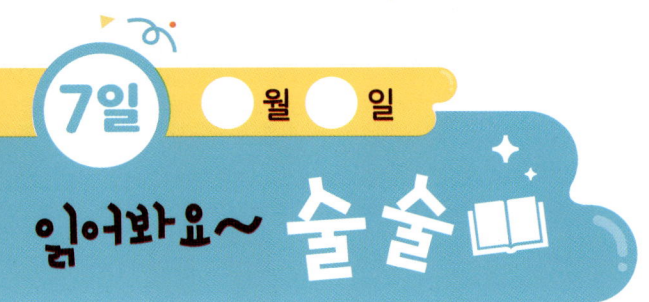

백성을 아끼는 마음이 담긴 수원 화성

조선 시대에는 어떻게 성을 지었을까? 성을 만드는 일은 오랜 시간이 들고 많은 사람이 필요한 일이었어. 게다가 백성들은 농사를 짓다 말고 억지로 불려 나와 성을 만들어야 했지. 백성들은 돈도 제대로 받을 수 없으니 불만이 많았단다.

조선의 왕 정조는 백성들이 힘들게 성을 짓고도 정당한 대가를 받지 못하는 게 옳지 않다고 생각했어.

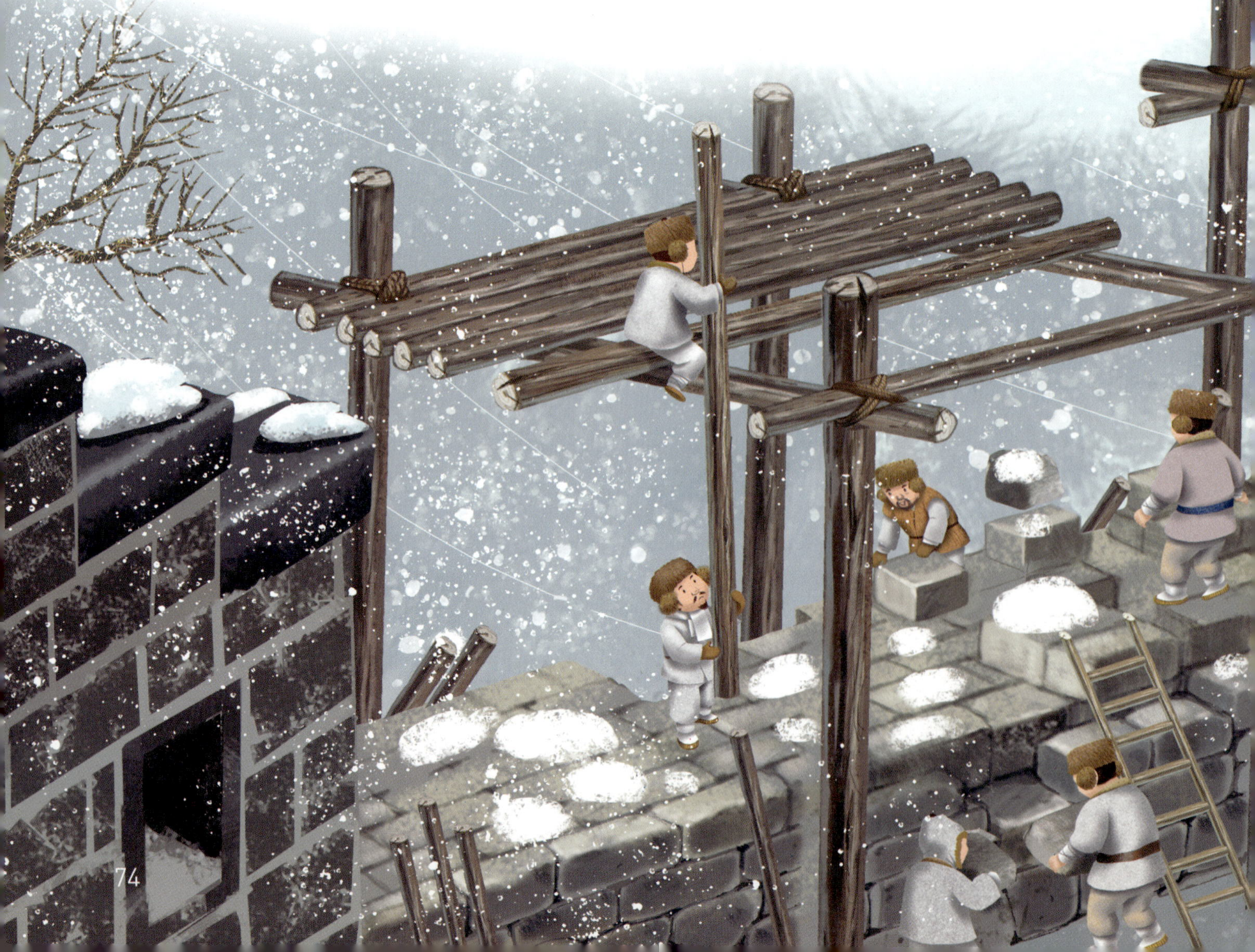

"백성들에게 아무것도 주지 않고 나랏일을 시키는 것은 바람직하지 않다. 그들에게 일한 만큼 돈을 주어라."

정조는 백성들에게 귀한 선물도 아낌없이 베풀었어.

"겨울 바람이 몹시 차구나. 귀마개와 모자를 나눠 주어라."

"임금님께서 우리를 이처럼 귀하게 여기시다니……."

감동한 백성들은 매서운 추위를 이겨 내며 성 쌓기에 더욱 정성을 쏟았단다.

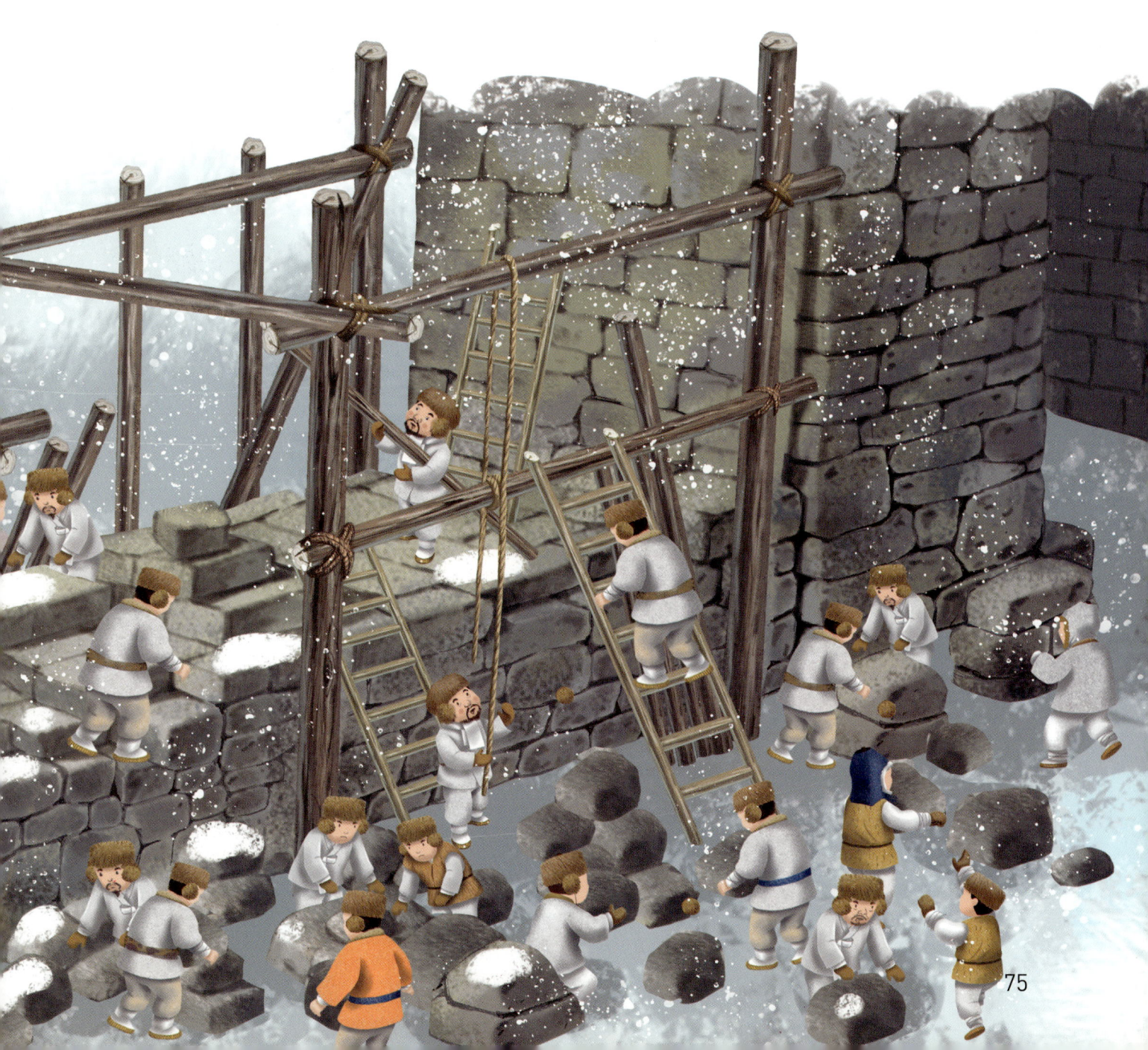

무거운 돌을 쉽게 옮겼어요

사람들이 무거운 돌을 직접 들어 옮기려면 얼마나 힘들까? 이를 안타깝게 여긴 정조는 정약용을 불러 해결 방법을 찾아보라고 했어. 뛰어난 학자였던 정약용은 며칠을 고민한 끝에 거중기를 제작했지.

"임금님! 이 거중기는 여러 개의 *도르래를 연결해서 만들었기 때문에 밧줄을 당기기만 해도 무거운 돌을 번쩍 들 수 있습니다."

*도르래: 바퀴 둘레에 걸린 줄을 돌려서 물건을 움직이는 장치.

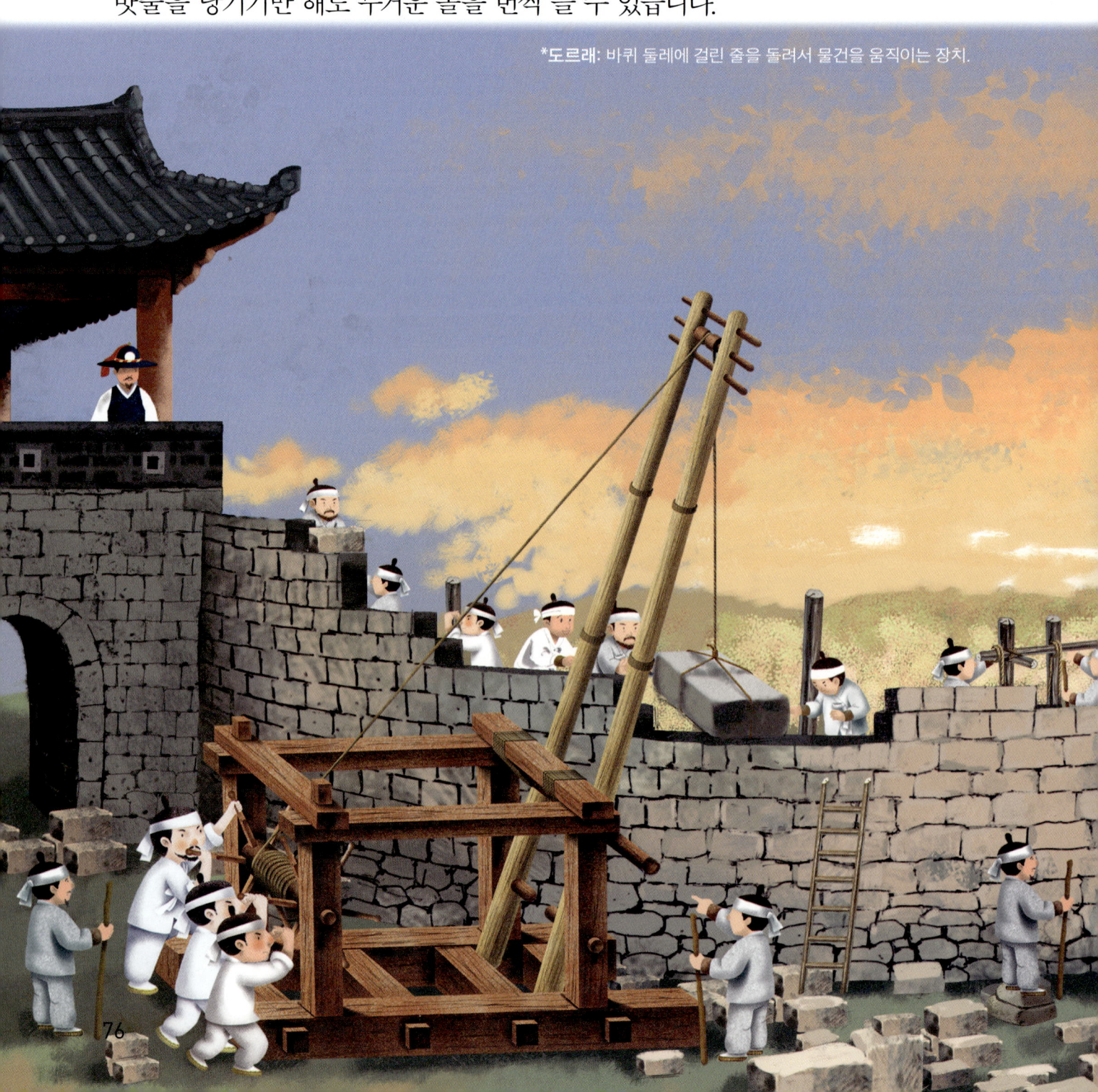

"또 녹로를 사용하면 무거운 물건을 높은 곳으로 옮길 수 있습니다."

정조는 정약용이 만든 거중기와 녹로를 보고 무척 기뻐했어. 성을 짓는 데 10년이 걸릴 것이라고 생각했는데, 정약용이 개발한 거중기와 녹로 덕분에 공사 기간이 2년 9개월로 줄어들었단다.

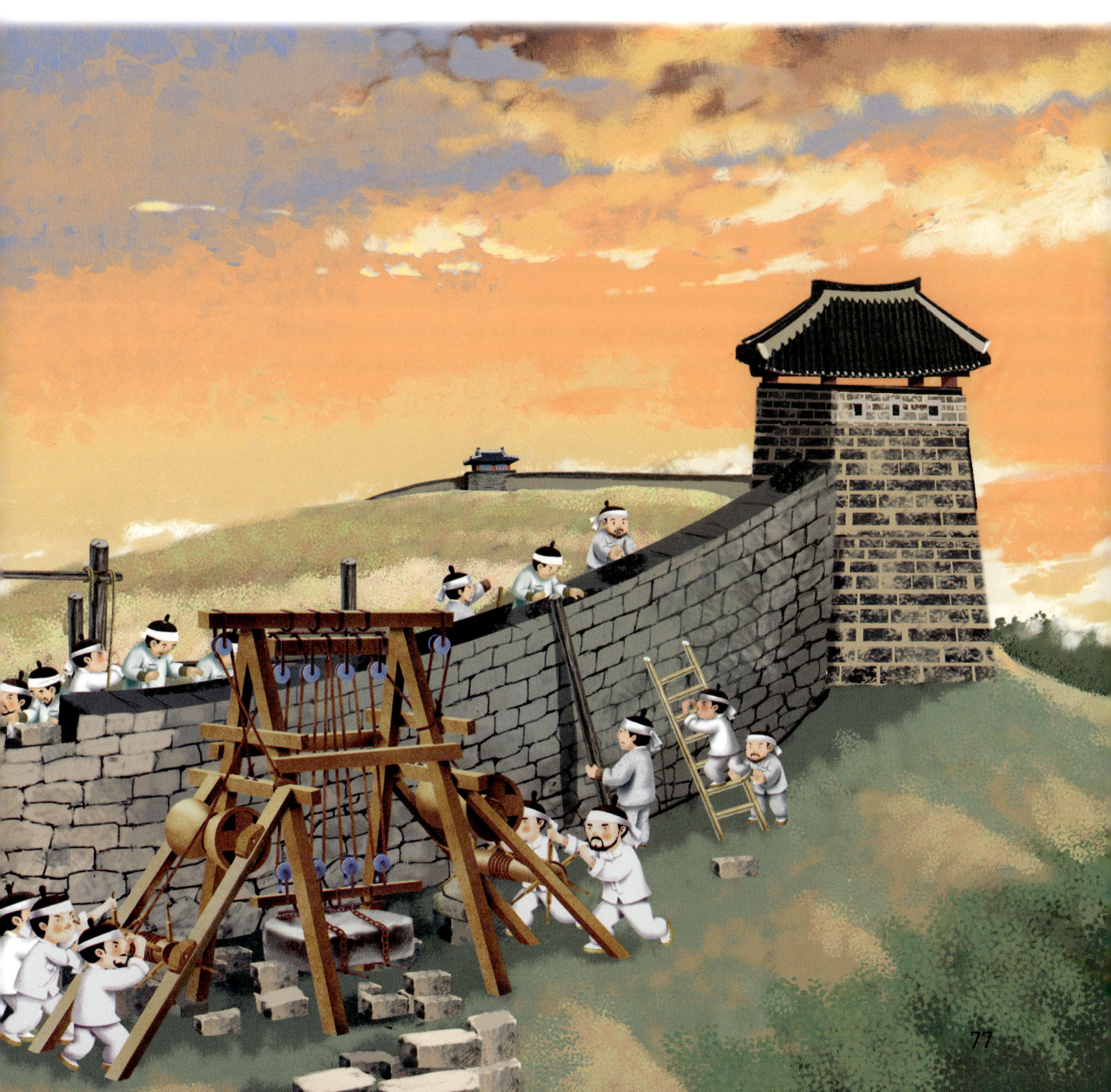

공사 과정을 하나하나 기록했어요

정조는 수원 화성과 관련한 모든 것을 글과 그림으로 남기고자 했어.

"성 건축의 시작부터 끝까지 모든 과정을 기록하여 *후세에 전하도록 하라."

정조의 명령에 따라 『화성성역의궤』가 만들어졌어. 이 책에는 수원 화성의 설계도와 제작에 참여한 사람의 수, 그리고 건축에 사용한 기계와 재료 등이 아주 자세히 기록돼 있어.

*후세: 다음에 오는 세상이나 다음 세상의 사람들.

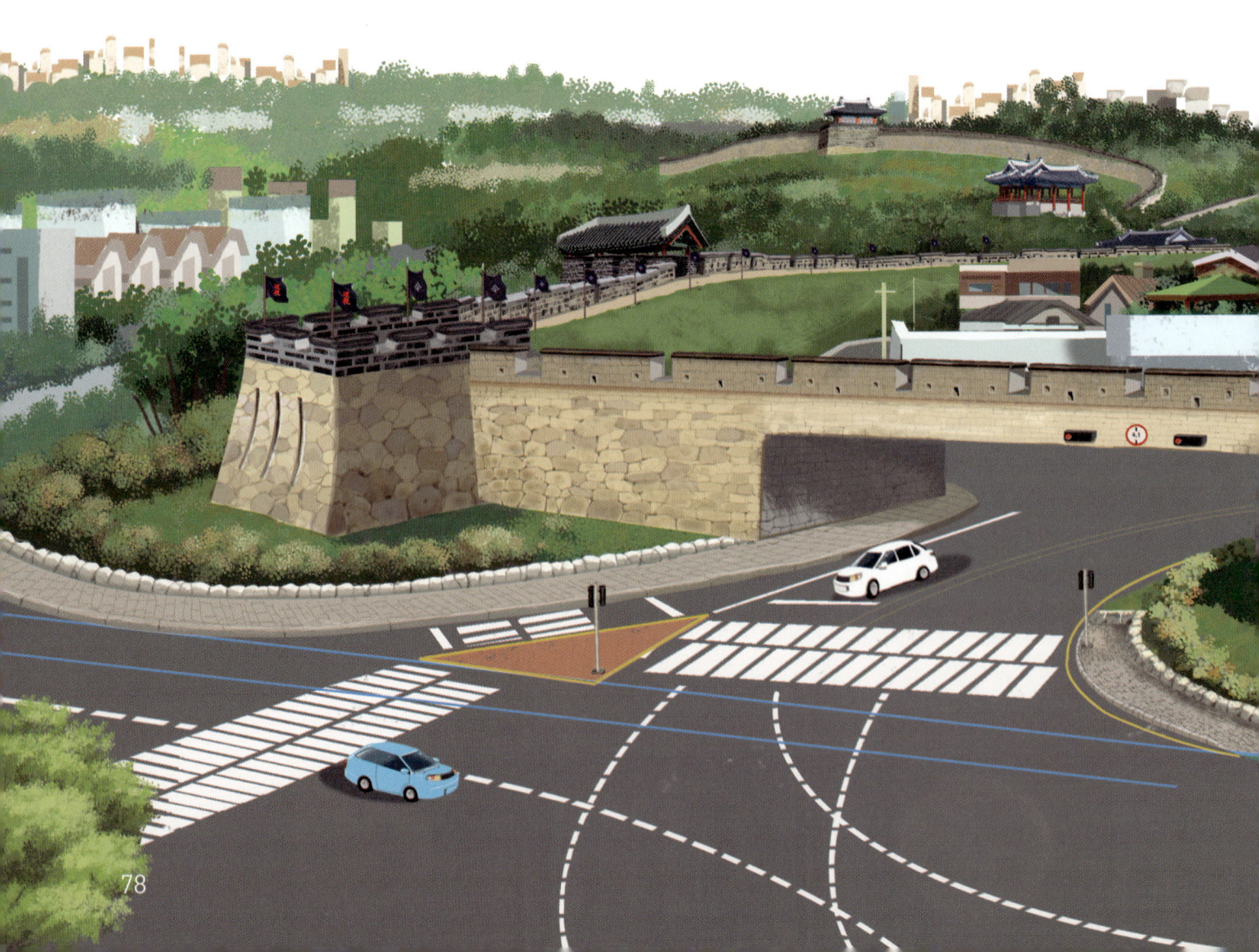

수원 화성은 오랫동안 조선을 빛낸 자랑스러운 문화유산이었어. 하지만 일제 강점기와 6·25 전쟁을 겪으며 아름다운 모습을 잃었지. 특히 6·25 전쟁으로 수원 화성의 원래 모습은 많이 망가져 버렸어.

시간이 흘러 나라가 안정을 찾은 뒤, 사람들은 정조가 남겨 놓은 『화성성역의궤』를 보고 수원 화성을 옛 모습처럼 다시 지었어.

"우와! 정말 감쪽같네!"

정조의 지혜로 수원 화성은 예전 모습을 되찾고 세계적인 건축물로 다시 탄생했단다.

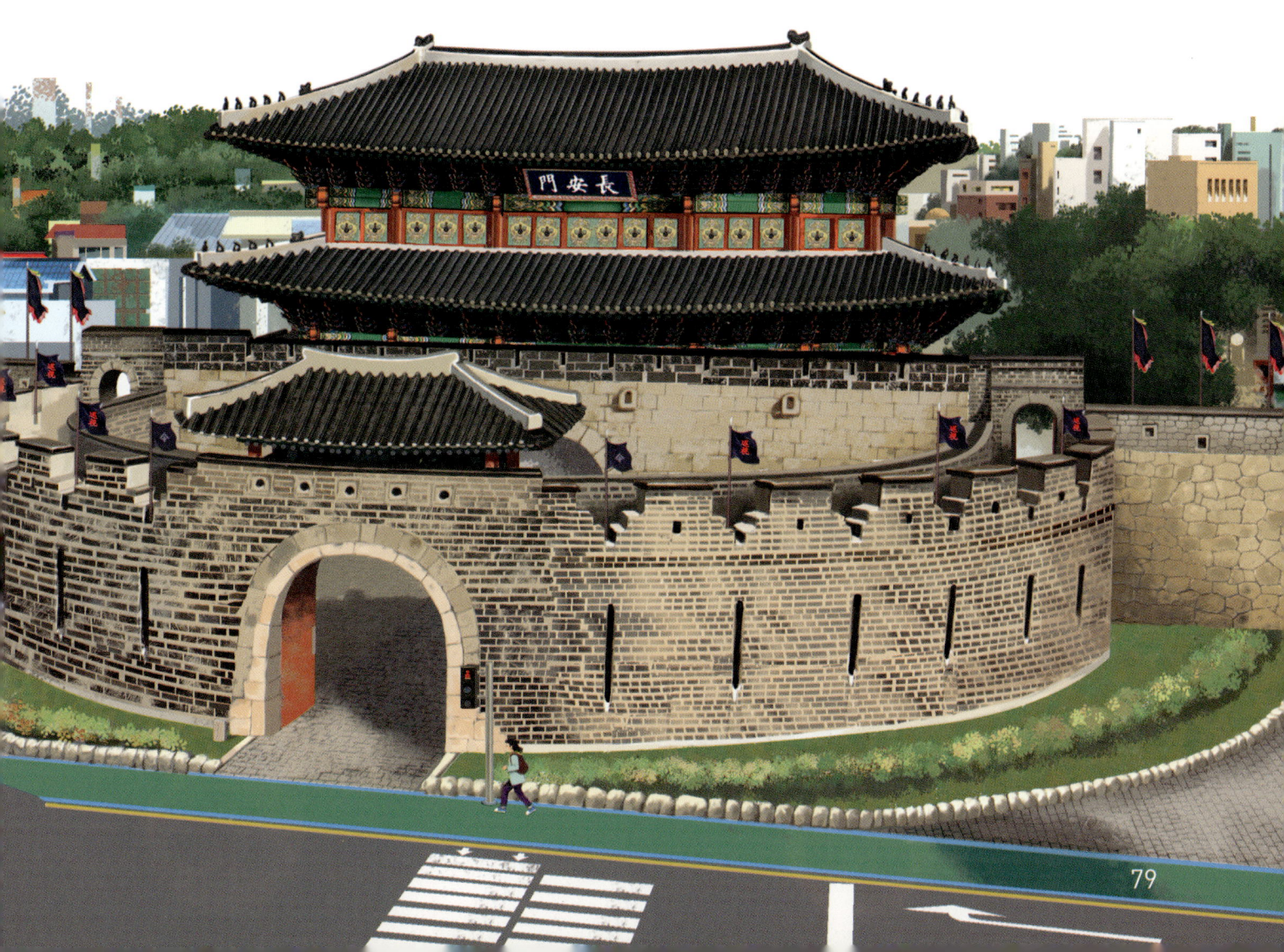

이해해요~ 쏙쏙

종합 지금까지 수원 화성이 어떻게 지어졌는지 알아봤어요.
올바른 내용을 찾아 출발 에서 도착 까지 선을 이어 보세요.

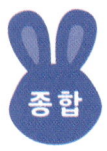

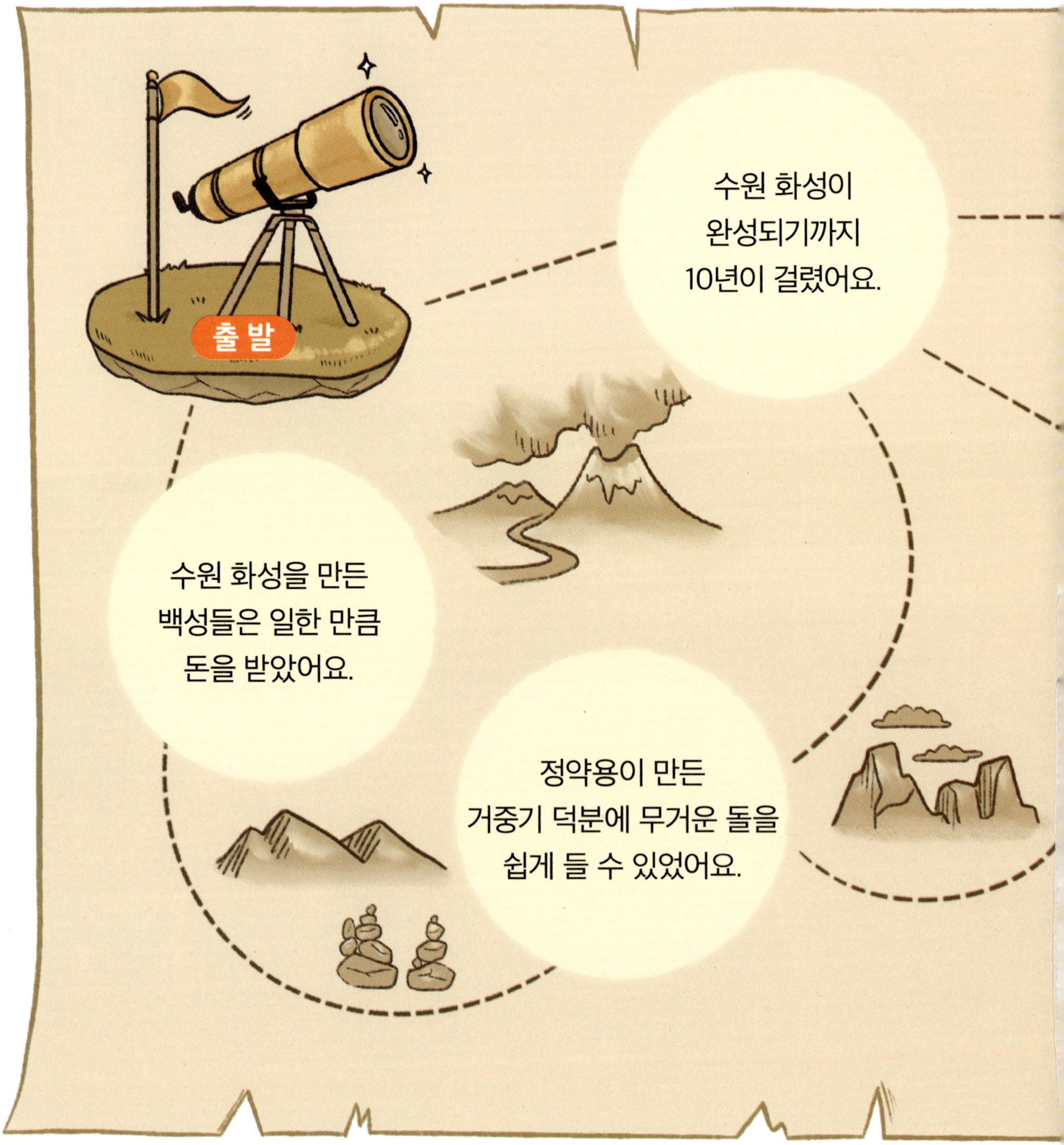

- 수원 화성이 완성되기까지 10년이 걸렸어요.
- 수원 화성을 만든 백성들은 일한 만큼 돈을 받았어요.
- 정약용이 만든 거중기 덕분에 무거운 돌을 쉽게 들 수 있었어요.

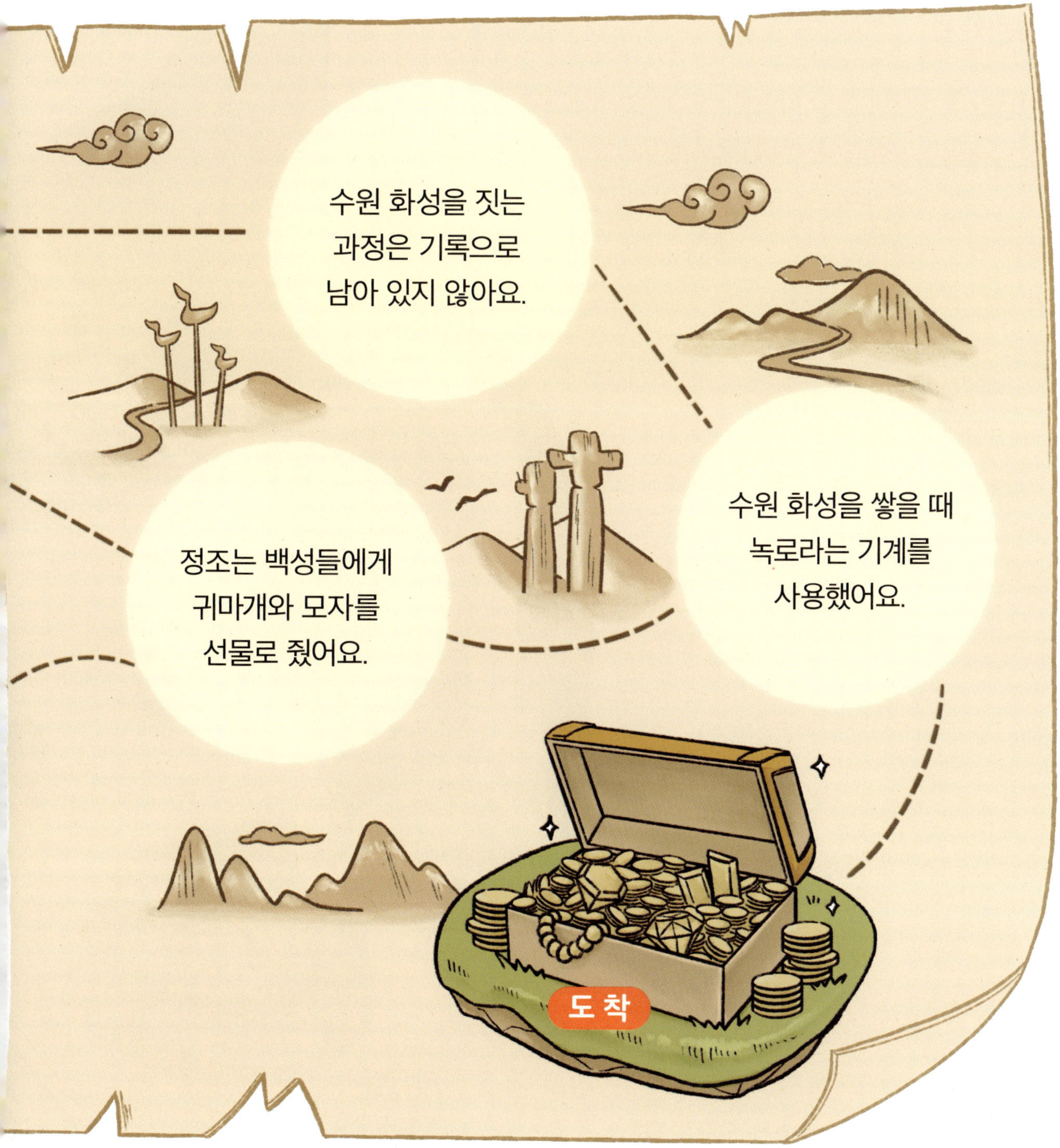

수원 화성을 짓는 과정은 기록으로 남아 있지 않아요.

수원 화성을 쌓을 때 녹로라는 기계를 사용했어요.

정조는 백성들에게 귀마개와 모자를 선물로 줬어요.

도착

7일 학습 끝!

붙임 딱지 붙여요.

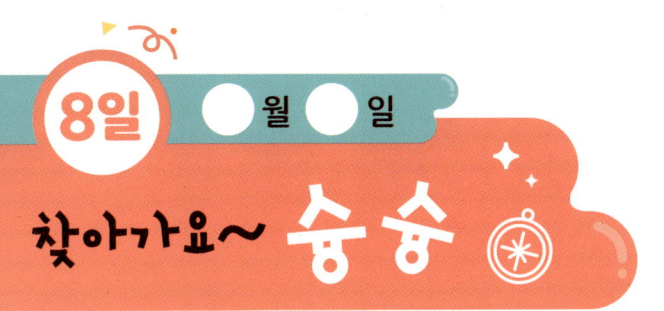

8일 ○월 ○일
찾아가요~ 슝슝

수원 화성

- 조선 정조 때 지어진 수원 화성은 『화성성역의궤』 덕분에 그 모습이 오늘날까지 그대로 남아 있어요.
- 수원 화성을 쌓을 때 정약용이 만든 거중기와 녹로가 사용됐어요.
- 수원 화성의 사대문 중에서 정문은 북쪽 문인 장안문이에요.

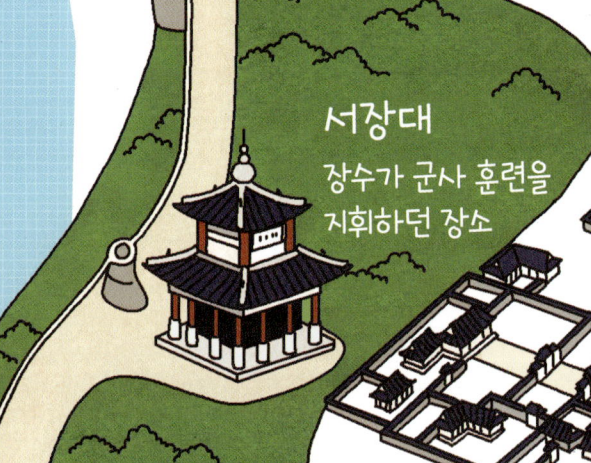

화서문 수원 화성의 서쪽 문

서장대 장수가 군사 훈련을 지휘하던 장소

팔달문 수원 화성의 남쪽 문

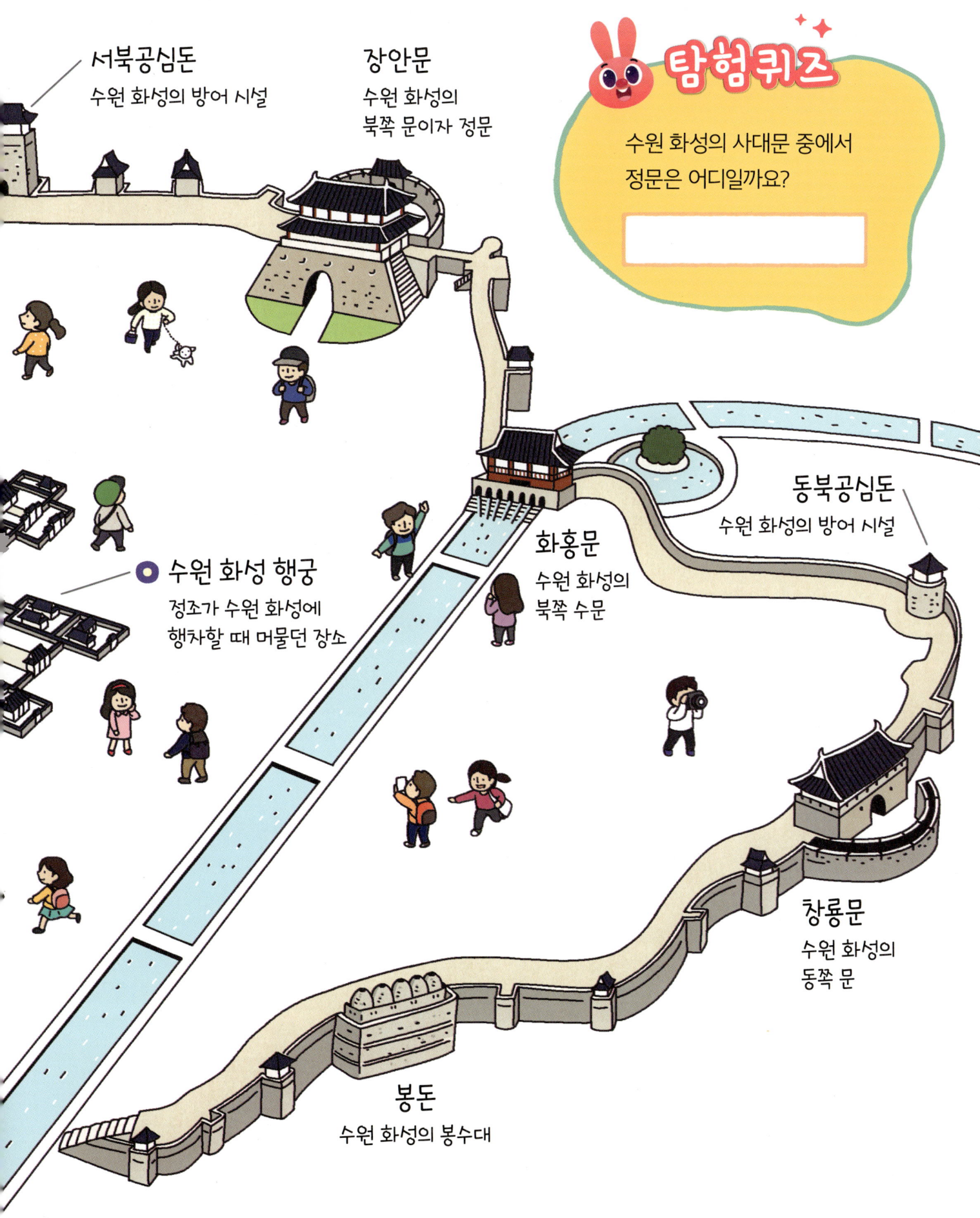

우리나라 성곽의 꽃 수원 화성

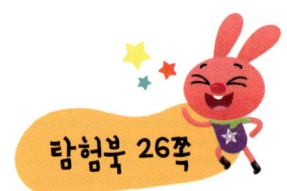
탐험북 26쪽

수원 화성은 군사 시설 및 방어 시설을 갖춘 뛰어난 성이에요. 웅장하고 아름다운 모습을 지니고 있어 성곽의 꽃이라고도 불린답니다.

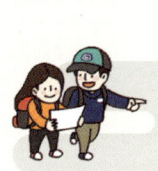 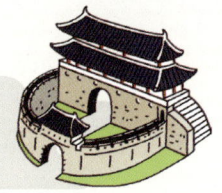

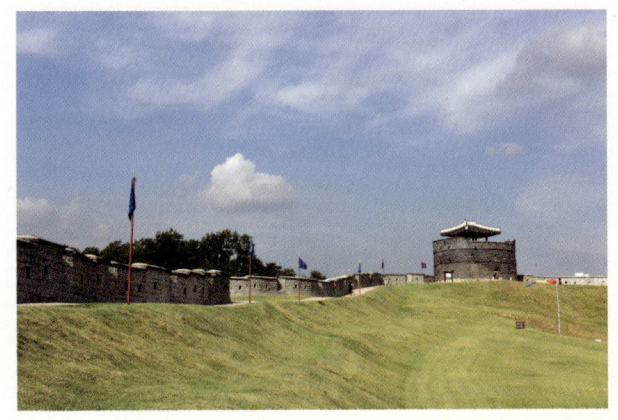
수원 화성(경기 수원)

수원 화성의 정문, 장안문

일반적으로 사대문은 한양 도성의 숭례문처럼 남쪽 문이 정문이지만, 수원 화성의 정문은 북쪽 문인 장안문이랍니다. 수도 한양이 수원 북쪽에 있어서 왕이 한양에서 수원으로 행차할 때 북쪽 문인 장안문으로 들어왔기 때문이에요.

공심돈과 서장대

공심돈은 수원 화성에서만 볼 수 있는 독특한 건축물이에요. 군사들은 공심돈에서 밖의 상황을 살피고 구멍을 이용해 적을 공격했죠. 현재는 서북공심돈과 동북공심돈이 남아 있어요. 그리고 서장대는 성 주변을 한눈에 볼 수 있는 곳으로 장수들이 이곳에서 군사 훈련을 지휘했답니다.

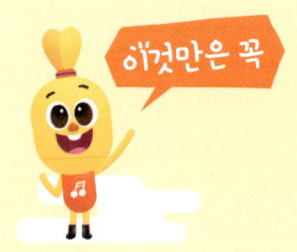
이것만은 꼭

화서문에는 성문 공사에 참여한 사람들의 이름이 새겨져 있어요. 어떤 사람들이 공사에 참여했는지 이름을 찾아보세요.

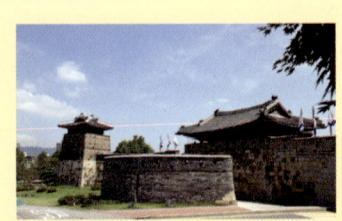
화서문 ▶

● 정조를 만날 수 있는 **수원 화성 행궁**

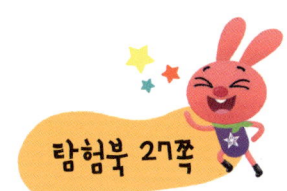

수원 화성에 있는 행궁은
조선의 여러 행궁 중에서 가장 큰
규모를 자랑해요.
이곳에서는 잔치를 열거나
과거 시험 등을 치렀어요.

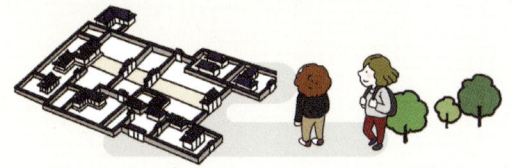

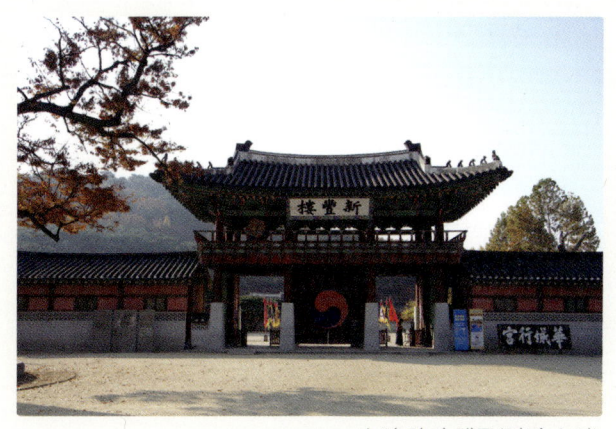

수원 화성 행궁(경기 수원)

◐ 수원 화성 행궁을 만든 정조

정조는 아버지 사도 세자의 무덤을 수원 화성 근처에 있는 *현륭원으로 옮기고 이곳에 자주 방문했어요. 그때마다 정조는 수원 화성 행궁에 머무르며 여러 행사를 열었답니다.

*현륭원: 사도 세자의 무덤. 이후 이름이 융릉으로 바뀜.

◐ 혜경궁 홍씨의 60번째 생일

옛날에는 수명이 짧았기 때문에 회갑을 맞이하는 60번째 생일은 매우 의미 있는 날이었어요. 정조는 어머니 혜경궁 홍씨의 회갑을 축하하기 위해 수원 화성 행궁의 봉수당에서 큰 잔치를 열었답니다.

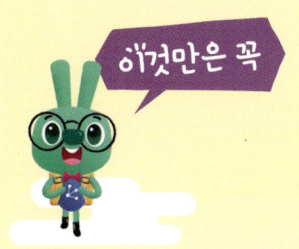

이것만은 꼭
봉수당에서 혜경궁 홍씨에게 70가지 음식을 바치며 회갑을 축하하는 정조의 모습을 살펴보세요.

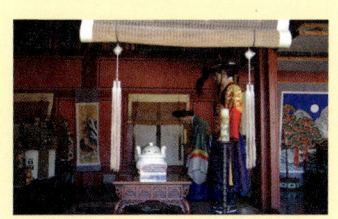

▶ 봉수당의 정조

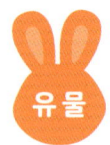 네모 칸에 들어갈 책의 이름은 무엇일까요?
그리고 건축물의 옛날 그림 속 모습과 현재 모습을 서로 연결해 보세요.

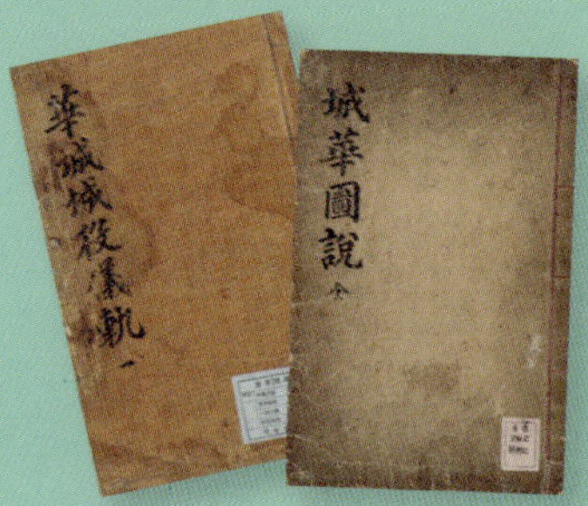

수원 화성은 일제 강점기와 6·25 전쟁 때 많이 망가졌어요. 하지만 공사 보고서라 할 수 있는 □□□□□□ 덕분에 성을 원형 그대로 복원할 수 있었어요.

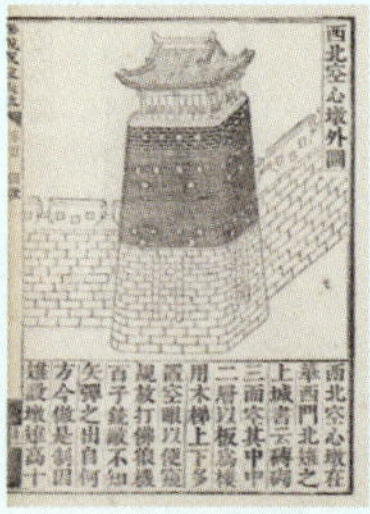

서북공심돈 — 성문 공사에 참여한 사람들의 이름이 새겨져 있어요.

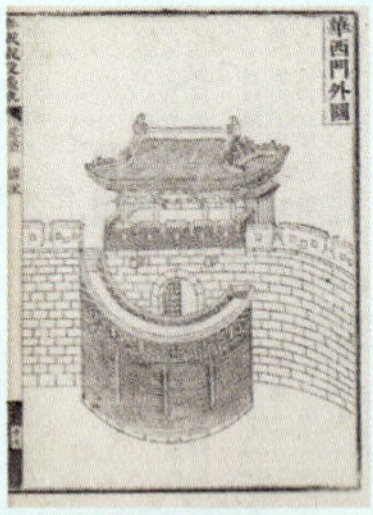

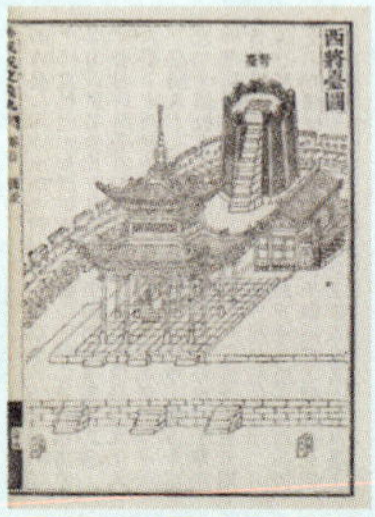

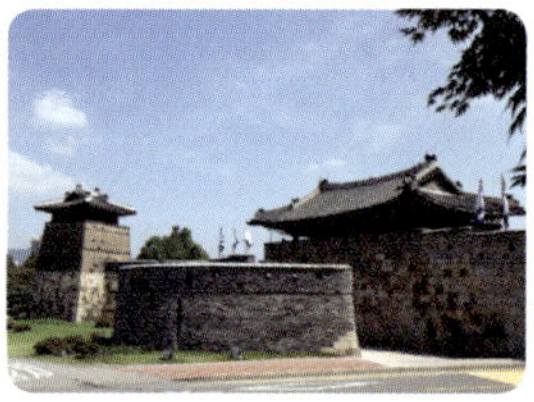

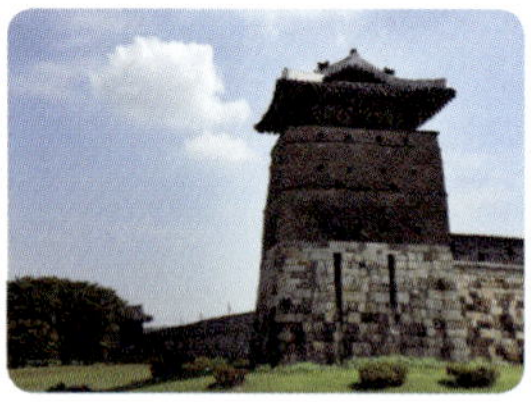

화서문 — 수원 화성에서만 볼 수 있는 독특한 건축물이에요. 군사들은 구멍을 이용해 적을 공격했어요.

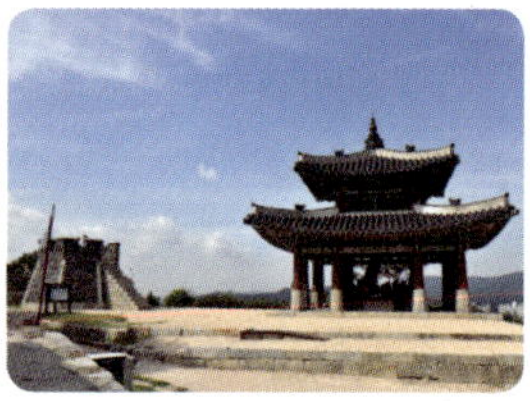

서장대 — 장수들이 군사 훈련을 지휘하던 곳이에요.

이야기 한국사

정조가 완성을 기뻐했던 건물

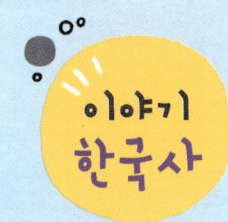

수원 시내 한가운데에 있는 수원 화성은 정조의 꿈이 담긴 성이에요. 정조는 당시 최고의 기술을 모아 빠르고 꼼꼼하게 성을 짓도록 했답니다. 수원 화성이 완성된 후, 정조는 특히 한 건물을 보며 매우 기뻐했어요.

"높이 올라갈 수 있어 적의 침입을 더욱 잘 막아 내겠군. 게다가 안이 비어 있으니 군사들이 사다리와 계단으로 안전하게 오르내리겠구나."

정조가 바라보며 기뻐했던 건물은 바로 '가운데가 비어 있는 건물'이라는 뜻을 가진 '공심돈'이에요. 오늘날 수원에 가면 서북공심돈과 동북공심돈을 볼 수 있답니다.

8일 학습 끝!

붙임 딱지 붙여요.

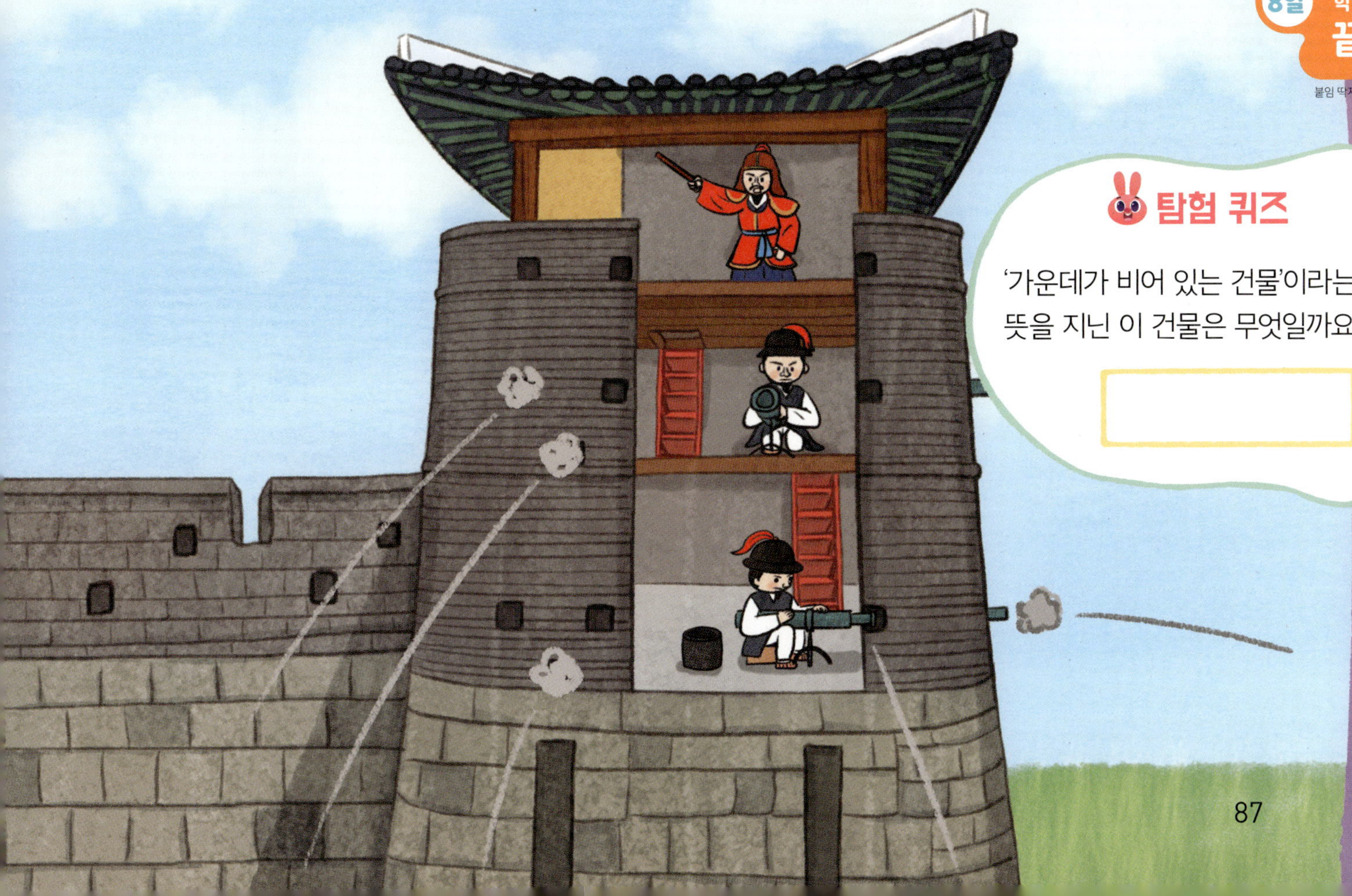

탐험 퀴즈

'가운데가 비어 있는 건물'이라는 뜻을 지닌 이 건물은 무엇일까요?

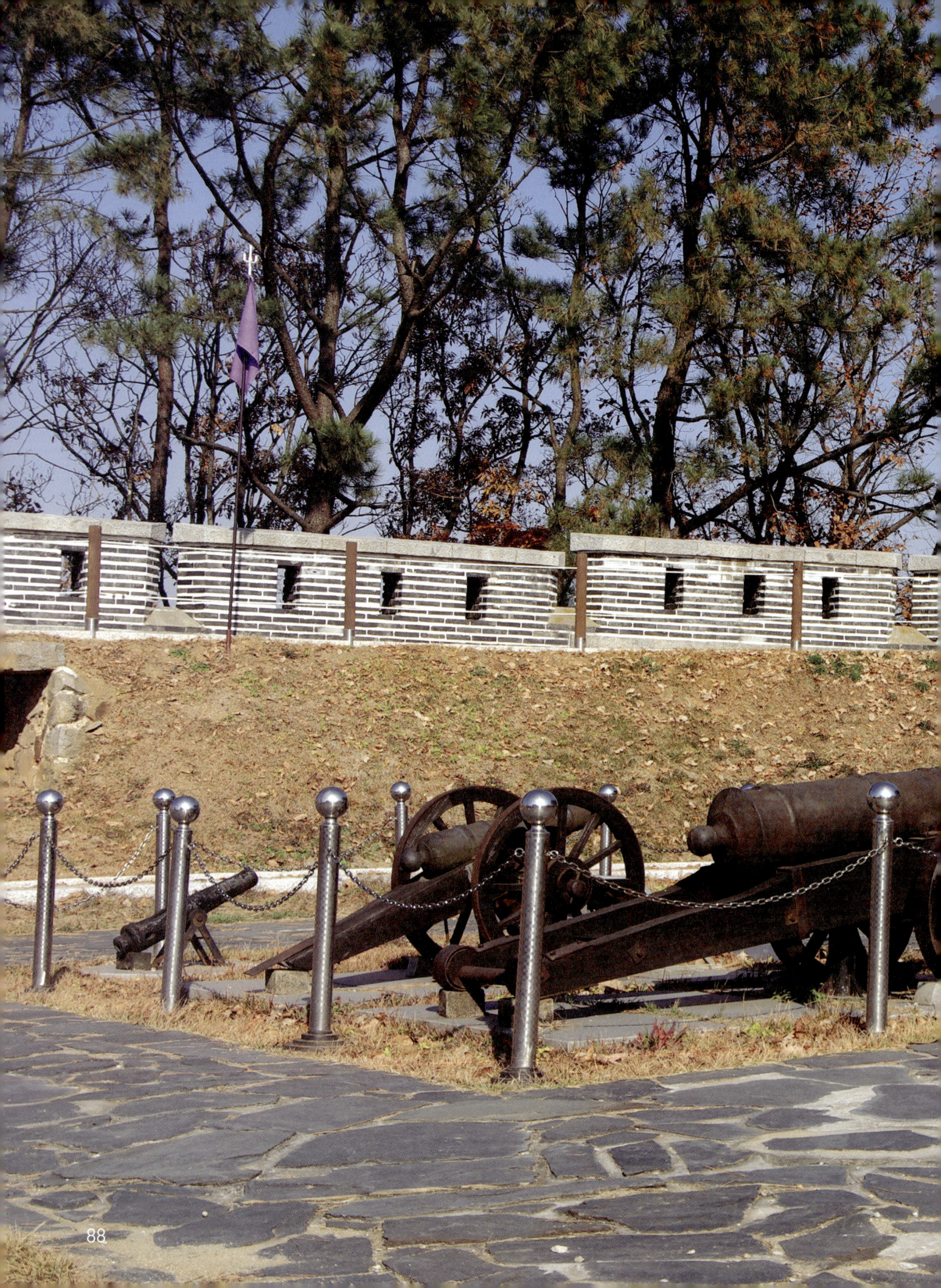

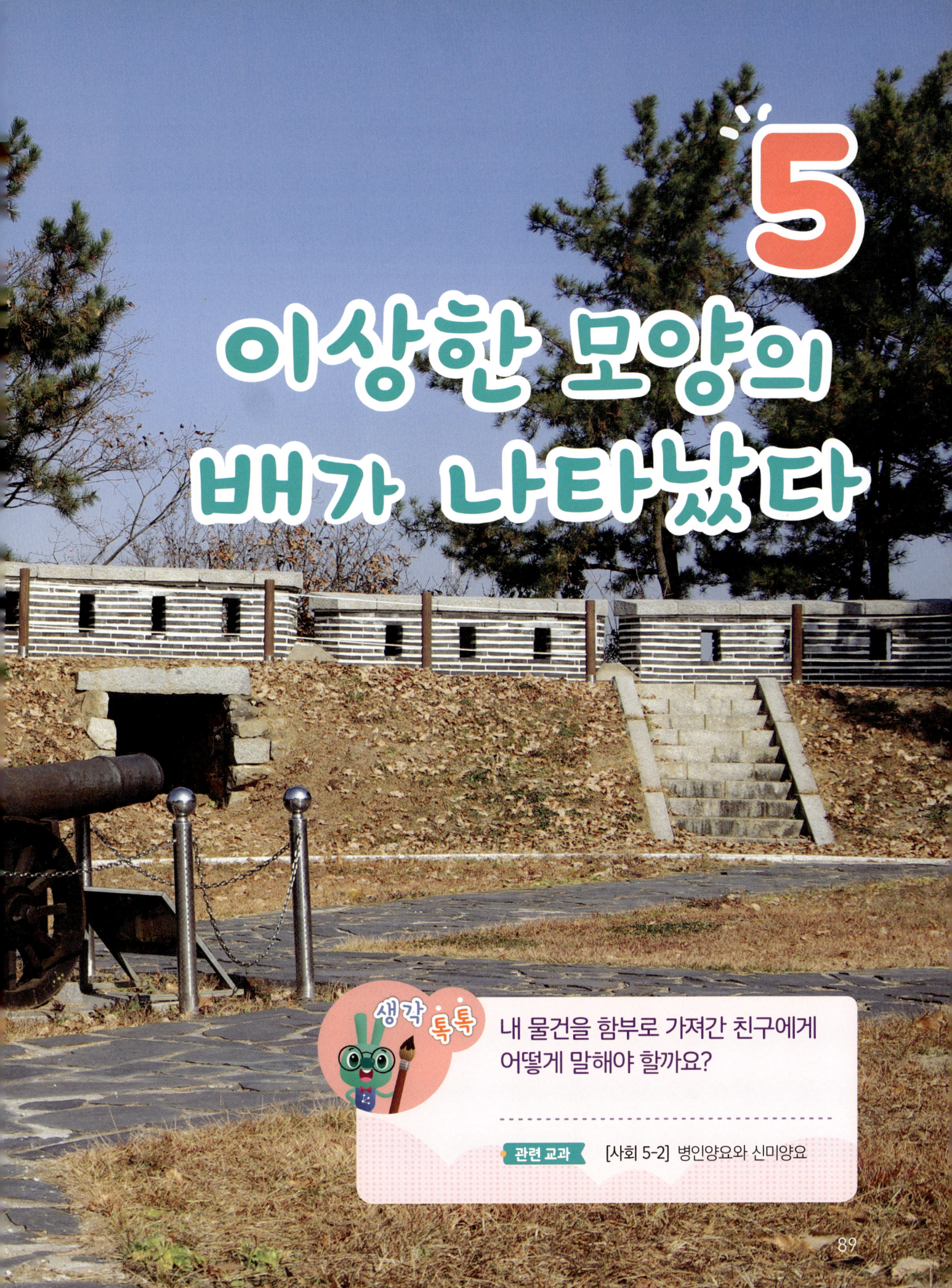

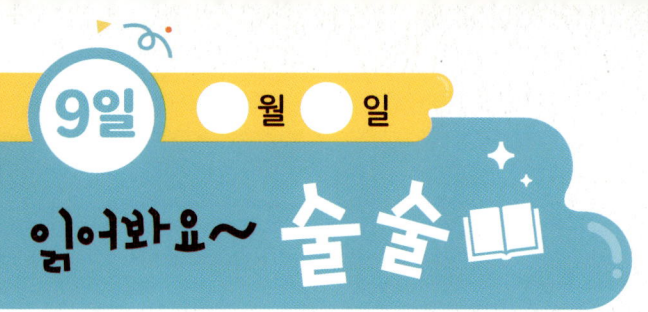

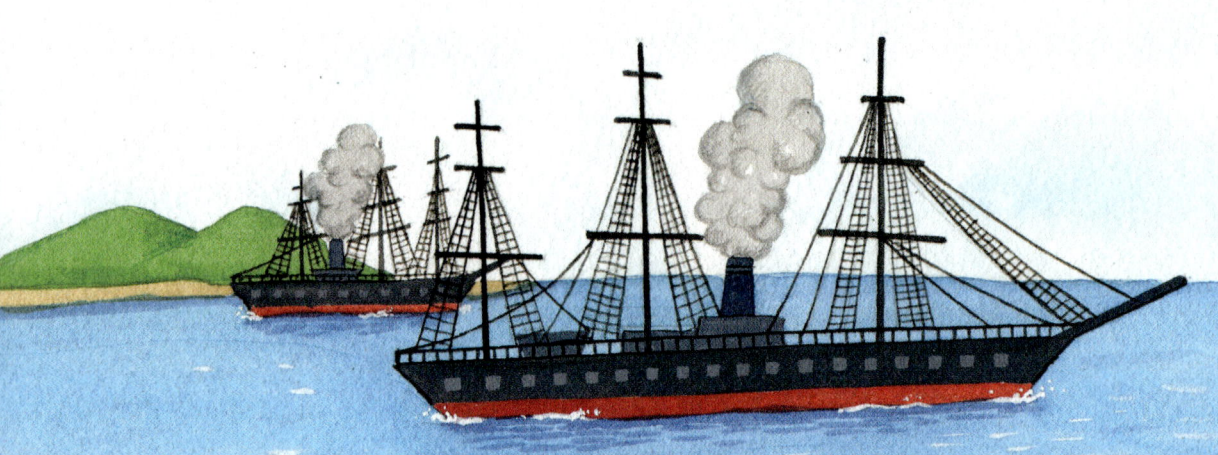

이상한 모습의 배, 이양선

어느 날, 조선의 바다에 낯선 배 한 척이 나타났어.

"여보게! 저기 바다 위에 떠 있는 게 뭐지?"

"바다 위에 있으니 배 같은데, 우리가 알고 있는 배와는 다른 모양일세."

조선 사람들은 서양에서 온 배를 '이상한 모습의 배'라는 뜻에서 '이양선'이라고 불렀어.

이양선을 타고 온 서양인들은 조선과 *무역을 하고 싶어 했어.

하지만 당시 권력을 가지고 있던 흥선 대원군은 그들을 *오랑캐라 부르며 멀리했지.

서양인들은 그런 흥선 대원군이 마음에 들지 않았어.

*무역: 나라와 나라가 서로 물건을 사고파는 것.
*오랑캐: 옛날 두만강 주변에 살던 여진족을 낮춰 부르던 말로, 문화 수준이 낮은 사람을 뜻함.

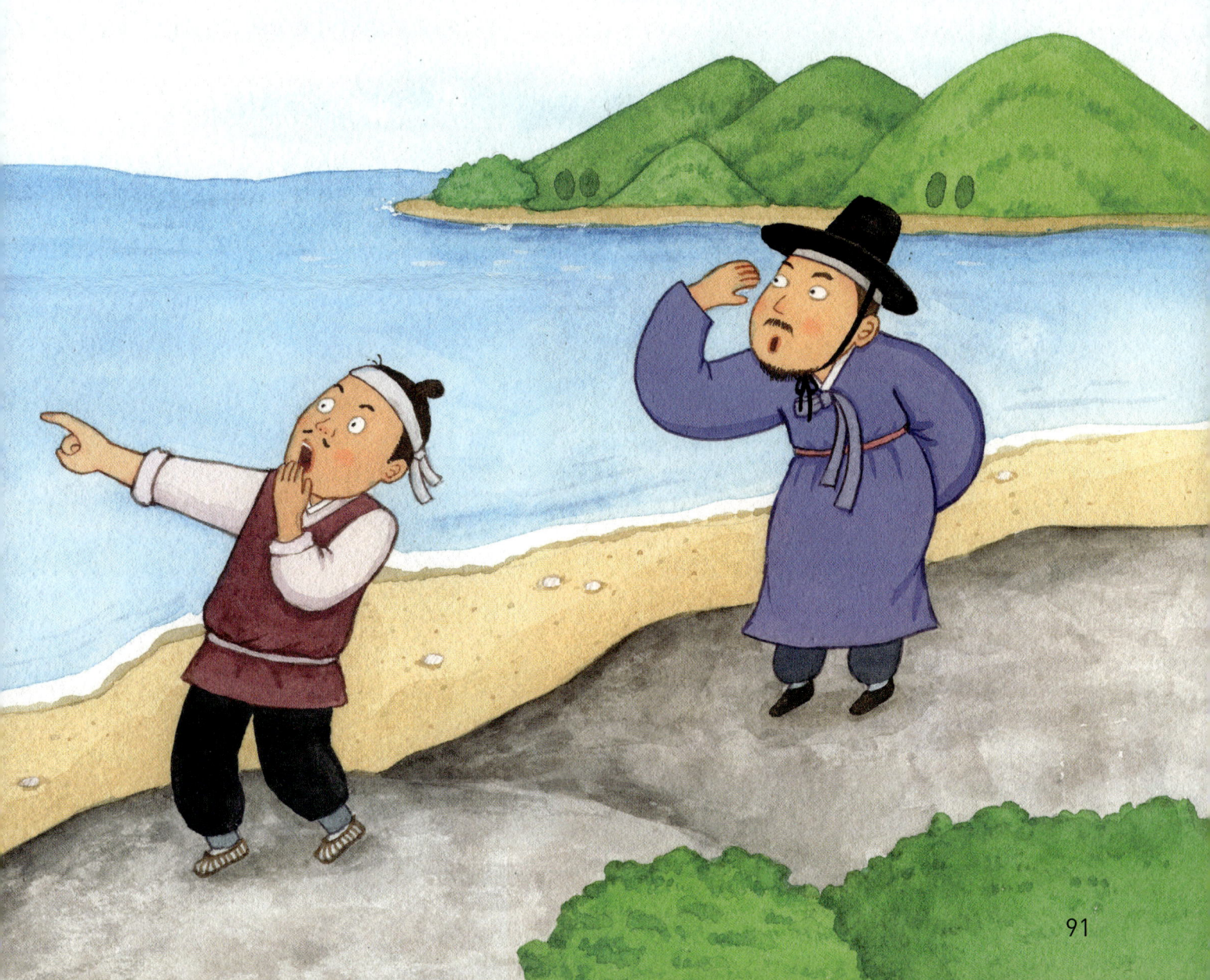

프랑스 군대가 강화도를 공격했어요

한편 백성들 사이에 새로운 종교인 *천주교가 널리 퍼지기 시작했지만, 양반들은 천주교를 못마땅하게 생각했어.

"천주교 신자들은 모든 사람이 평등하다고 하고, 조상에게 제사도 지내지 않는다면서? 말도 안 되는 일이야!"

흥선 대원군 역시 천주교를 못마땅하게 여겨 프랑스 *선교사 9명과 조선의 수많은 천주교 신자들을 무참히 죽였어.

*천주교: 로마 교황을 교회의 대표자로 인정하는 종교.
*선교사: 다른 나라에 크리스트교를 전파하는 사람.

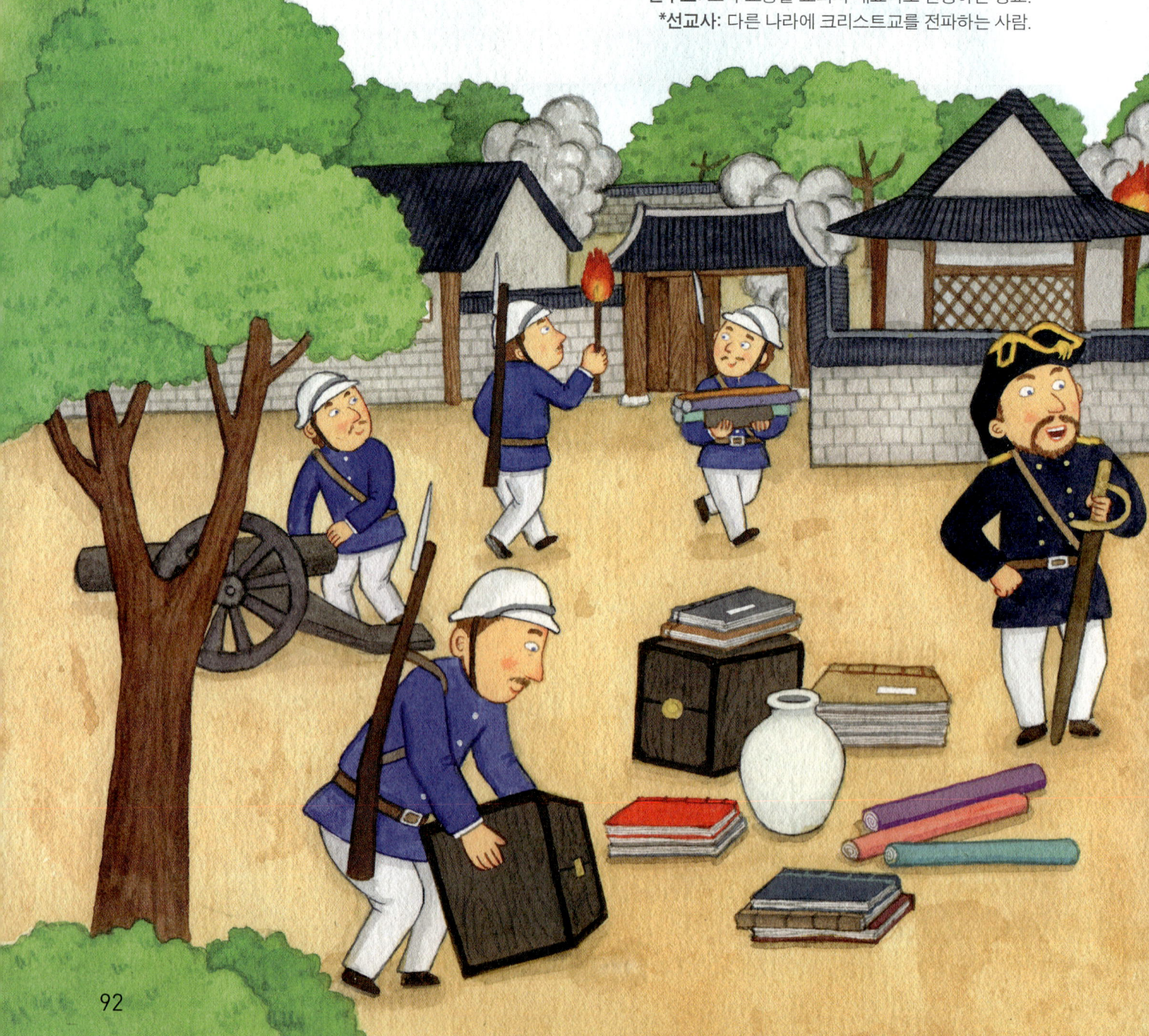

이 소식을 들은 프랑스는 군대를 보내 강화도를 공격했지만, 다행히 양헌수가 부대를 이끌고 프랑스군을 몰아내며 위기를 잘 넘겼지.

하지만 프랑스 군사들은 달아나면서 강화도 외규장각에 있던 조선 왕실의 귀한 책들을 마구 훔쳐 갔어. 이때 훔쳐 간 조선의 책들은 아직까지도 프랑스에 남아 있단다. 정말 안타까운 일이지.

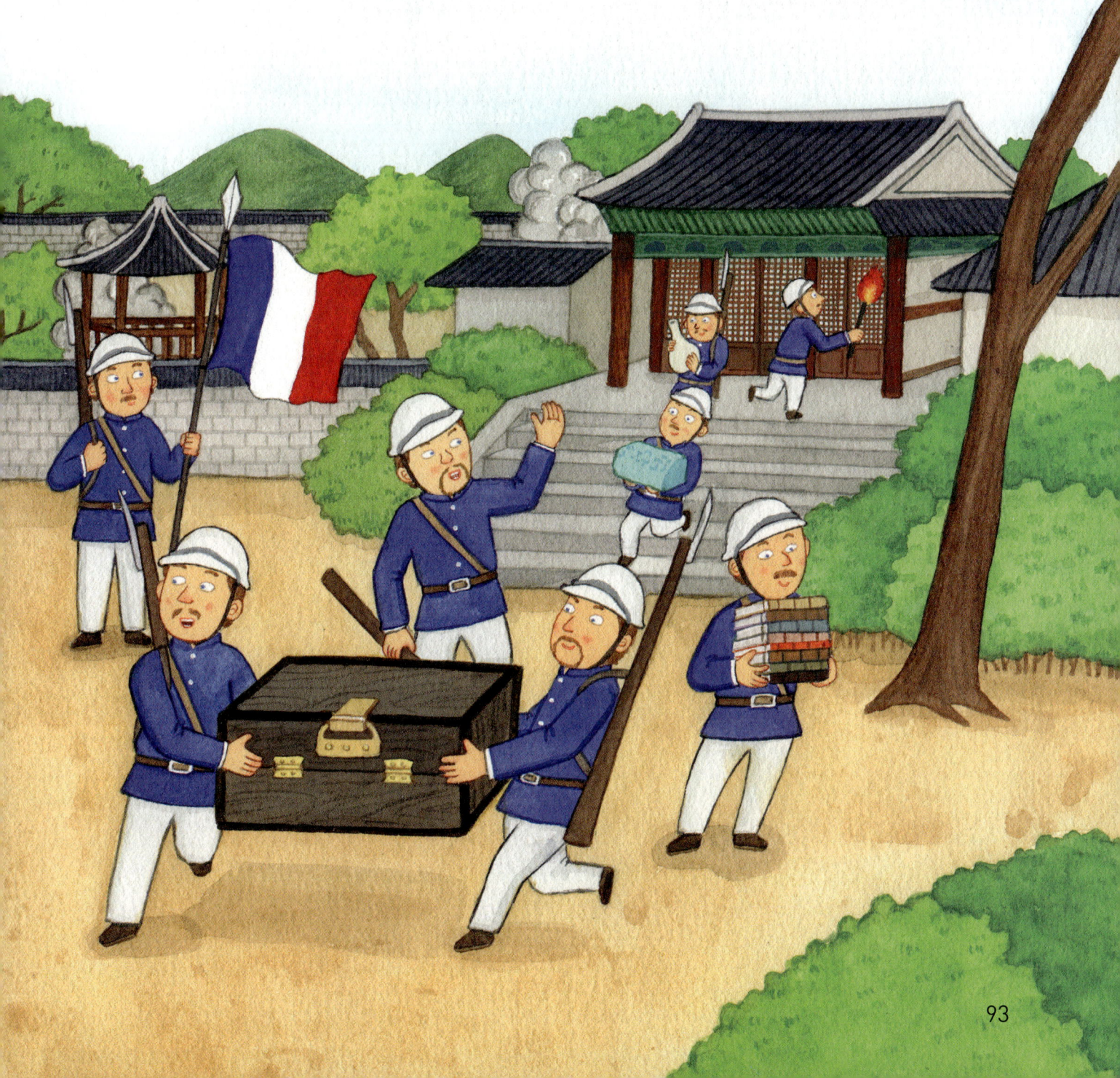

목숨을 바쳐 미국과 싸운 어재연과 부하들

시간이 흘러 이번에는 미국이 강화도에 쳐들어왔어.

"우리 배를 불태웠던 일을 기억하느냐! 복수를 하러 왔다!"

몇 년 전 미국 상인들이 조선의 땅을 마구 짓밟고 제멋대로 굴자 화가 난 백성들이 미국 배를 불태운 적이 있었거든.

미국은 그때 일을 트집 잡아 강화도를 공격한 거야.

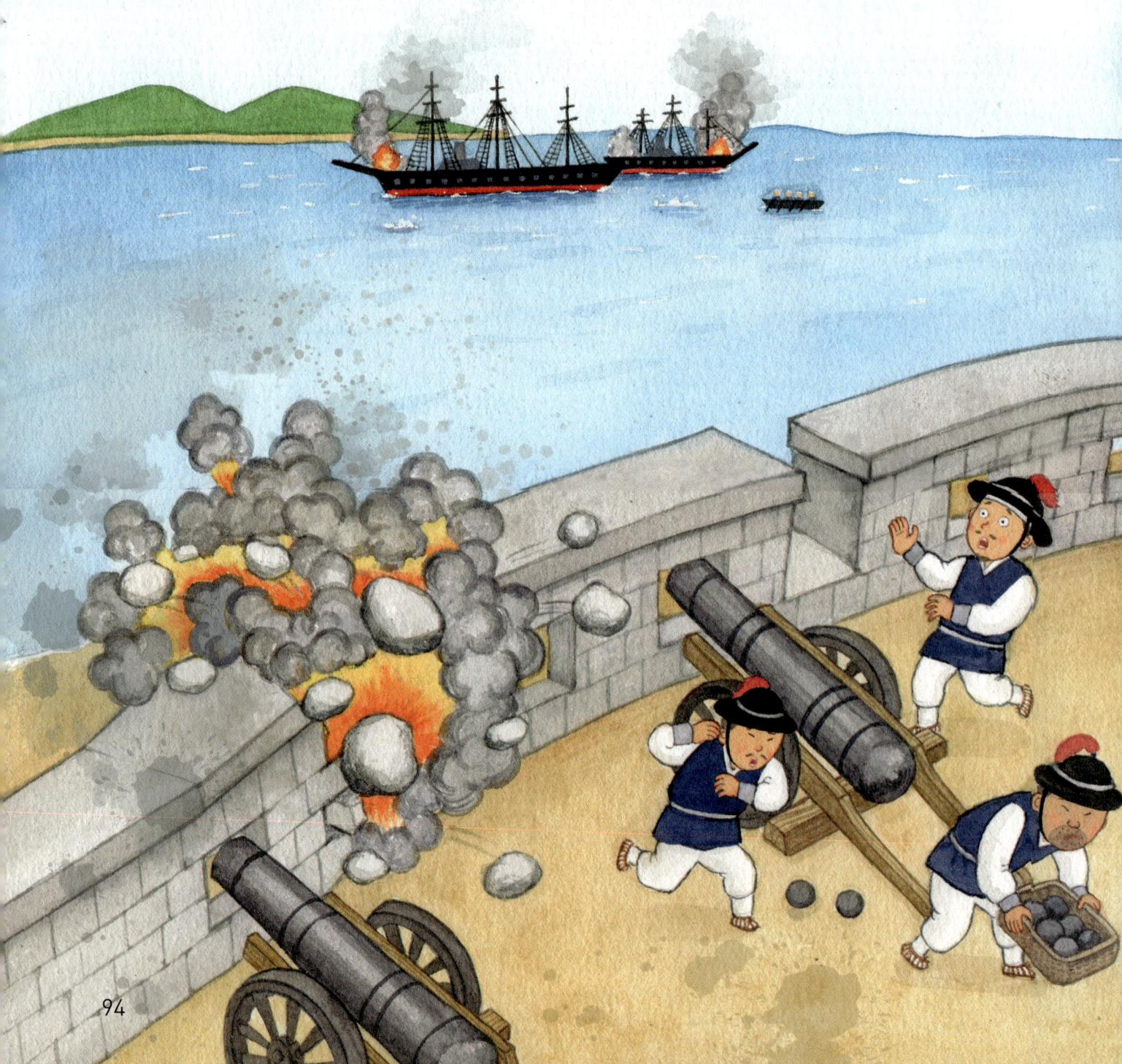

미군은 강화도의 주요 시설을 차례로 공격해 무너뜨렸어.
"두려워하지 마라! 목숨을 다해 광성보를 지켜야 한다!"
어재연은 광성보를 지키기 위해 부하들과 함께 용감하게 싸웠어.
하지만 신식 무기를 앞세운 미군을 막아 내기는 어려웠어.
결국 어재연과 군사들은 치열한 전투 끝에 모두 목숨을 잃고 말았지.

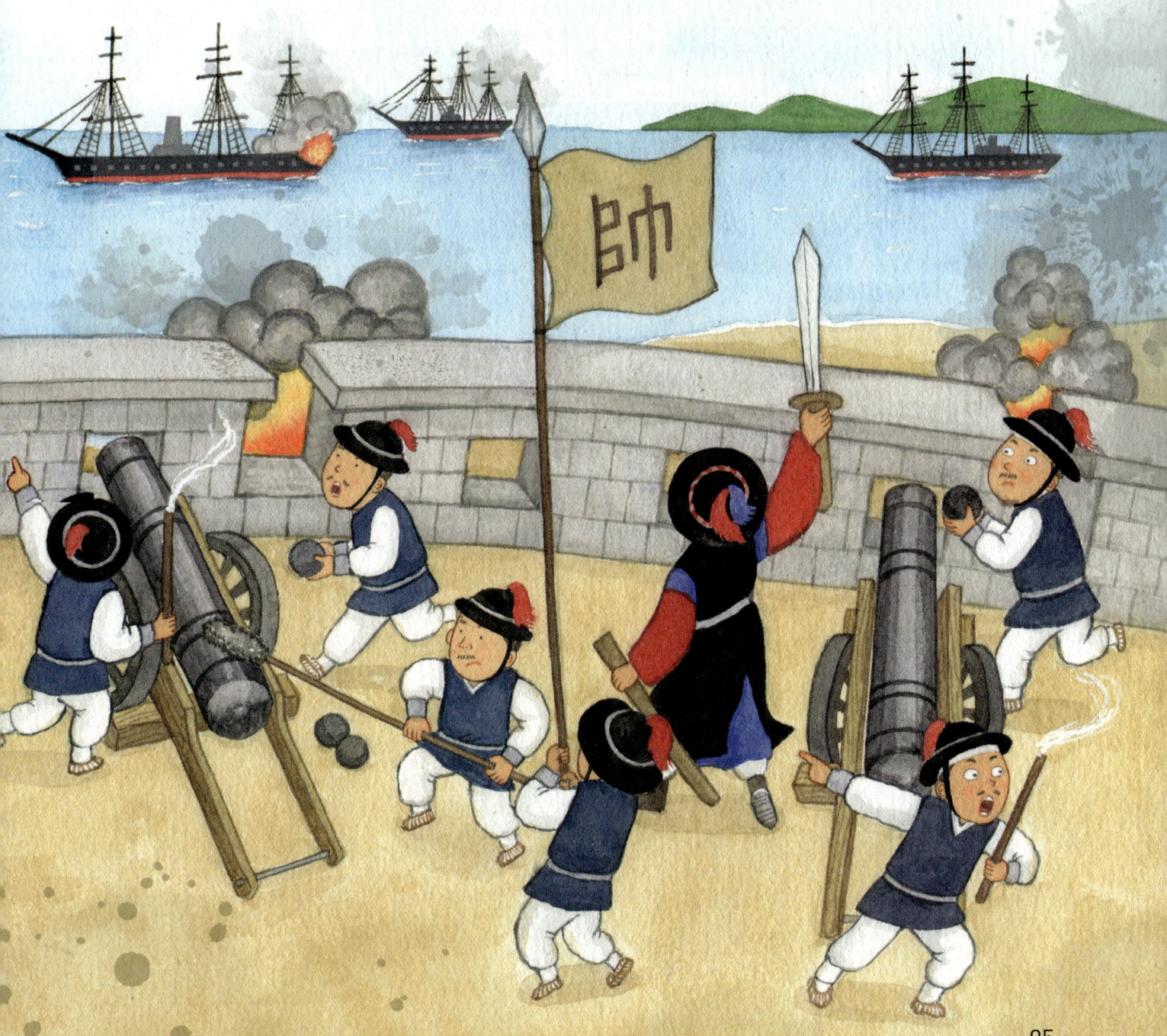

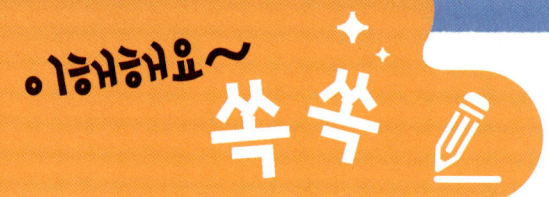

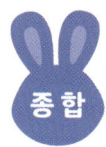

이해해요~ 쏙쏙

종합

○ × 퀴즈를 풀며 강화도에서 있었던 일들을 정리해 봐요.

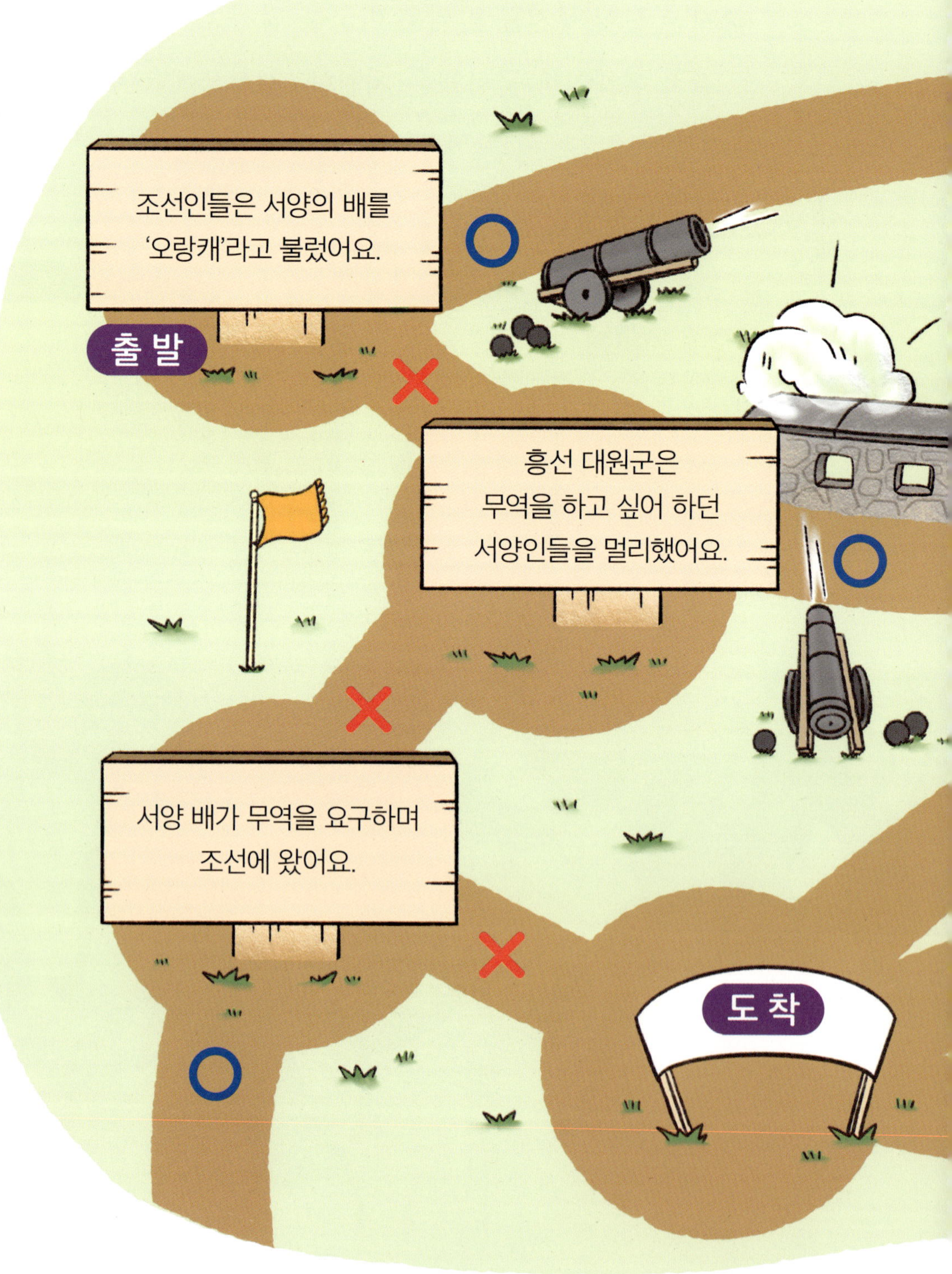

출발
조선인들은 서양의 배를 '오랑캐'라고 불렀어요.
○
×
흥선 대원군은 무역을 하고 싶어 하던 서양인들을 멀리했어요.
○
×
서양 배가 무역을 요구하며 조선에 왔어요.
×
○
도착

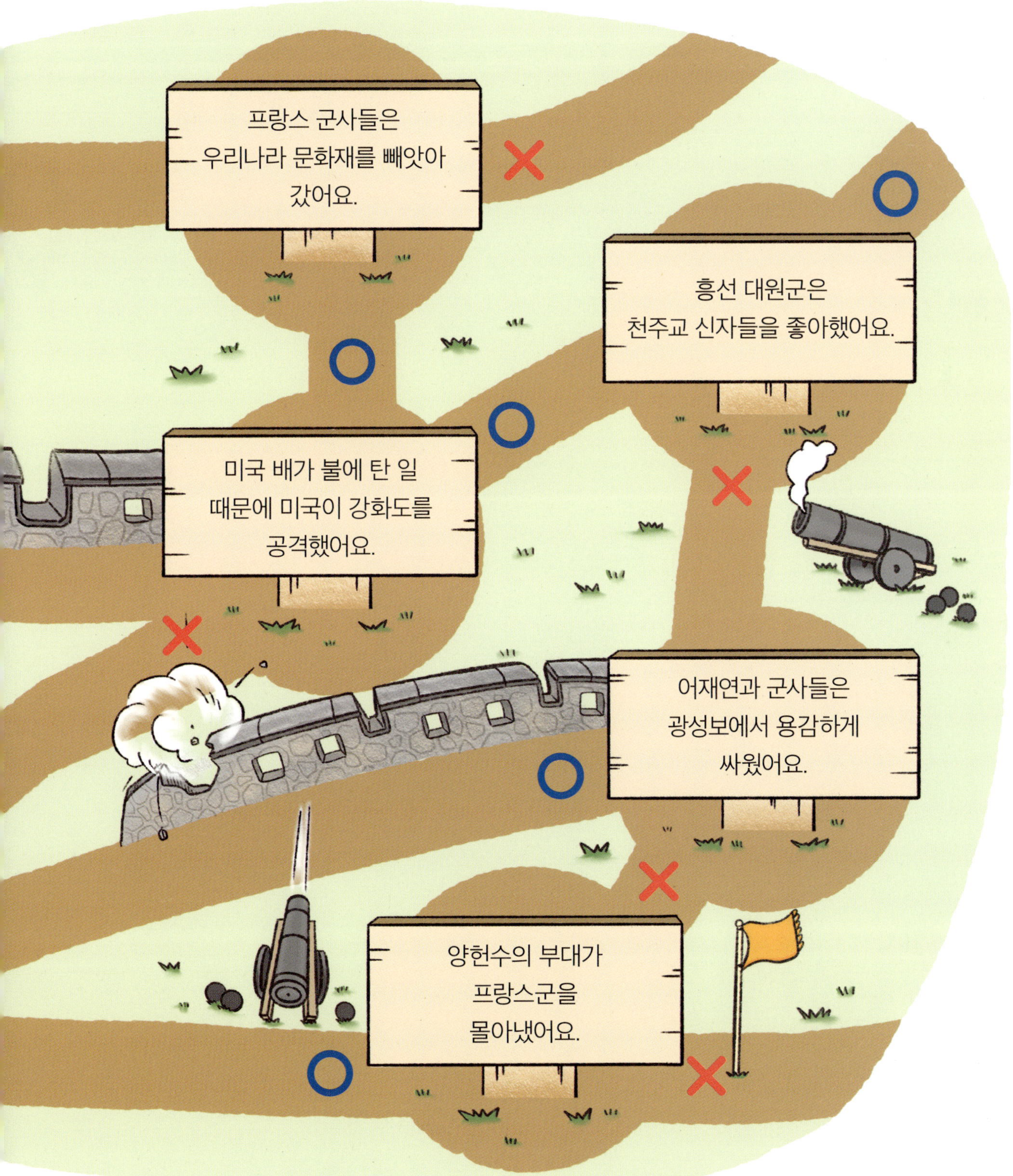

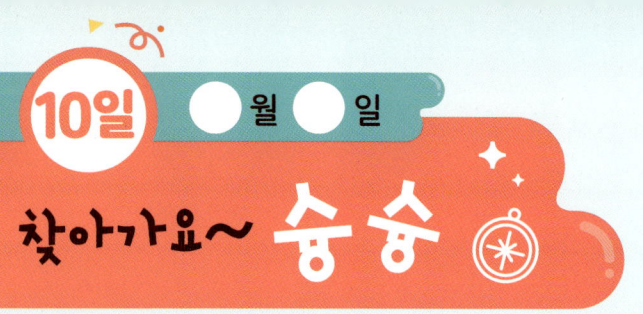

10일 ○월 ○일
찾아가요~ 슝슝

강화 고인돌 유적
청동기 시대 지배자의 무덤인 고인돌이 있는 곳

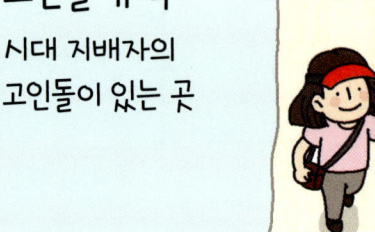

탐험퀴즈
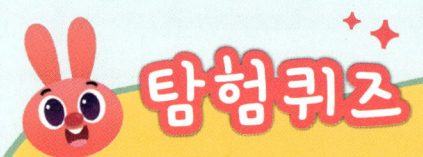

조선 왕실에서 만든 중요한 책과 문서를 보관하던 곳은 어디일까요?

서해

강화도

- 프랑스와 미국은 조선과의 무역을 위해 강화도를 침입했어요.
- 프랑스는 외규장각에 보관 중이던 귀중한 책을 훔쳐 갔어요.
- 어재연이 이끄는 조선군은 광성보에서 미국과 치열한 전투를 벌였어요.

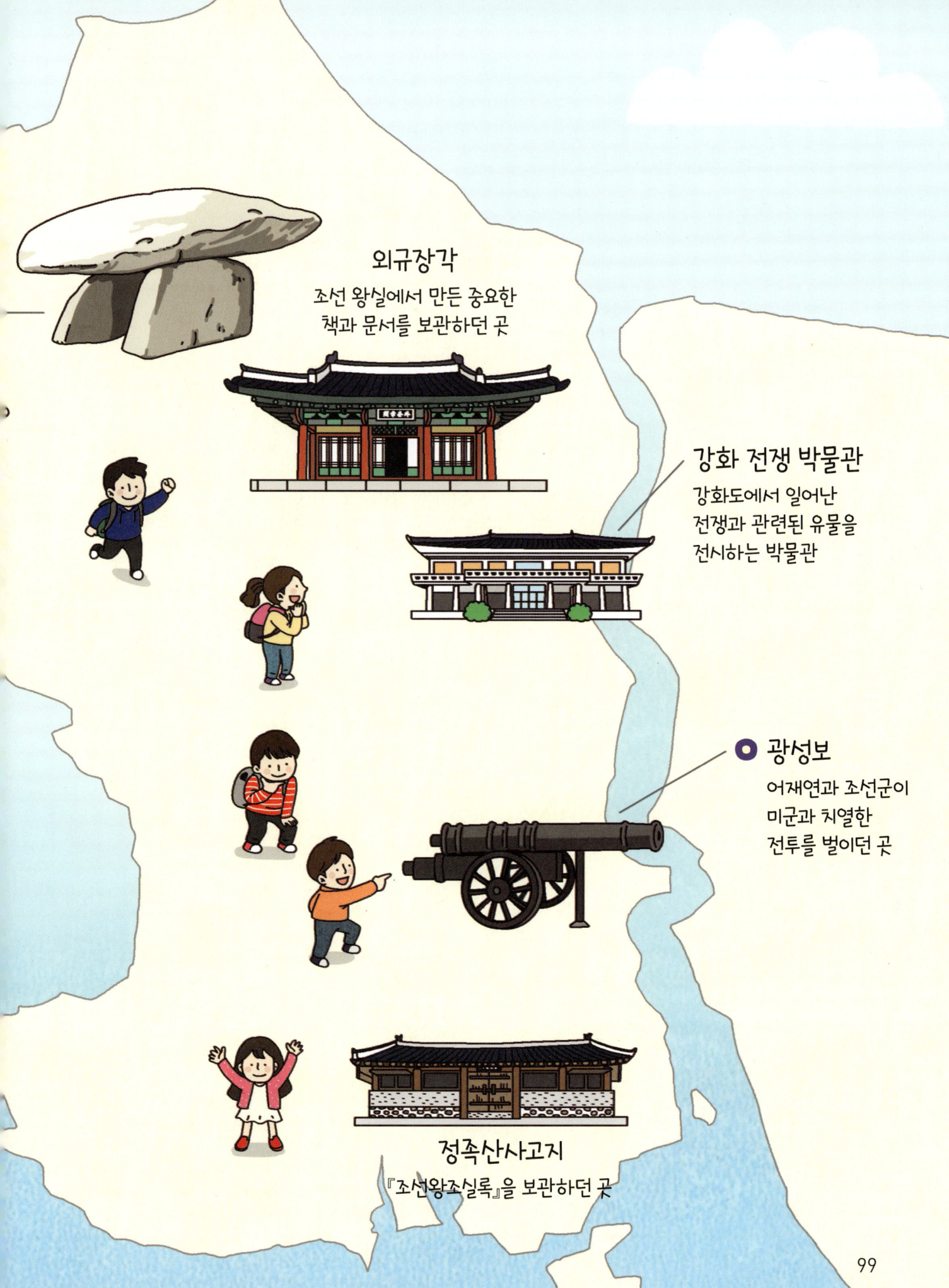

프랑스 군대를 물리친 **정족산성**

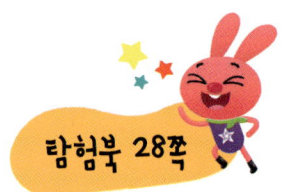
탐험북 28쪽

정족산성은 수도인 한양을 지키기 위해 세워진 성이에요. 오늘날 정족산성에는 전등사와 정족산사고지가 남아 있어요.

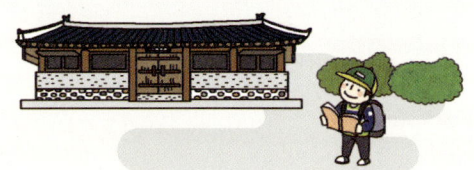

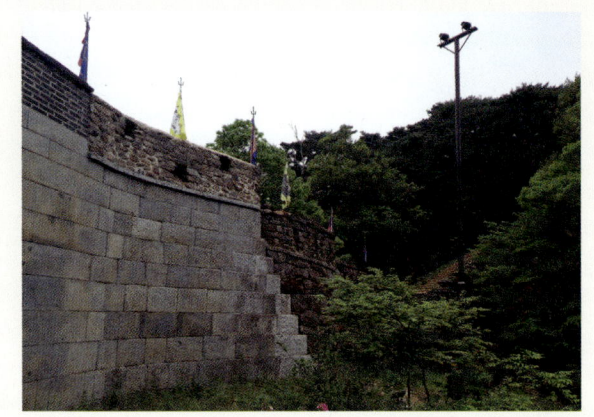
정족산성(인천 강화)

○ 병인양요가 일어나다

프랑스군이 강화도를 침입해 일어난 전투를 '병인양요'라고 해요. 양헌수는 병인양요가 일어나자 부하들을 이끌고 정족산성에서 큰 승리를 거뒀죠. 오늘날 정족산성의 동문에는 이날의 승리를 기념하는 비석인 '양헌수 승전비'가 남아 있답니다.

○ 외규장각의 책을 약탈한 프랑스

외규장각은 *『의궤』 등을 보관하던 왕실 도서관이에요. 정족산성에서 패배한 프랑스군은 돌아가는 길에 외규장각에 들러 귀중한 책과 문서를 약탈하거나 불태웠답니다.

*『의궤』: 조선 왕실의 행사를 그림으로 그린 책.

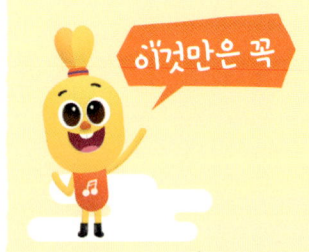
이것만은 꼭

정족산성은 가파른 절벽을 따라 쌓은 산성이에요. 남문이자 정문인 종해루 앞에서 사진을 찍어 보세요.

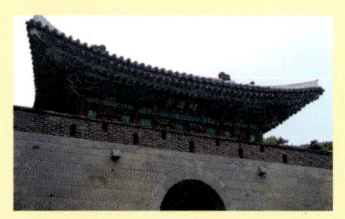
종해루 ▶

목숨을 바쳐 지킨 **광성보**

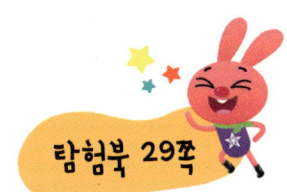
탐험북 29쪽

광성보는 한양으로 들어가는 한강의 입구이자 서해 바다를 지키는 곳이었어요. 미군이 쳐들어왔을 때 이곳에서 치열한 전투가 일어났어요.

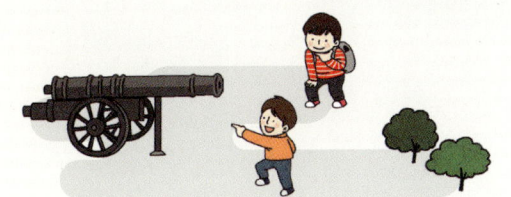

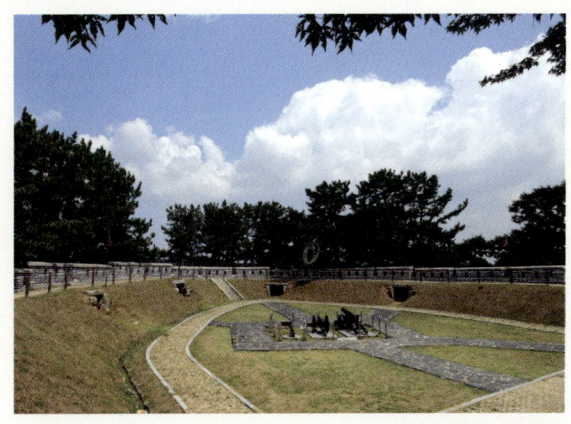
광성보(인천 강화)

◉ 신미양요가 일어나다

미군이 침입하여 일어난 전투를 '신미양요'라고 해요. 미국은 평양 앞바다에서 미국 배가 불탄 '제너럴셔먼호 사건'을 빌미로 강화도를 공격했죠. 특히 광성보에서 치열한 전투가 일어났고, 어재연 장군은 군사들과 함께 목숨을 다해 싸웠어요.

◉ 목숨을 다해 미군과 맞서 싸우다

어재연 장군과 조선군은 치열하게 싸웠지만, 미군의 신식 무기를 막아 내지 못하고 모두 목숨을 잃고 말았죠. 광성보에는 당시 조선군의 희생을 기리는 '신미순의총'이라는 무덤이 있답니다.

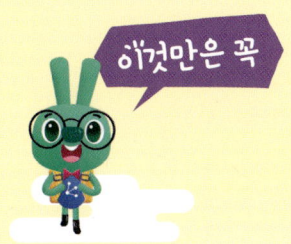
이것만은 꼭

광성보에는 용머리처럼 튀어나왔다고 해서 '용두돈대'라고 불리는 곳이 있어요. 이재연 장군이 미군과 치열한 전투를 벌였던 용두돈대에 꼭 방문해 보세요.

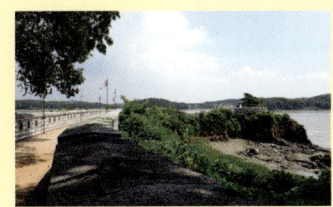
◀ 용두돈대

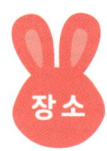 그림과 내용을 참고해서 관련된 장소를 선으로 연결해 주세요.

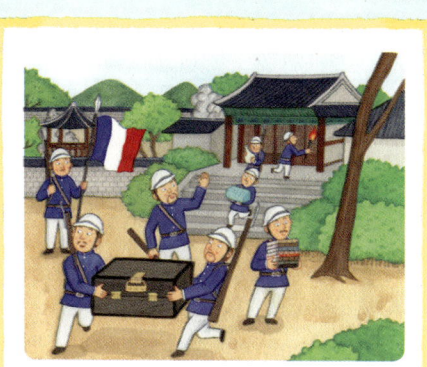

프랑스군은 조선 왕실의 귀한 책들을 마구 훔쳐 갔어요.

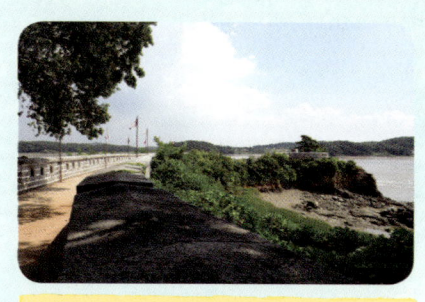

용두돈대

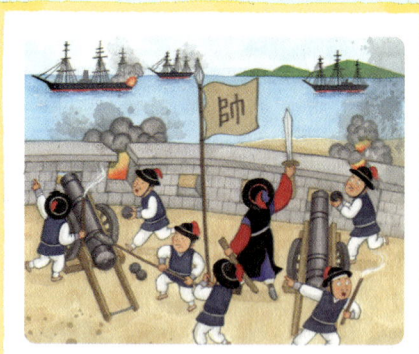

어재연 장군은 군사들과 함께 광성보의 이곳에서 미군과 치열한 전투를 벌였어요.

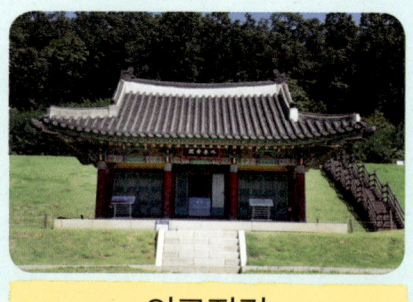

외규장각

손돌 이야기

이야기 한국사

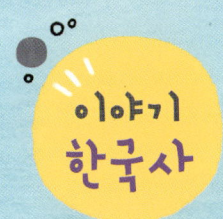

몽골이 고려를 침략하자, 고려의 왕은 강화도로 몸을 피하려고 했어요.

강화도로 가는 길은 물살이 무척 험해 배가 여러 번 뒤집힐 뻔했어요. 하지만 손돌이 아랑곳하지 않고 배를 몰자, 왕은 손돌을 의심해 그를 죽이라고 명령했어요.

"제가 죽거든 뱃길 앞에 바가지를 띄우고 잘 따라가세요. 그러면 무사히 도착할 것입니다."

손돌이 죽은 뒤, 그가 알려 준 대로 했더니 정말 강화도에 무사히 도착했어요. 그제서야 왕은 죄 없는 사람을 죽였다며 후회를 했죠.

그 후 사람들은 죄 없는 손돌이 죽은 곳에 '손돌목'이라는 이름을 붙여 줬답니다.

탐험 퀴즈

강화도로 가는 물살이 험한 길로, 손돌이 억울하게 죽은 곳을 무엇이라고 부르나요?

10일 학습 끝!

붙임 딱지 붙여요.

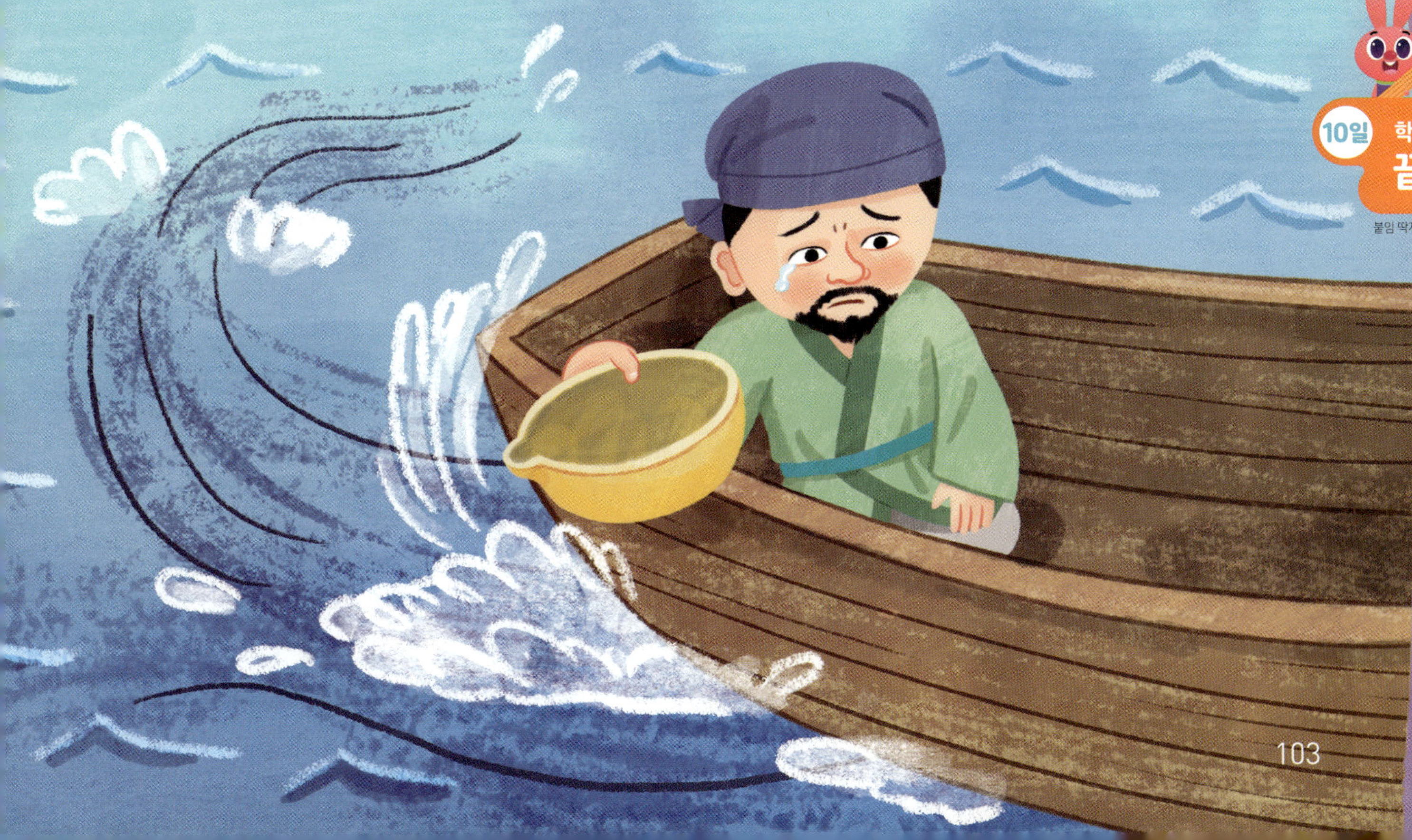

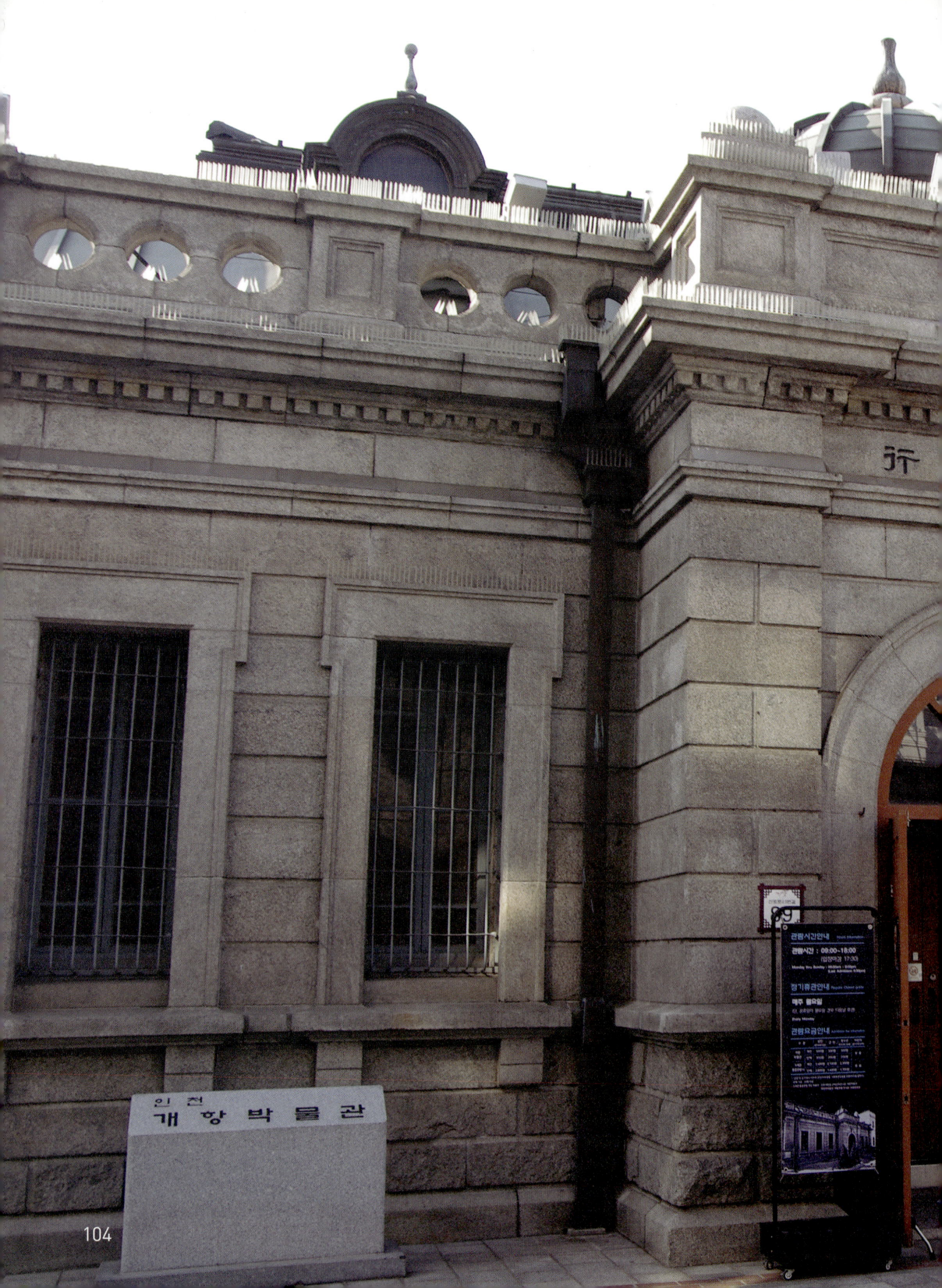

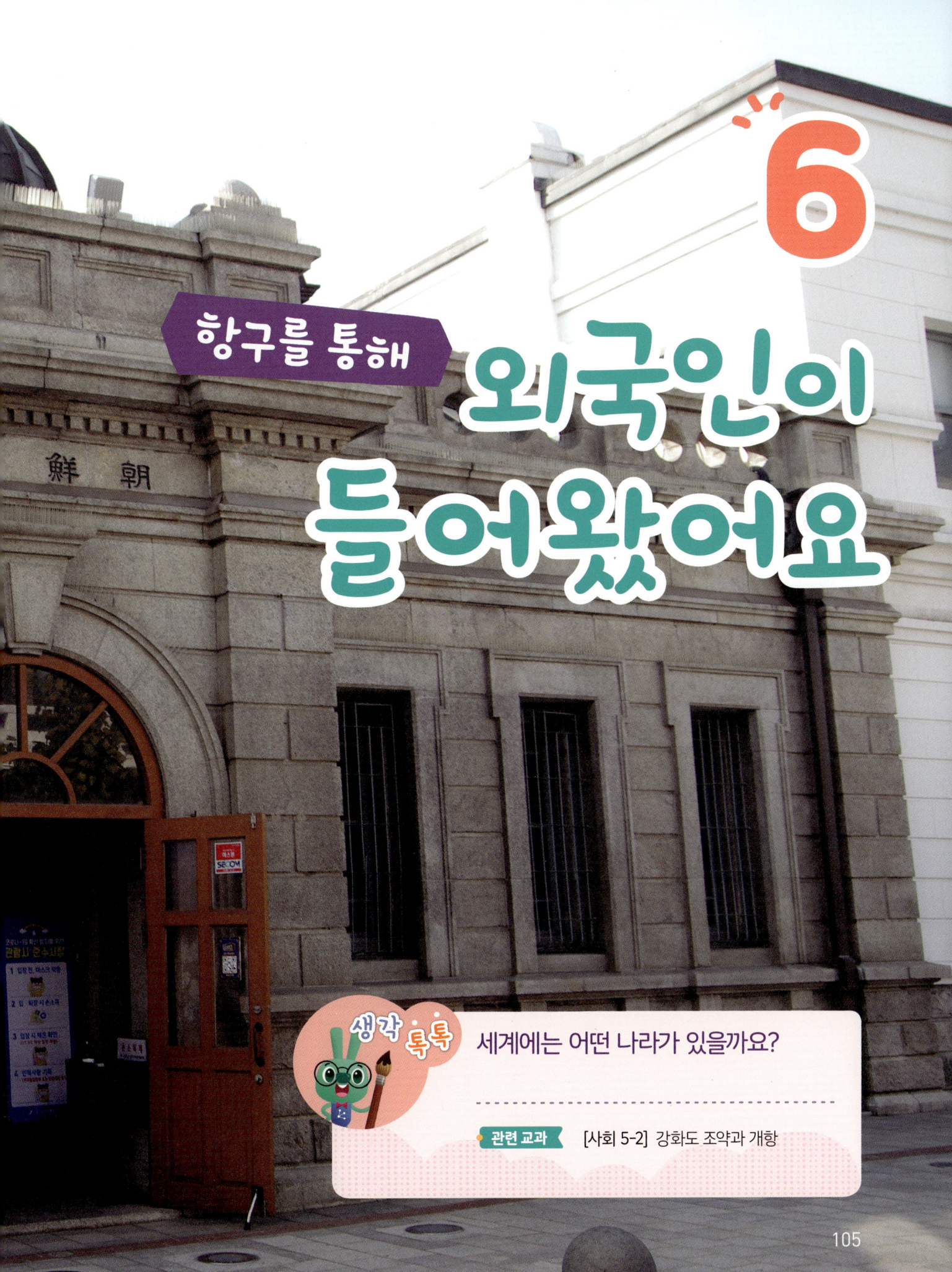

6 항구를 통해 외국인이 들어왔어요

생각 톡톡 세계에는 어떤 나라가 있을까요?

관련 교과 [사회 5-2] 강화도 조약과 개항

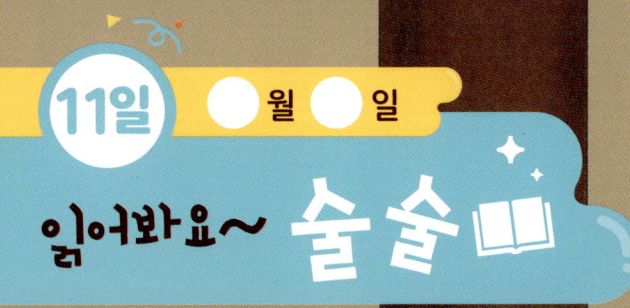

조선의 문이 열리다

　조선의 왕 고종이 나라를 직접 다스릴 때의 일이야.

　어느 날 일본은 일본 *군함이 강화도를 불법으로 침입했다가 조선과 충돌한 운요호 사건을 핑계로 조선을 협박했어. 조선이 일본과 *조약을 맺지 않으면 전쟁을 일으키겠다고 억지를 부리며 겁을 준 거야.

　결국 조선은 일본과 강화도 조약을 맺고 말았지.

*군함: 해군에 소속돼 있거나 전투에 참여하는 배.
*조약: 나라끼리 무엇을 약속하고 그 내용을 문서로 남기는 일.

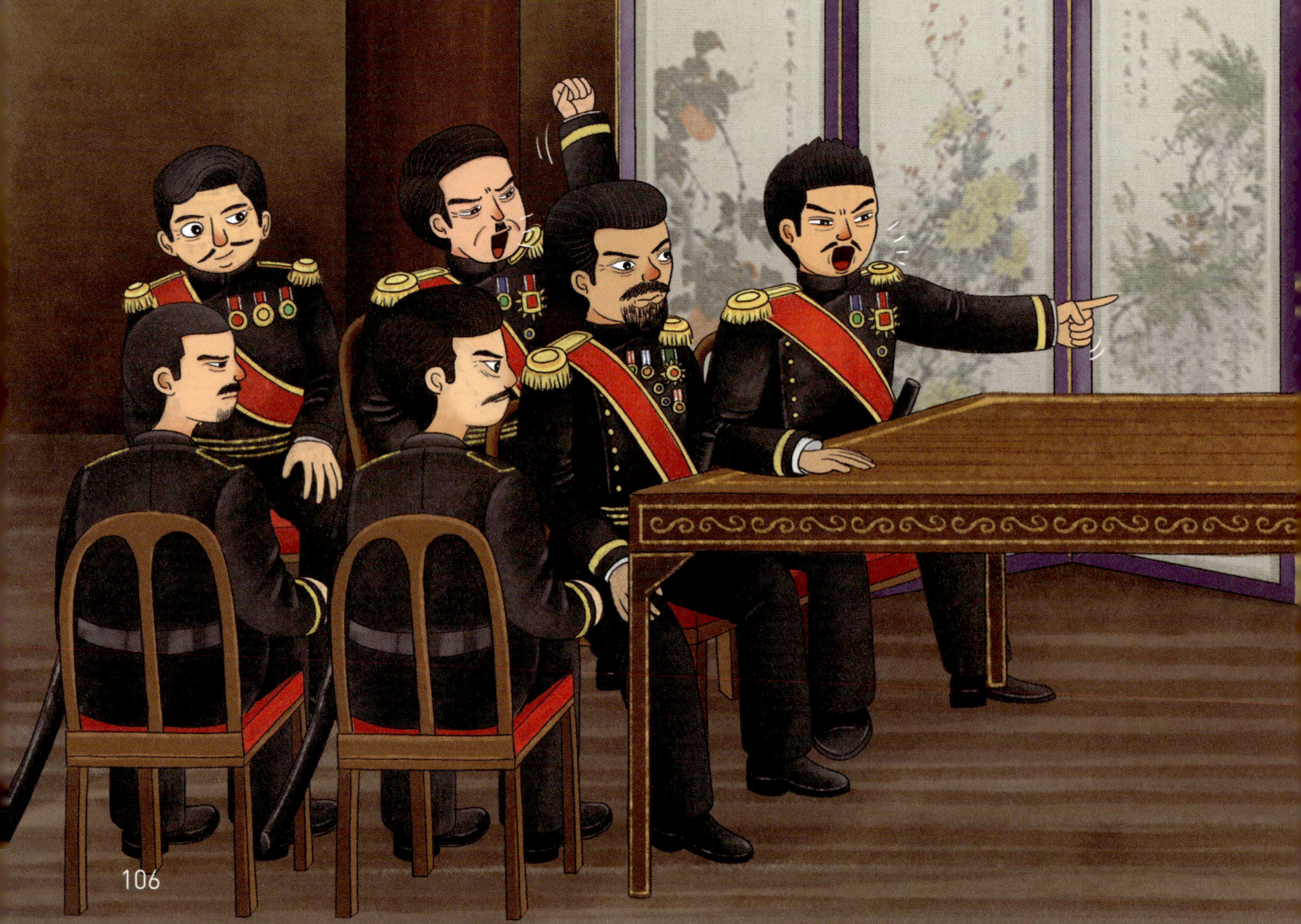

"조약을 맺었으니 이제 항구를 열어 줘!"
 일본은 시커먼 속마음을 드러내며 특히 인천의 항구를 열라고 강요했지.
 "인천은 수도인 한양과 무척 가깝습니다. 왜놈들이 배를 타고 들어오면 한양이 위험해질 수도 있습니다."
 신하들은 강하게 반대했지만, 힘이 약했던 조선은 일본의 요구를 들어줄 수밖에 없었어.

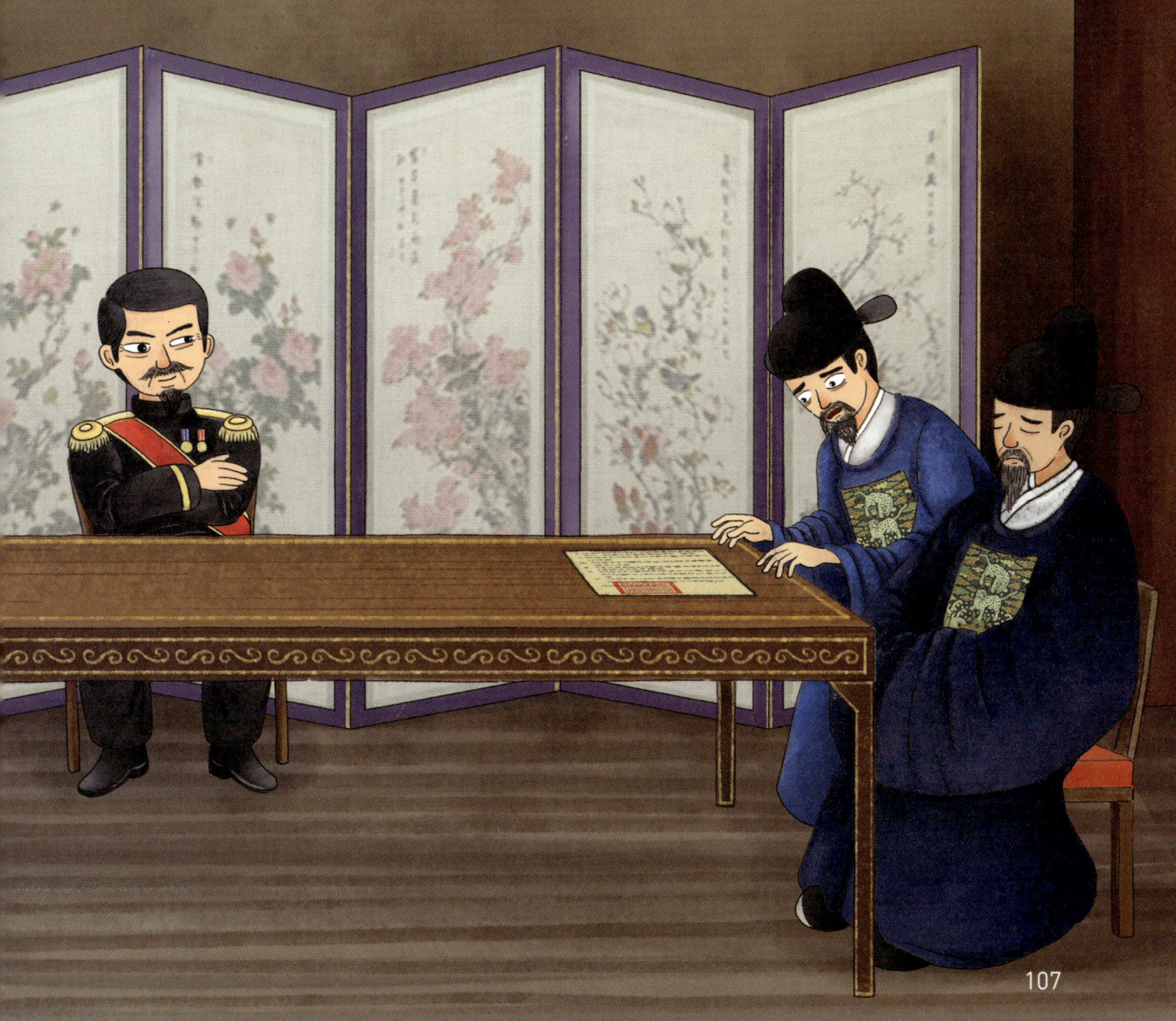

개항장이 생겼어요

항구를 통해 조선에 들어온 외국인들은 '개항장'에서만 머물 수 있었어. 개항장은 사람들이 무역을 하려고 모인 곳으로 처음에는 부산, 인천, 원산에 있었지. 특히 인천의 개항장은 계단을 중심으로 청나라 사람들과 일본 사람들의 공간이 나뉘었어.

그런데 다양한 나라의 사람들이 개항장에서 지내다 보니 여러 문제가 생겼단다.

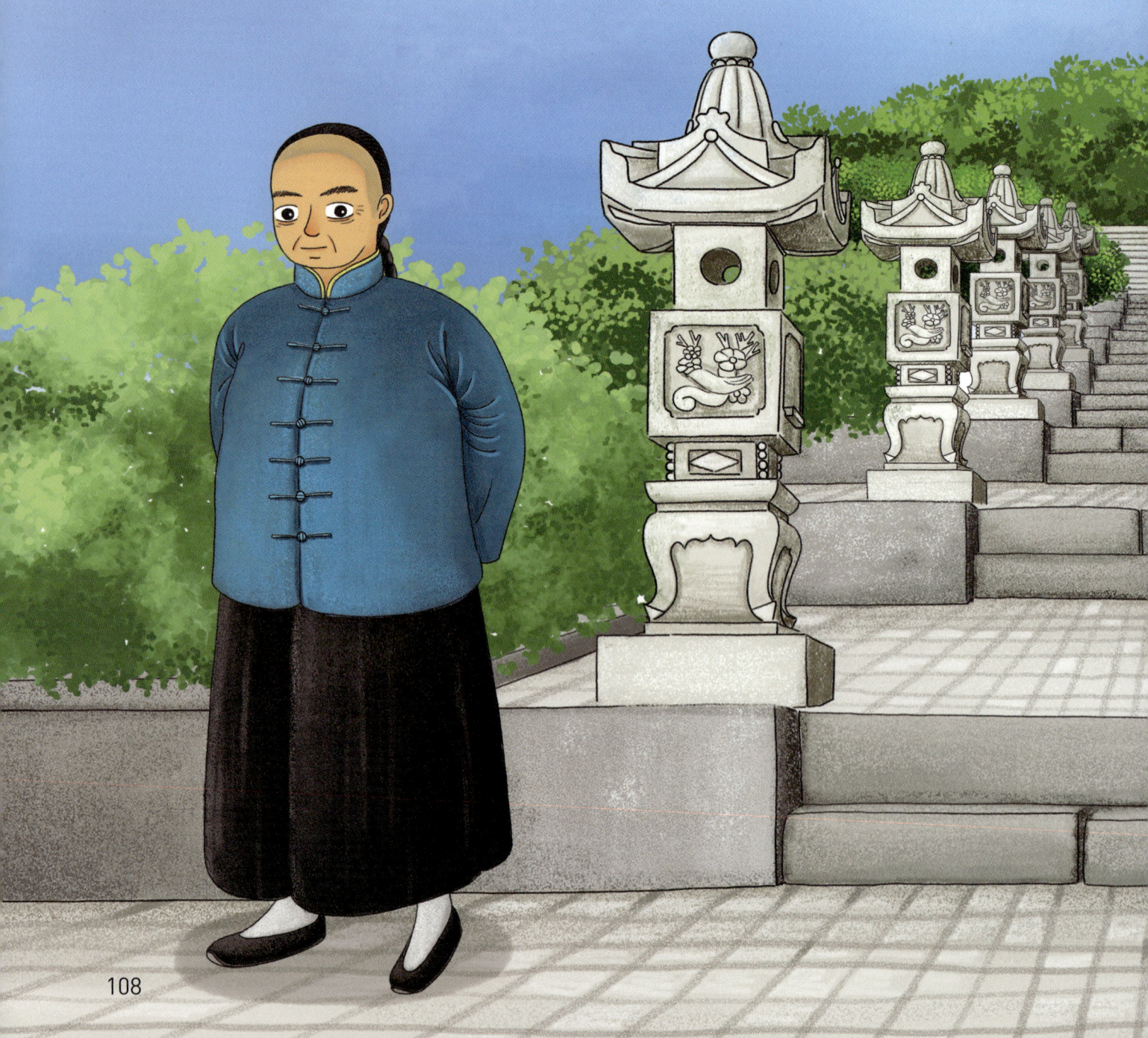

"나으리, 일본인 주인이 일한 대가를 주지 않습니다!"
억울함을 하소연하는 조선 사람이 늘기 시작했어.
"안타깝지만, 우리 조선 관리들은 일본인을 처벌할 수 없다네."
개항장은 조선 땅에 있었지만, 조선의 법이 적용되지 않았던 거야. 일본과 맺은 강화도 조약 때문에 개항장의 일본인을 처벌할 수 없었거든.

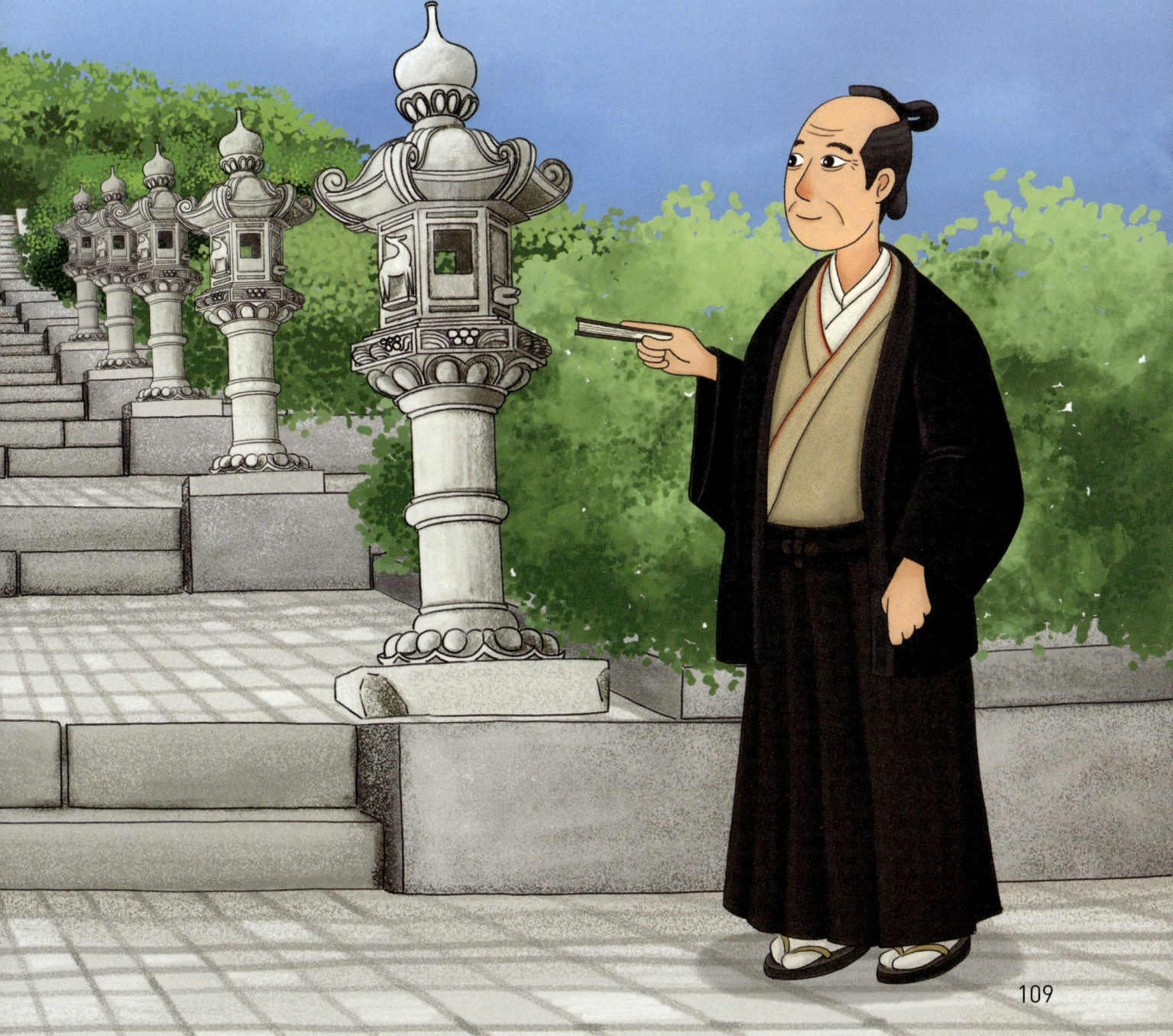

조선에 생긴 일본 은행들

개항장은 청나라, 일본, 미국, 독일 등에서 온 사람들로 늘 북적거렸어. 외국 사람들은 나라별로 정해진 구역에 머물렀지.

한편, 일본인들은 자기네 구역에 은행을 세우기 시작했어.

"조선 물건은 싸게 사들이고 서양 물건은 비싸게 팔아야지. 이렇게 이익을 남기면 금방 부자가 되겠군."

일본인들은 장사를 해서 모은 돈을 일본 은행에 맡겼어. 덕분에 재산을 불린 일본 은행들은 훗날 일본이 조선을 강제로 빼앗을 때 중요한 역할을 했단다.

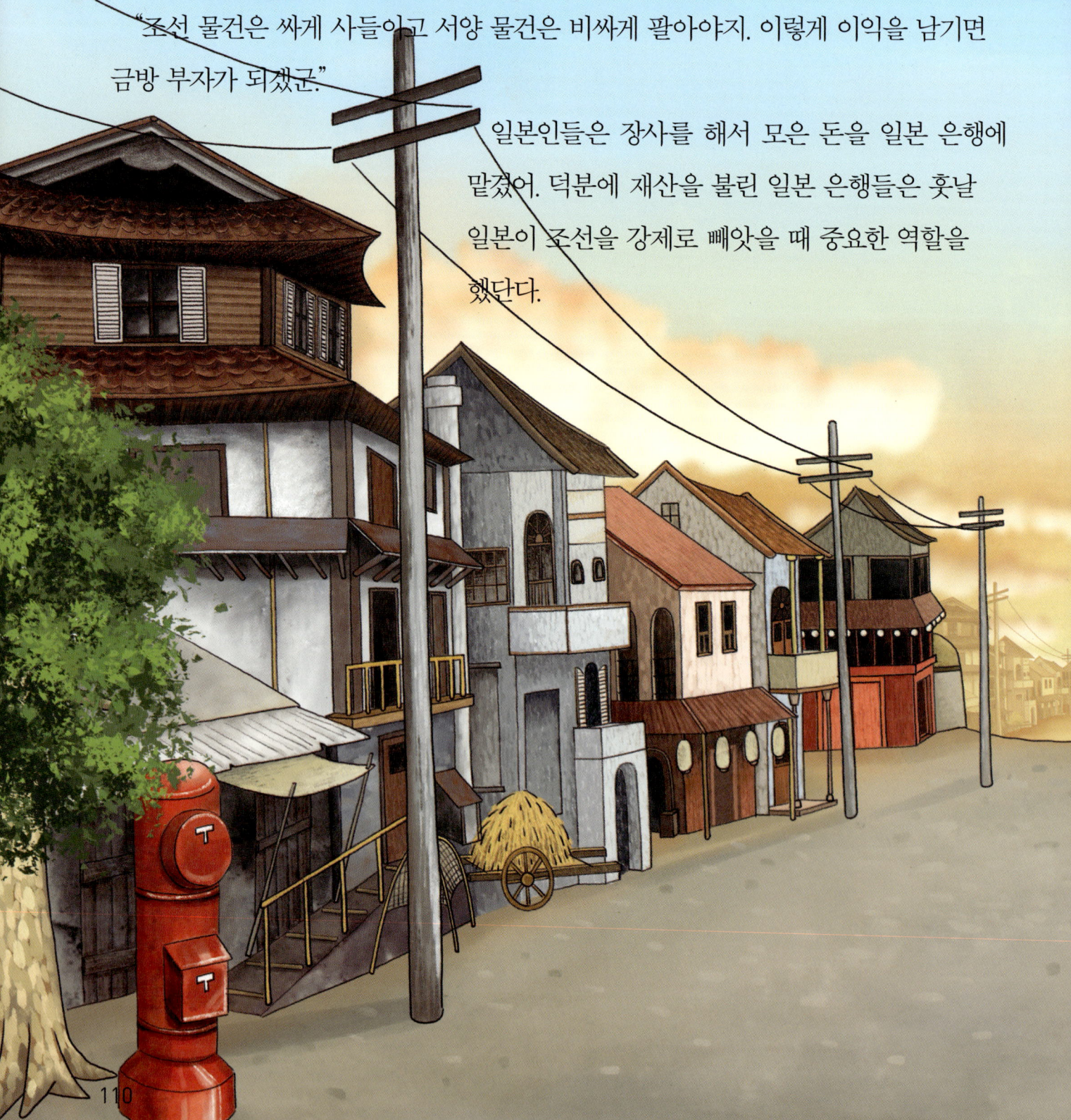

우리나라 최초의 호텔

시간이 흐를수록 한양과 가까운 인천을 찾는 외국인이 늘어났어. 그래서 인천에 우리나라 최초의 호텔인 '대불호텔'이 생겼지.

"배를 타고 오느라 무척 피곤했는데, 호텔에서 커피를 마시며 쉬니 편안하고 좋군요."

이처럼 인천에는 서양식 건물이 하나둘씩 생겼고, 아직도 그 흔적이 남아 있단다.

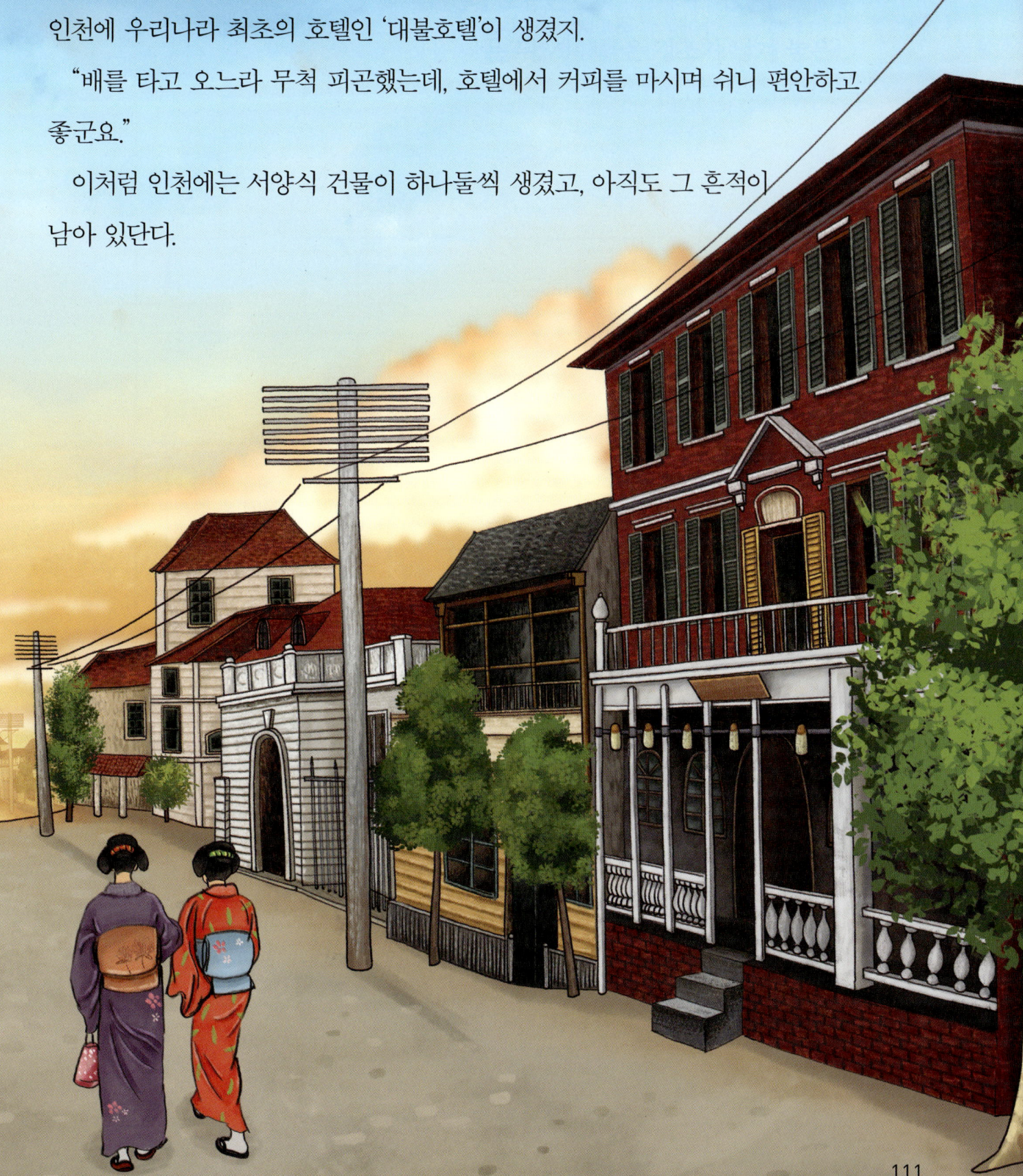

이해해요~ 쏙쏙

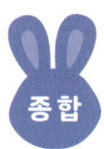 조선의 개항 이야기를 잘 읽었나요?
주어진 단어에 대한 설명으로 옳은 것을 찾아 연결해 보세요.

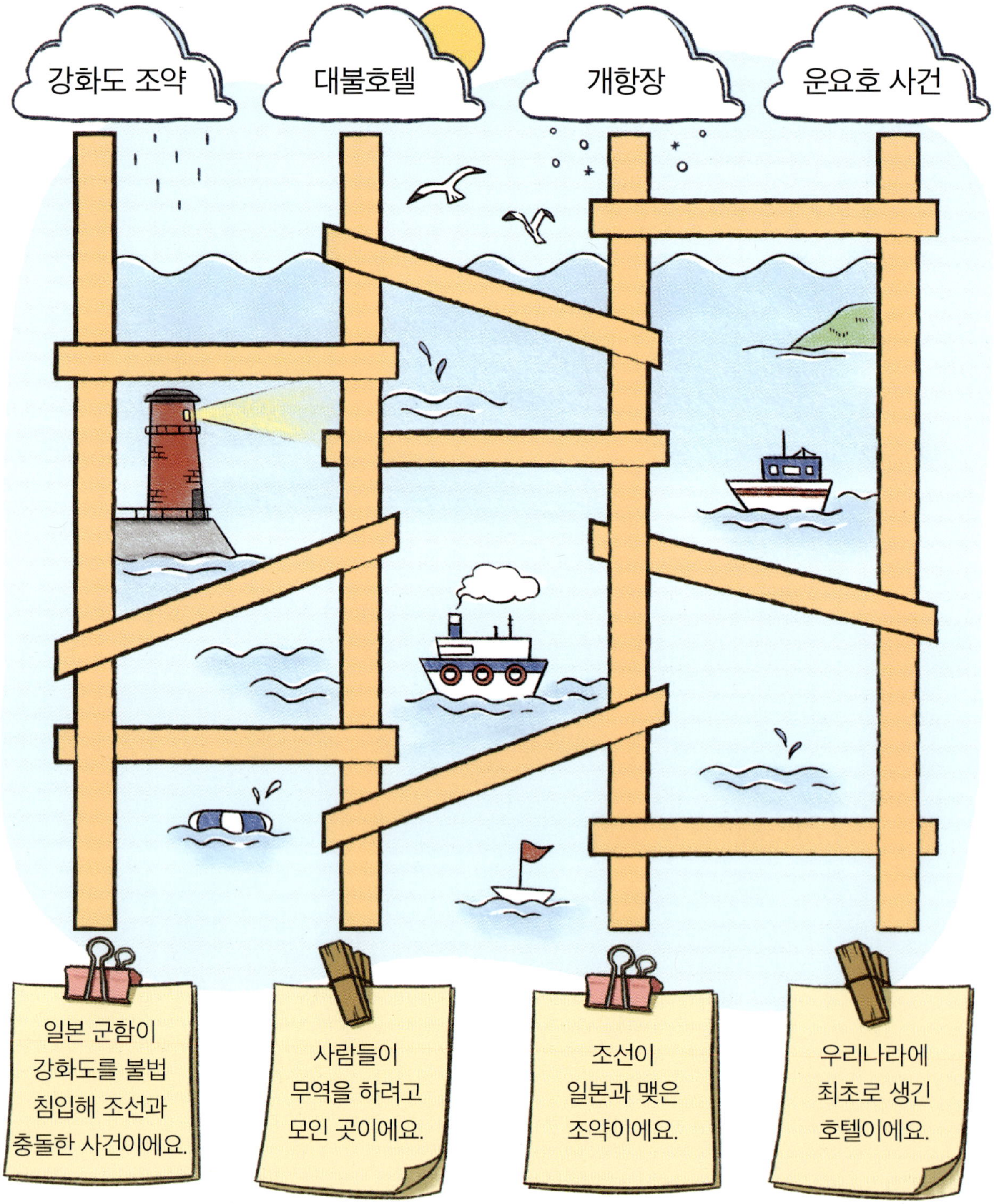

강화도 조약 / 대불호텔 / 개항장 / 운요호 사건

- 일본 군함이 강화도를 불법 침입해 조선과 충돌한 사건이에요.
- 사람들이 무역을 하려고 모인 곳이에요.
- 조선이 일본과 맺은 조약이에요.
- 우리나라에 최초로 생긴 호텔이에요.

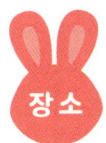 일본은 한양과 가까운 이곳의 항구를 열어 달라고 했어요.
'이곳'은 어디일까요?

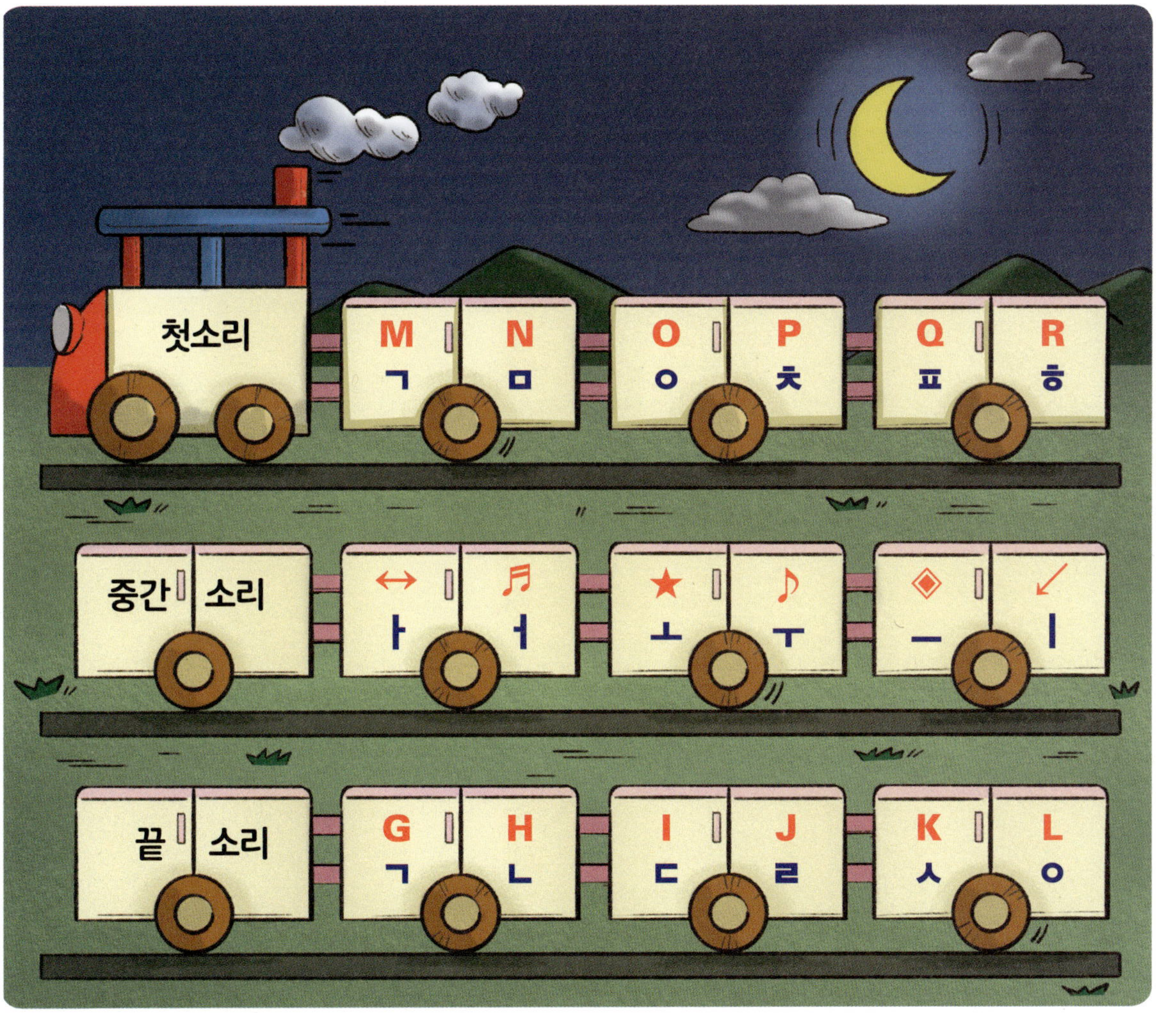

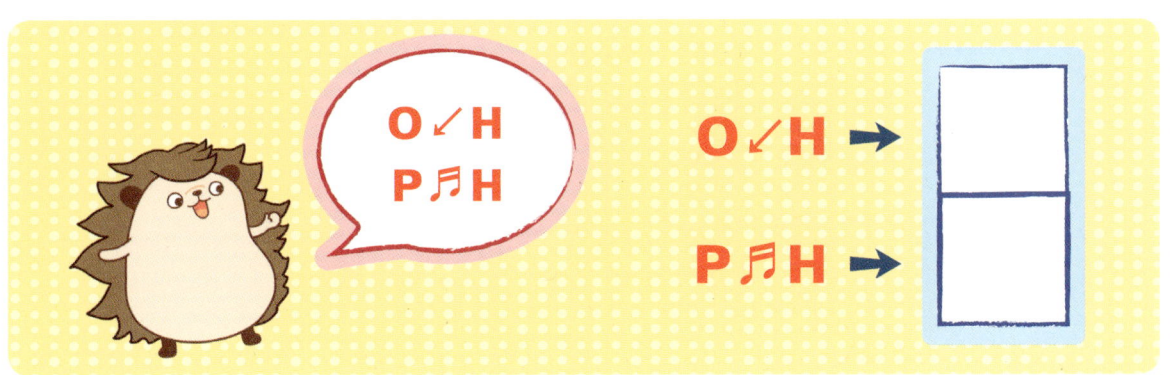

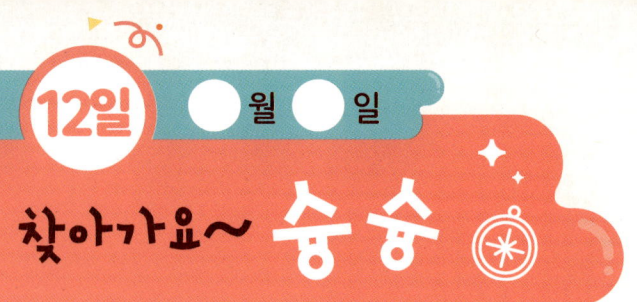

12일 ○월 ○일
찾아가요~ 슝슝

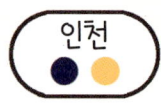
인천

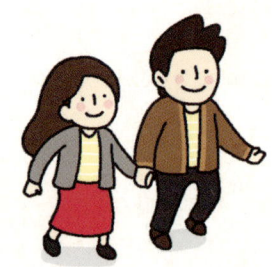

청일 조계지 경계 계단
청나라인과 일본인의 거주 지역을
구분하던 경계 계단.
청나라인(중국인)은 계단 왼쪽에,
일본인은 계단 오른쪽에 거주함

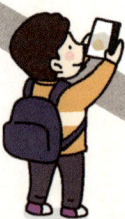

인천 개항장

- 강화도 조약 체결 이후 인천에 개항장이 생겼어요.
- 개항장은 외국인들이 무역을 하며 머물던 곳이에요.
- 인천 개항장에는 호텔, 은행 등 서양식 건물이 지어졌어요.

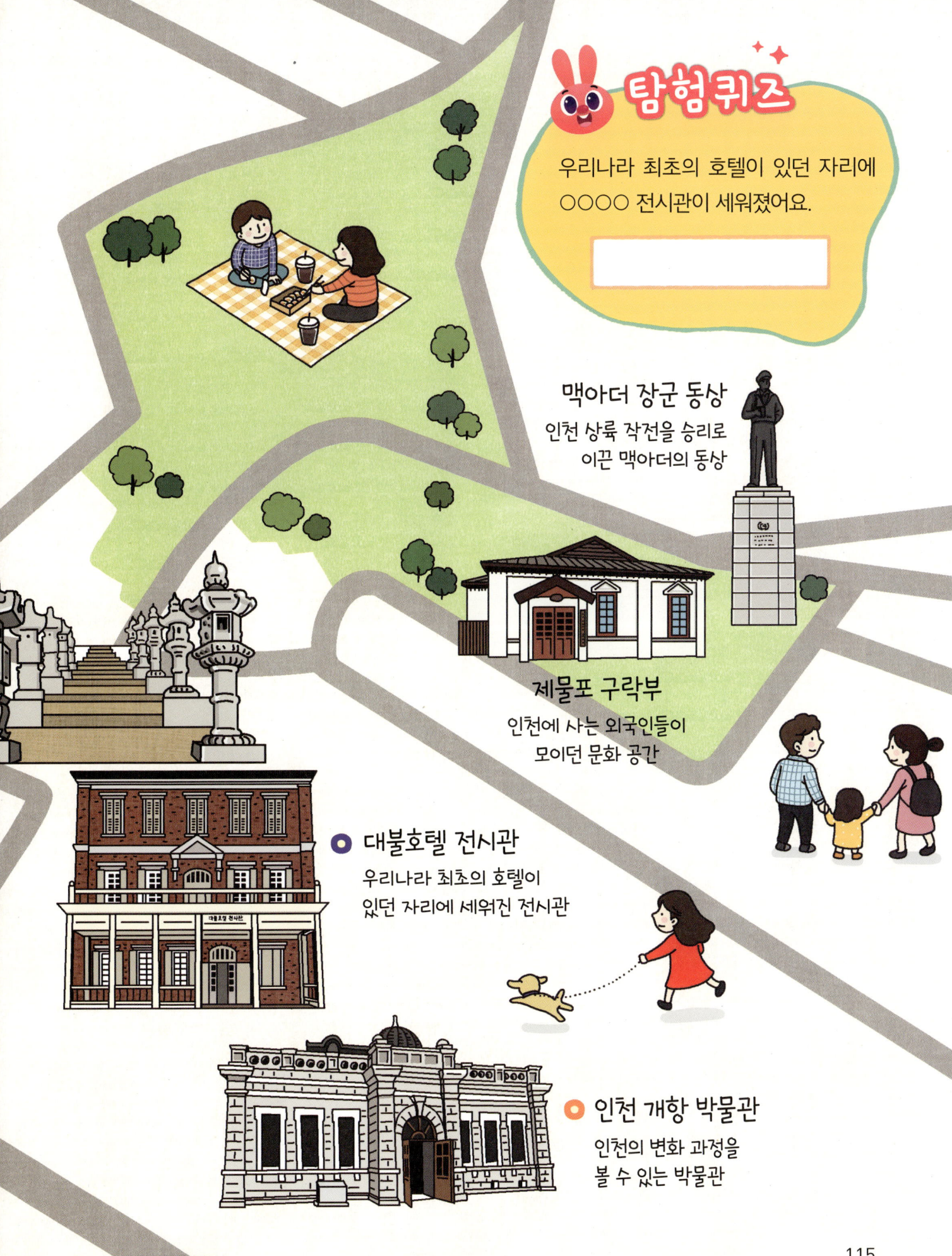

100년 전 인천 **인천 개항 박물관**

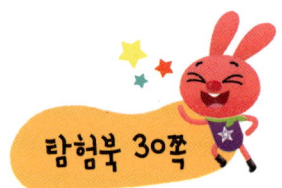

인천 개항 박물관은 본래 일본이 세운 은행이었어요. 이후 인천 개항장의 역사를 한눈에 알 수 있는 박물관으로 바뀌었답니다.

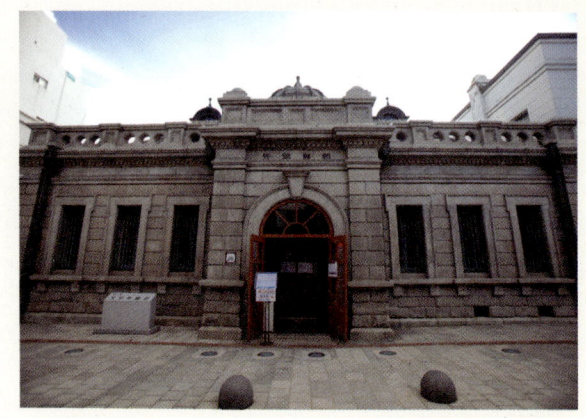

인천 개항 박물관(인천 중구)

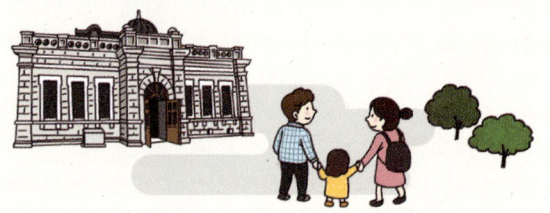

○ 개항장에 은행을 세운 일본

일본인은 조선과의 무역으로 많은 돈을 벌었어요. 이들은 세금 문제를 해결하고, 돈을 안전하게 보관하거나 일본에 보내기 위해 개항장에 은행을 세웠답니다. 일본 제1은행 인천 지점이었던 건물은 오늘날 인천 개항 박물관으로 사용되고 있어요.

○ 은행 *금고의 흔적이 남아 있어요

인천 개항 박물관에서는 옛 은행의 모습을 살펴볼 수 있어요. 그중 은행 금고로 사용되던 제4전시실은 문뿐만 아니라 천장도 두꺼운 철로 만들어져 있답니다.

*금고: 돈이나 귀중품을 보관하는 물건이나 장소.

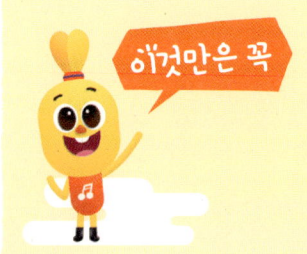 이것만은 꼭

제3전시실에는 인천 개항 박물관 앞 거리의 100년 전 모습을 재현해 놓은 모형이 있어요. 개항장 풍경을 배경으로 사진을 찍어 보세요.

개항기의 인천 풍경 ▶

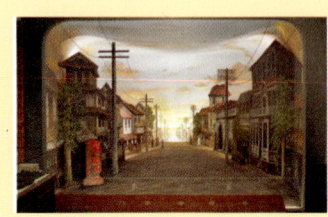

● 우리나라 최초의 호텔 **대불호텔 전시관**

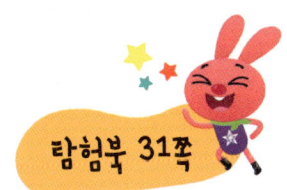

대불호텔은 우리나라 최초의 호텔이자 우리나라에서 처음으로 커피를 제공한 곳이랍니다.

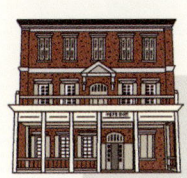 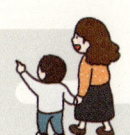 

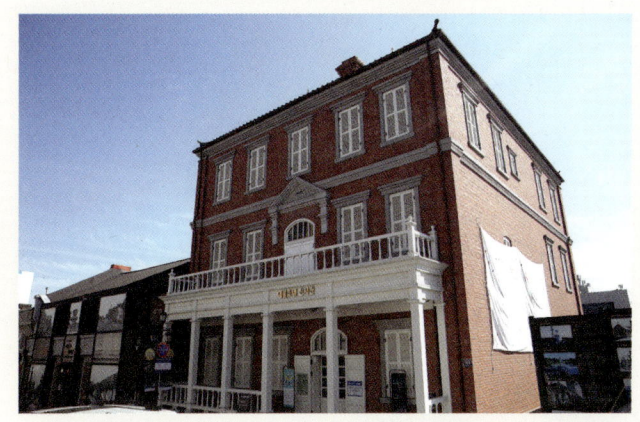

대불호텔 전시관(인천 중구)

◉ 인천 최대, 최고 규모였던 호텔

3층으로 이루어진 대불호텔에는 11개의 방이 있었어요. 숙박 요금은 상·중·하의 3단계로 나뉘었고, 제일 좋은 방의 하룻밤 숙박 요금은 2.5원으로 인천의 호텔 중 제일 비쌌답니다.

◉ 처음으로 커피를 제공한 대불호텔

대불호텔이 영업을 하던 시기에는 인천을 통해 수많은 서양인이 우리나라로 들어왔어요. 대불호텔에서 이들에게 서양식 식사를 제공함에 따라 커피 역시 우리나라에서 처음으로 제공됐을 것으로 여겨져요.

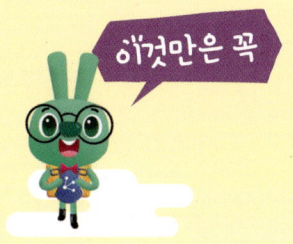

이것만은 꼭

현재의 대불호텔은 새로 지어진 건물이에요. 1층 전시실 바닥에서 당시 호텔의 흔적을 살펴볼 수 있어요.

대불호텔 터에 남아 있는 흔적 ▶

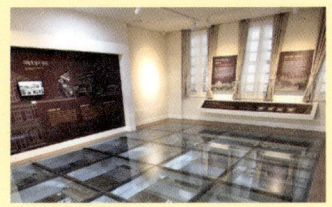

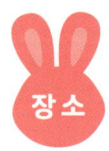 인천에 남아 있는 개항기의 흔적을 소개하고 있어요.
옳은 설명을 골라 O 표시를 해 보세요.

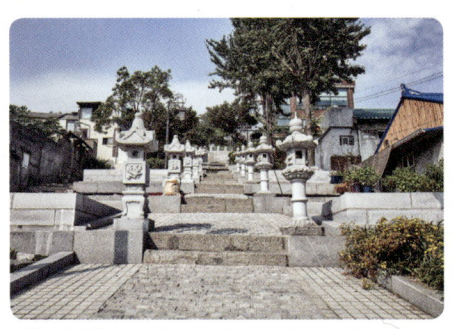

청일 조계지 경계 계단

청나라인은 계단 왼쪽 / 오른쪽 ,
일본인은 계단 왼쪽 / 오른쪽 에
살았어요.

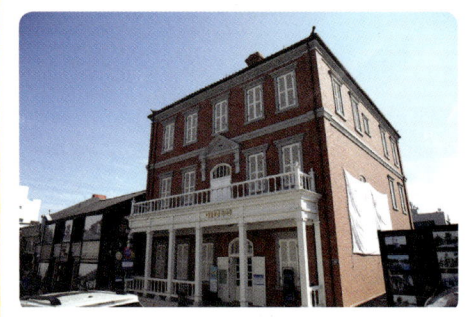

대불호텔

우리나라에서 처음으로
커피 / 우유 를
제공했어요.

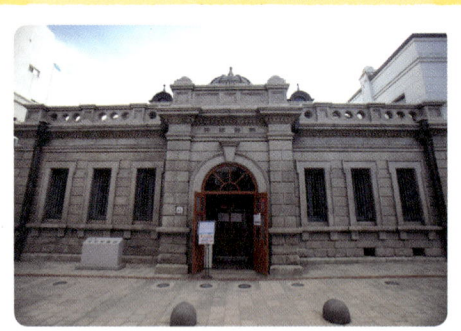

일본 은행

중국인 / 일본인 은 조선인에게
장사를 해서 모은 돈을 은행에
맡겼어요.

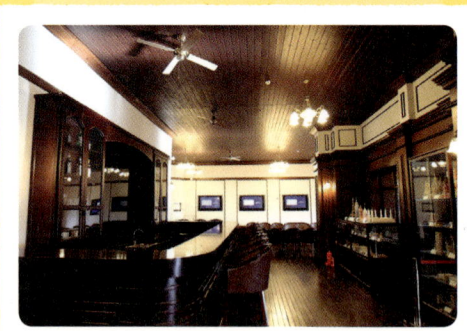

외국인들의 문화 공간

인천에 사는 외국인들은
제물포 구락부 / 경성 구락부 에
모여 서로 친하게 지냈어요.

이야기 한국사

우리나라 최초의 철도

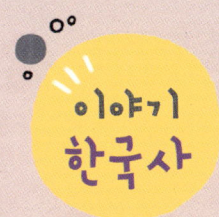

조선의 항구가 열리자 더 많은 물건을 싣고, 더 빠르게 이동할 교통수단이 필요해졌어요.

우리나라는 미국인 모스가 서울과 인천을 잇는 기찻길을 내도록 허락했어요. 그런데 철도를 만들 돈이 부족해진 모스가 공사를 포기하고 이를 일본에 덜컥 맡겨 버린 거예요. 그렇게 1899년에 우리나라 최초의 철도인 경인선이 일본에 의해 완성됐어요.

하지만 일본은 경인선을 우리 자원을 빼앗아 가는 수단으로 사용했어요.

"일본이 기차로 군인이나 무기를 실어 나르는구나."

철도는 우리나라 *산업 발달에 도움이 됐지만, 동시에 일본의 전쟁을 위해 쓰였답니다.

***산업:** 인간의 생활을 경제적으로 풍요롭게 하기 위해 물건이나 서비스를 만드는 일.

탐험 퀴즈

우리나라 최초의 철도는 무엇인가요?

12일 학습 끝!

붙임 딱지 붙여요

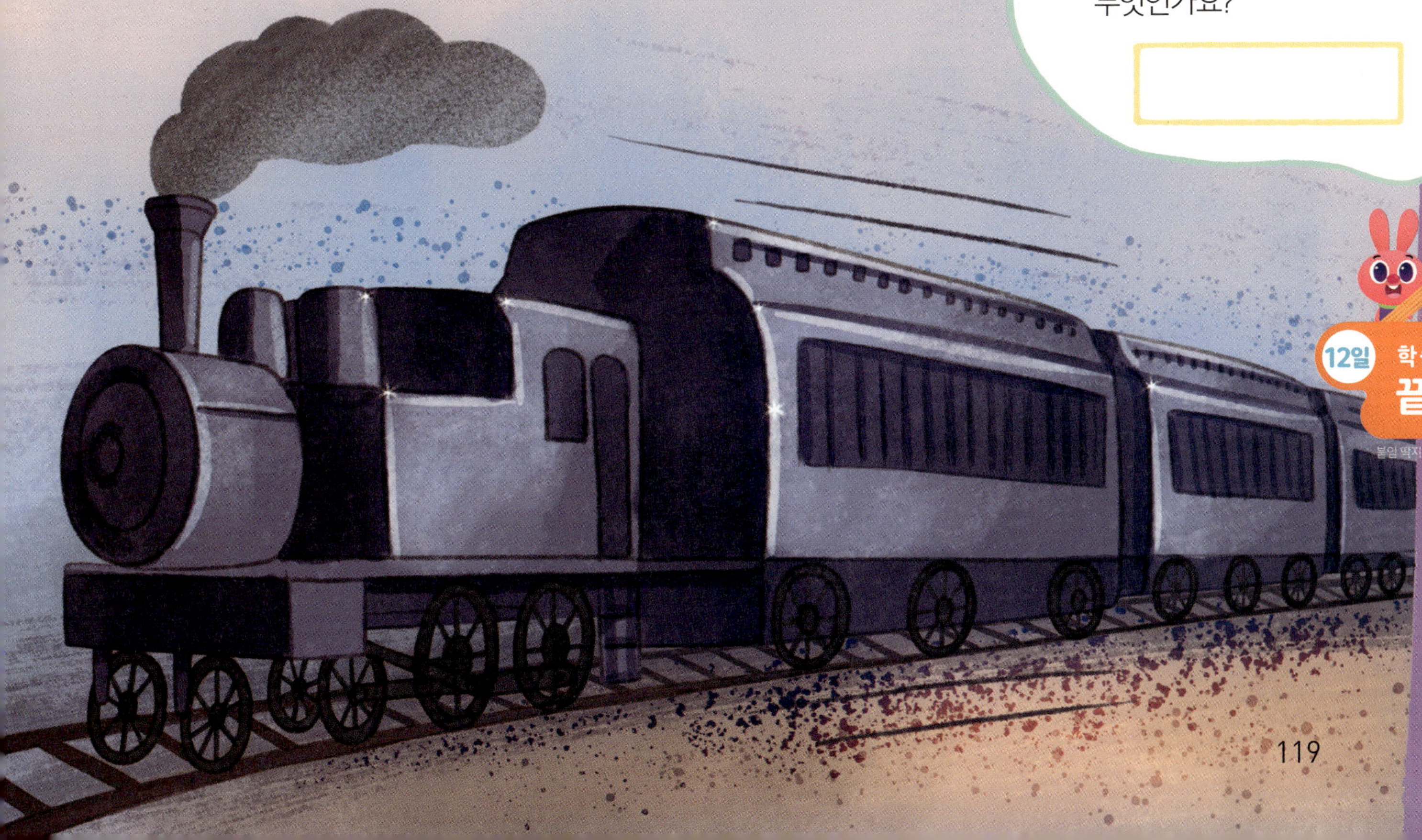

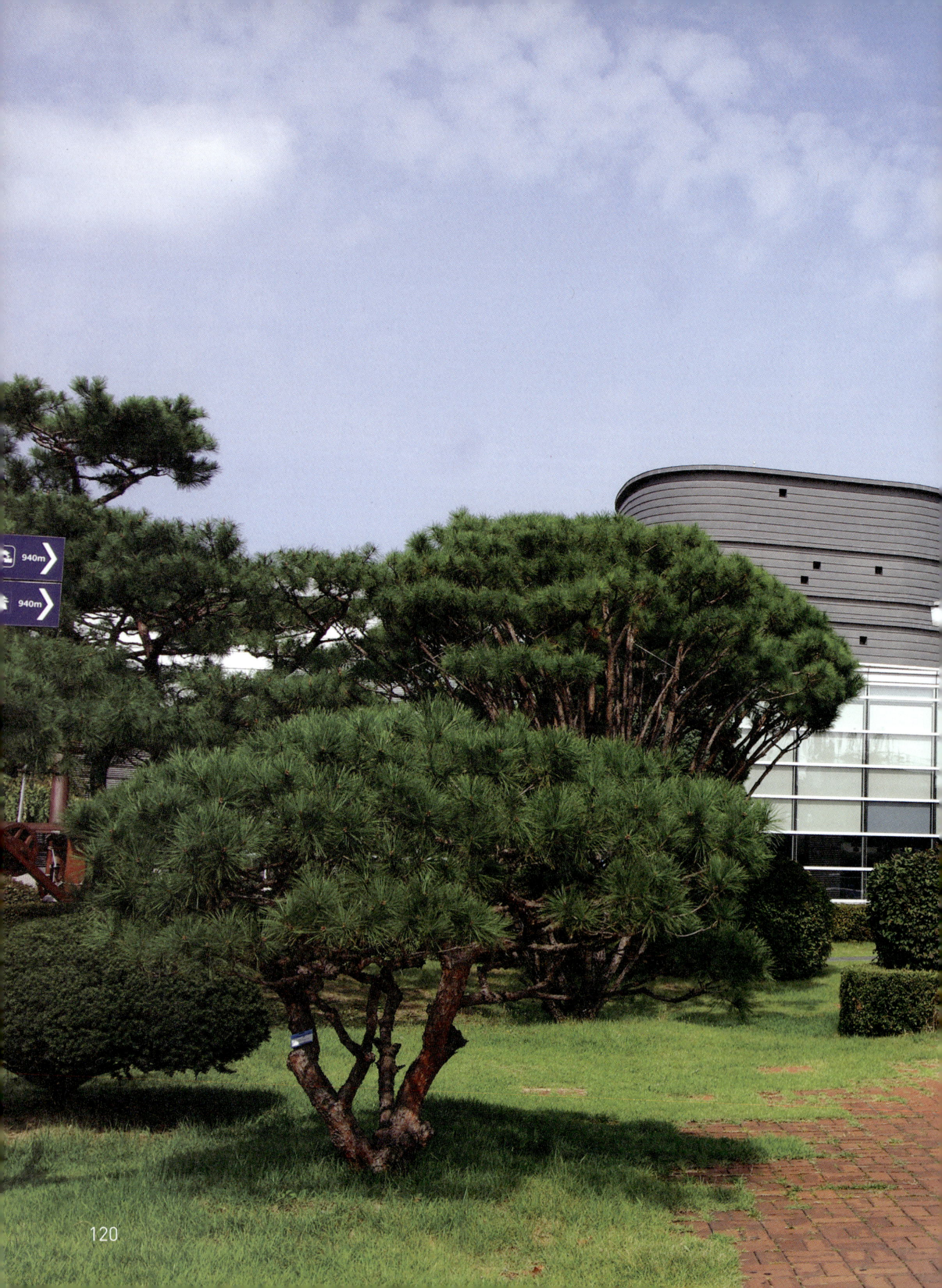

수원 화성 박물관 7

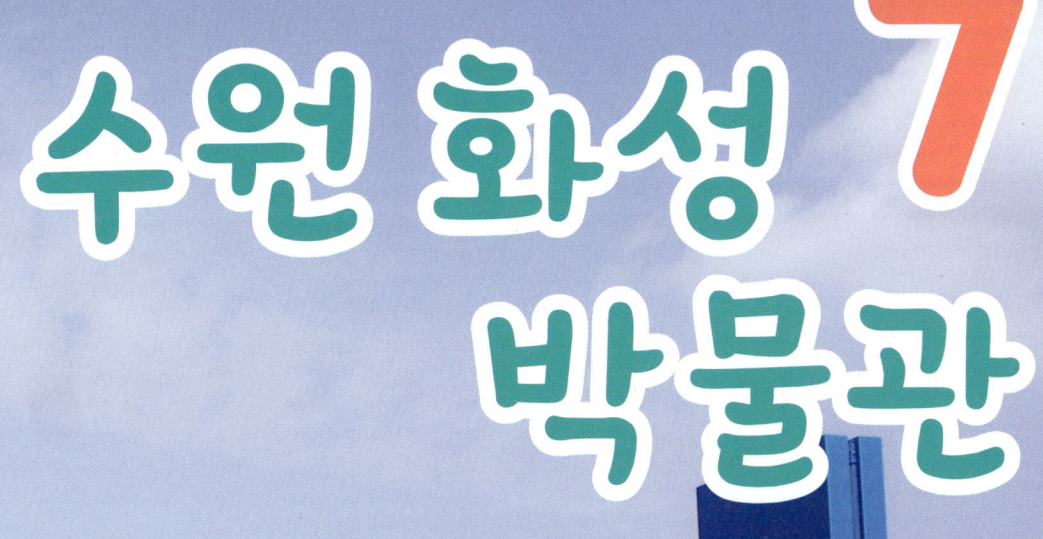

생각 톡톡 부모님을 위해 어떤 집을 짓고 싶은가요?

관련 교과 [사회 5-2] 정조의 개혁 정책

아버지와 아들

수원 화성을 지은 정조를 기억하니?

정조의 할아버지인 영조는 약52년 동안 조선을 다스린 왕이야. 오랫동안 아들이 없다가 42세에 사도 세자를 얻고 크게 기뻐했지.

귀한 아들이었지만, 영조는 자신의 뒤를 이어 왕이 될 세도 세자를 더욱 엄하게 대했어.

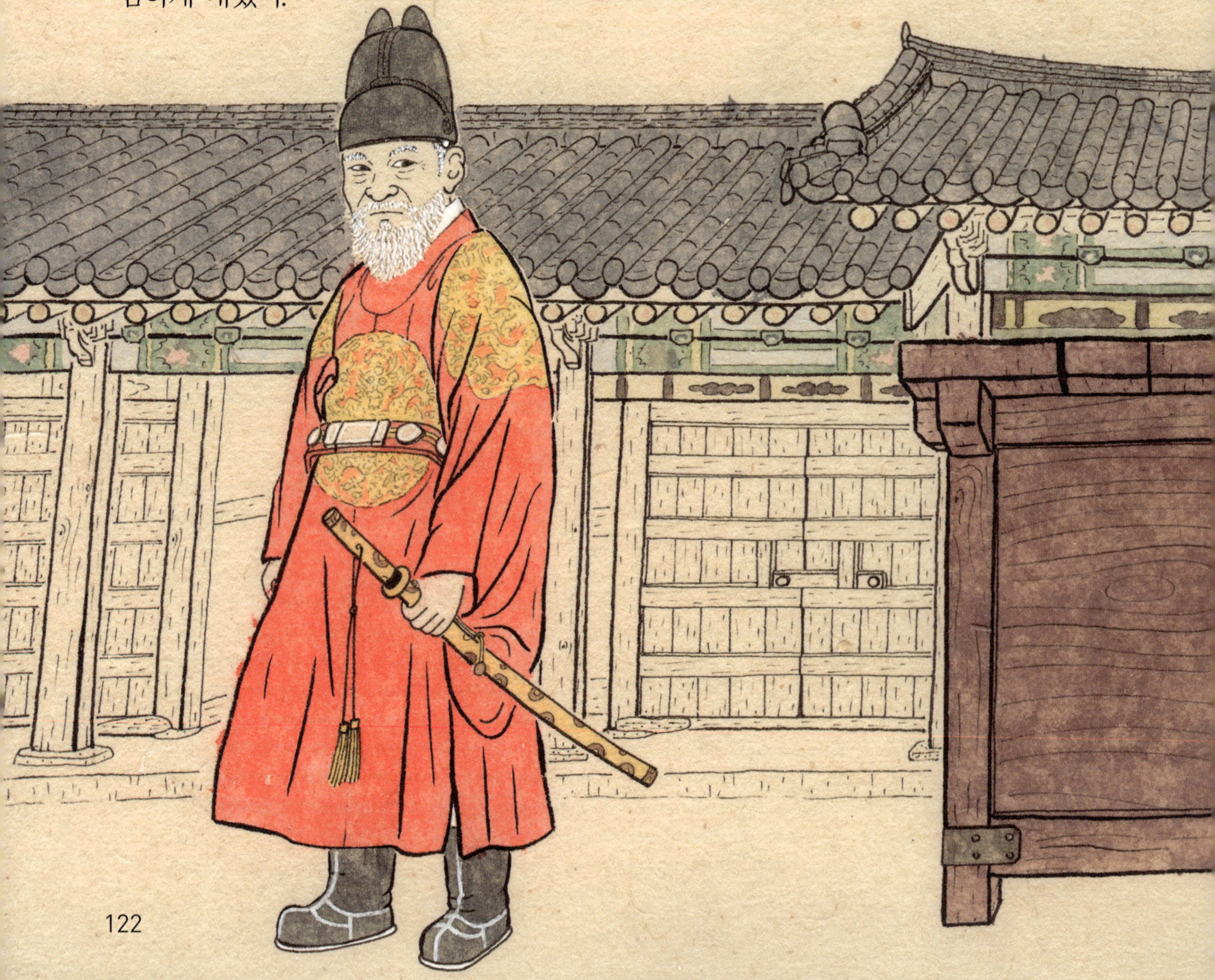

"왕이 되려면 지금부터 바른 마음가짐과 자세를 지녀야 한다."

하지만 사도 세자는 영조의 기대와는 다르게 행동했어.

공부를 게을리하고 왕실의 예절의 지키지 않는 사도 세자 때문에 두 사람의 관계는 점점 멀어졌지.

"아버지는 왜 항상 혼만 내십니까?"

시간이 흐를수록 아버지와 아들의 관계는 더욱 비뚤어졌어. 결국 영조는 사도 세자를 *뒤주에 가뒀지. 사도 세자는 뜨거운 여름에 아무것도 먹지 못한 채 8일 동안 뒤주에 갇혀 있다가 결국 목숨을 잃고 말았단다.

이때 겨우 11살이던 정조는 이 상황을 안타깝게 지켜볼 수밖에 없었어.

*뒤주: 쌀이나 보리 등 곡식을 담는 나무 상자.

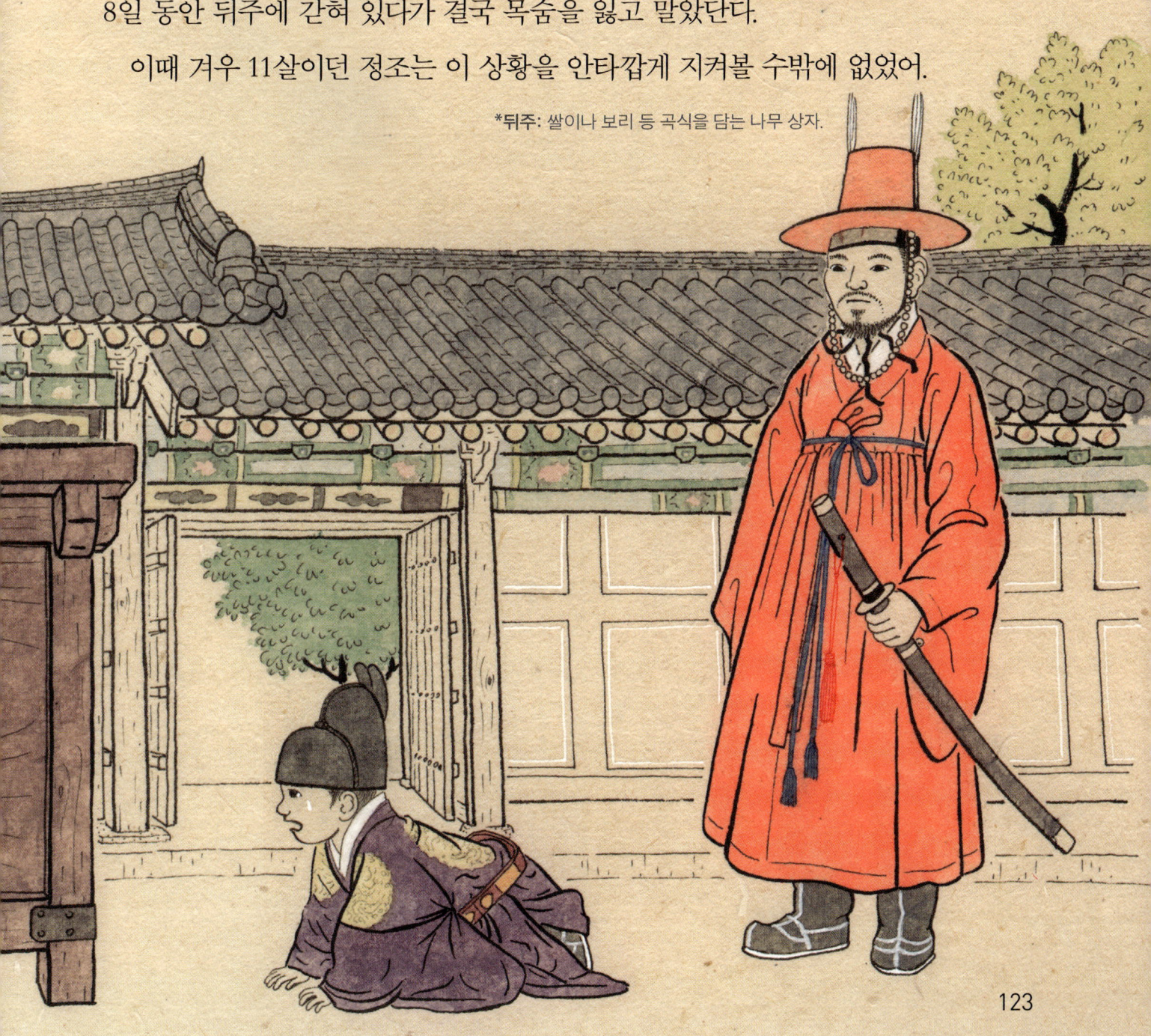

왕이 된 사도 세자의 아들

오랜 시간이 흐른 뒤, 정조는 할아버지의 뒤를 이어 왕이 됐어. 무엇보다 신하들이 편을 갈라 다툴 때 양쪽 모두의 의견을 고루 듣고 판단하려고 노력했지.

"영조 대왕께서 하신 것처럼 나도 신하들을 고르게 뽑겠다."

영조와 정조가 펼친 이러한 정책을 '탕평책'이라고 해.

그리고 정조는 왕실 도서관인 규장각에서 젊은 학자들과 함께 학문 연구도 하고, 이들을 직접 가르치기도 했지.

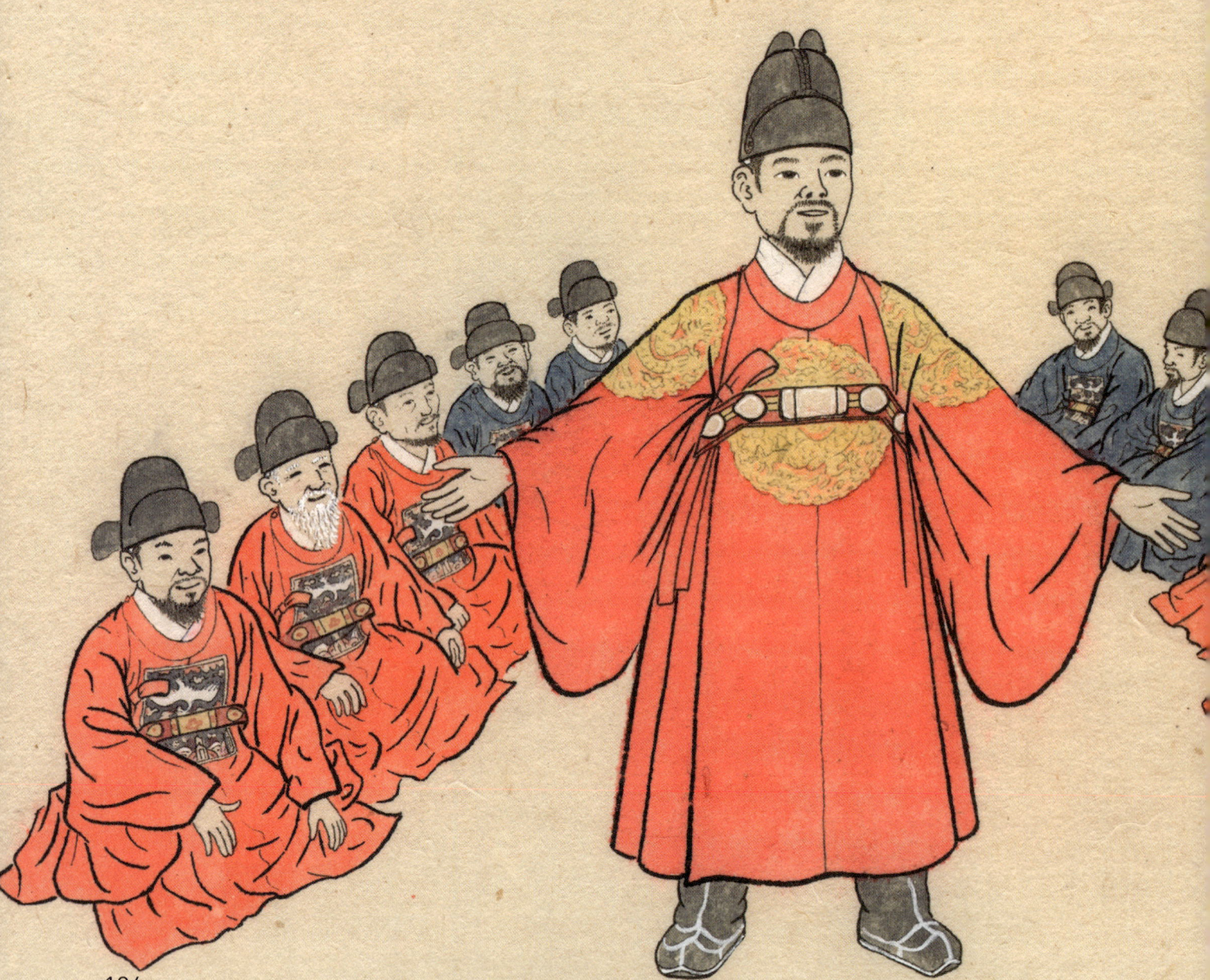

정조는 어릴 때부터 사도 세자의 아들이라는 이유로 목숨을 여러 번 위협받았어. 사도 세자의 죽음과 관련된 신하들은 정조가 왕이 되면 자신들의 목숨이 위태로워질 것이라고 생각했거든.
그래서 정조는 왕이 된 후에 자신을 지키는 '장용영'이라는 군사 조직을 만들고 왕권을 강하게 만들었단다.

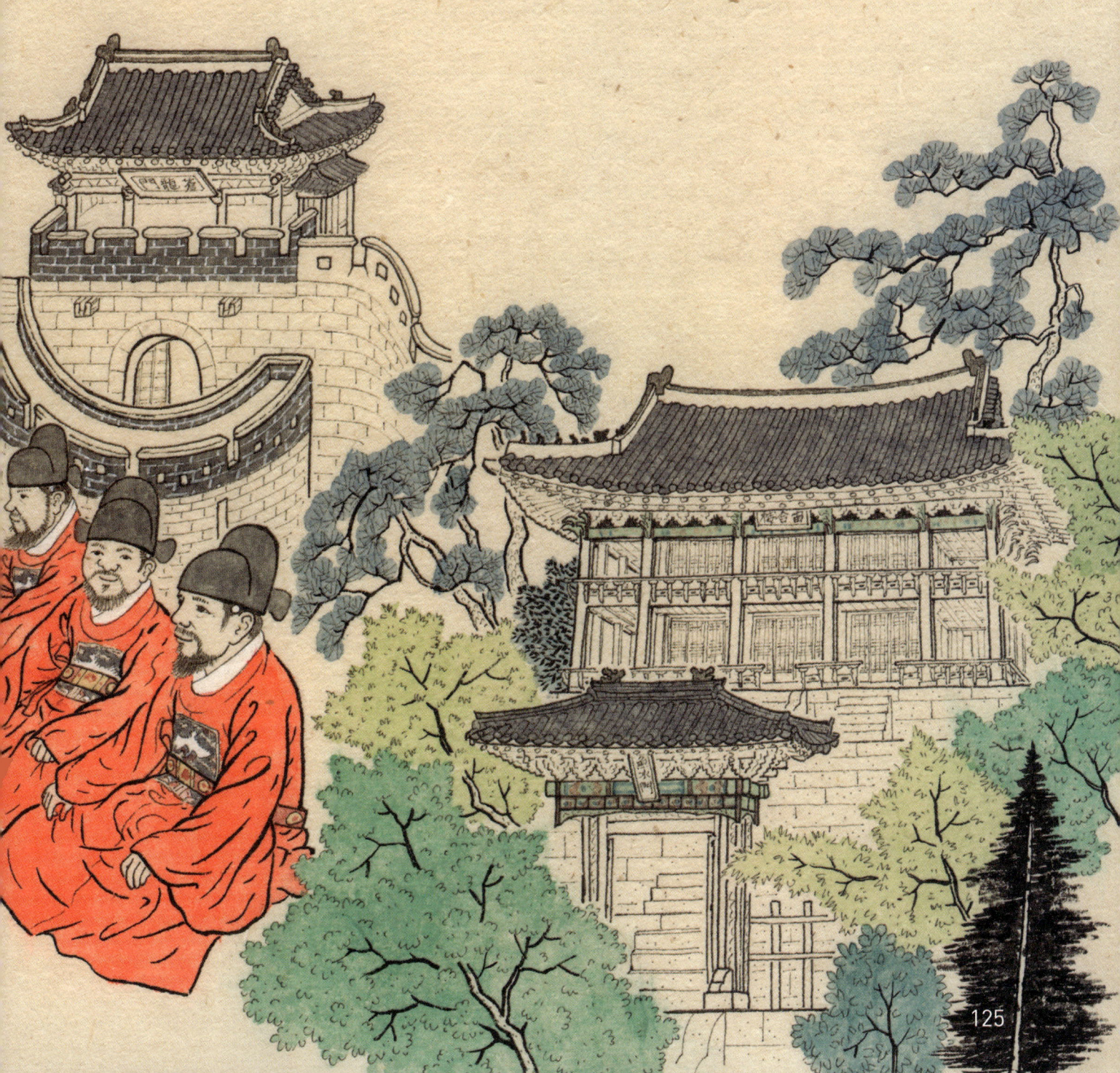

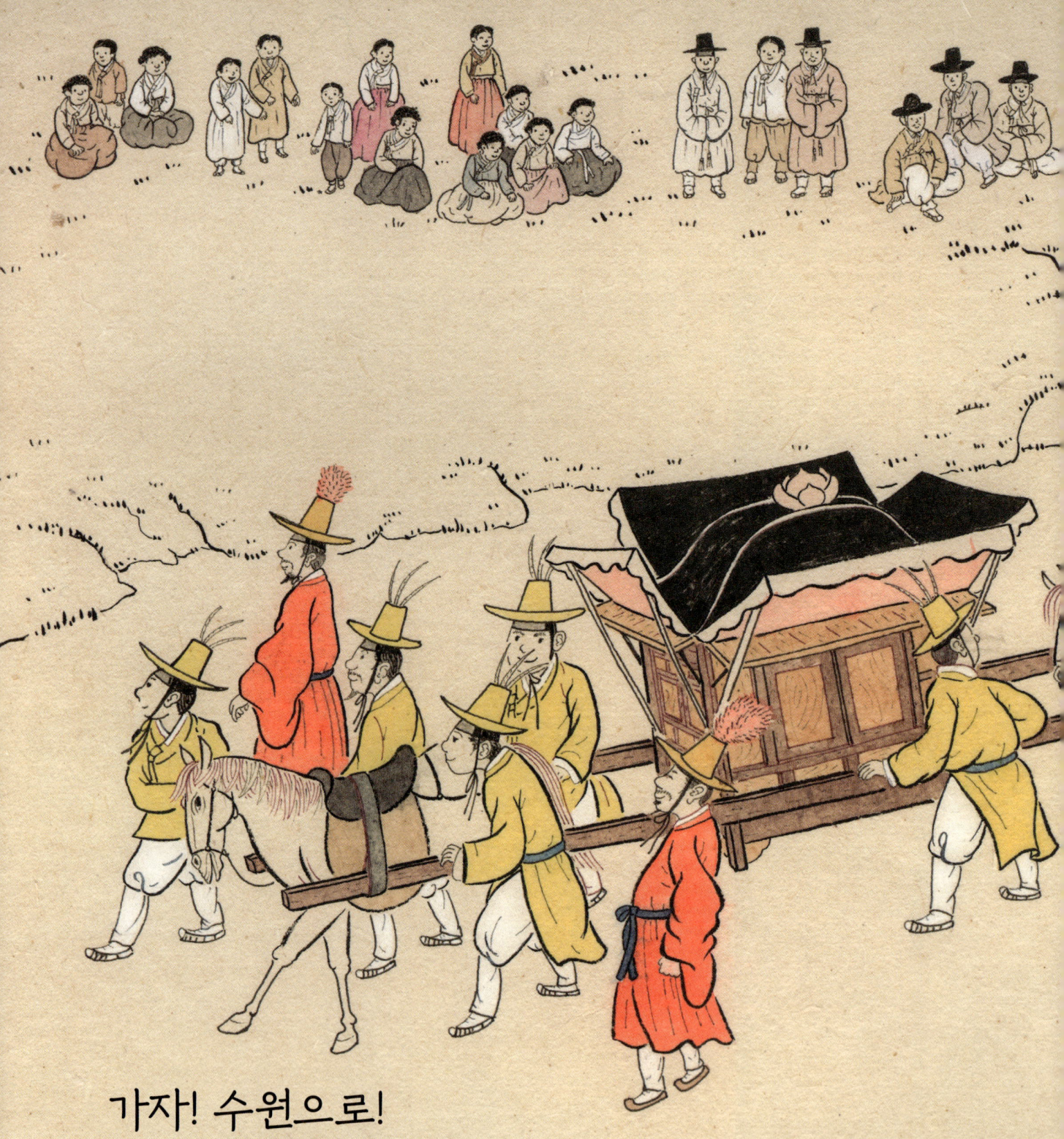

가자! 수원으로!

    정조는 아버지 사도 세자를 잊지 않고 늘 그리워했어. 그래서 좋은 땅을 골라 사도 세자의 무덤을 수원 관청 뒤편에 있는 화산으로 옮겼지. 그리고 수원 관청을 동쪽의 넓은 들판으로 옮기고 그 자리에 수원 화성을 쌓기로 결심했단다.

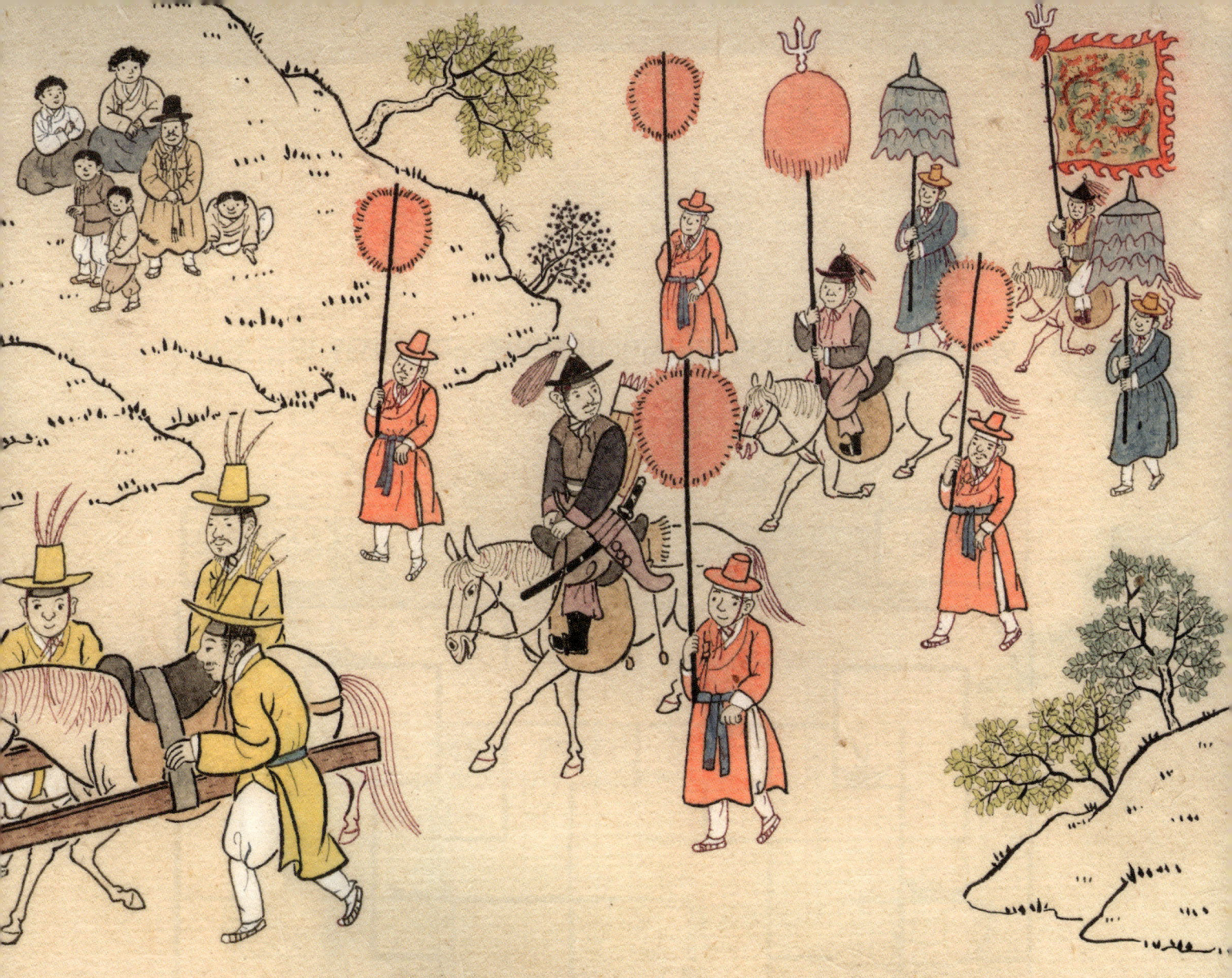

 이후 정조는 사도 세자의 무덤을 새롭게 단장하고, '현륭원'이라 불렀어.
 정조는 아버지 무덤이 있는 수원에 자주 방문했어. 특히 어머니 혜경궁 홍씨가 회갑을 맞이했을 때에는 무려 6천 명이 넘는 사람들을 이끌고 갔지. 당시 수많은 사람들이 8일 동안 길게 줄을 지어 이동했단다.
 "저기 보게. 엄청난 행렬이야!"
 "임금님께서 어머니를 모시고 직접 이동하시다니 참 효심이 깊으셔."
 행차를 본 사람들은 안타깝게 목숨을 잃은 아버지와 남편을 잃은 어머니를 위로하는 아들의 따뜻한 마음을 느꼈단다.

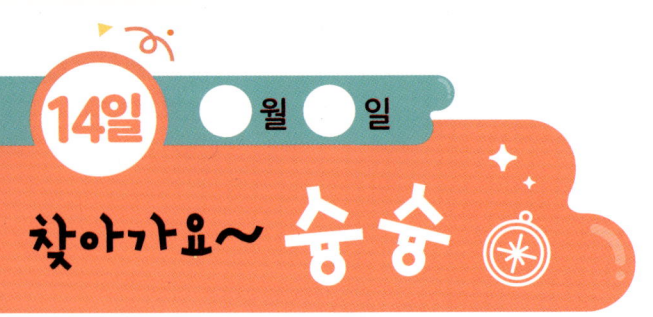

14일 ○월 ○일
찾아가요~ 슝슝

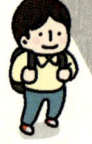

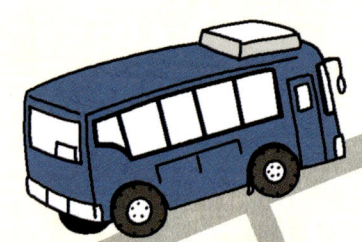

○ **화성 융릉과 건릉**
사도 세자의 무덤인 융릉과
정조의 무덤인 건릉이 있는 곳

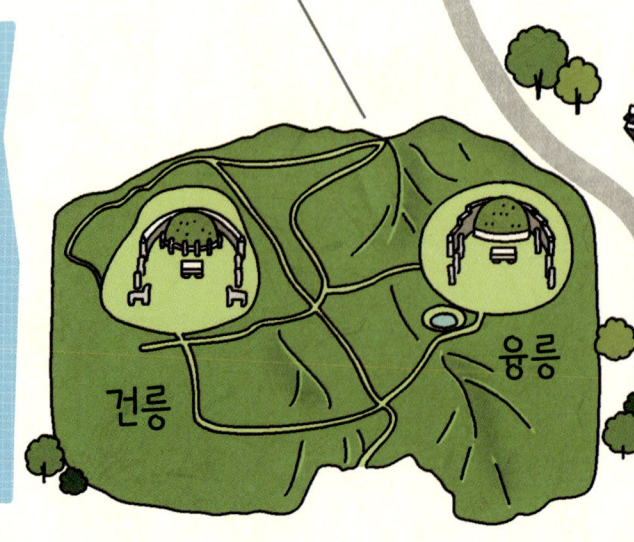

건릉 / 융릉

효심이 깊은 왕, 정조

- 정조는 어린 나이에 아버지 사도 세자를 잃었지만 훌륭한 왕이 됐어요.
- 정조는 사도 세자의 무덤을 수원으로 옮기고, '현륭원'이라 이름 지었어요.
- 현륭원은 나중에 이름이 '융릉'으로 바뀌었어요.

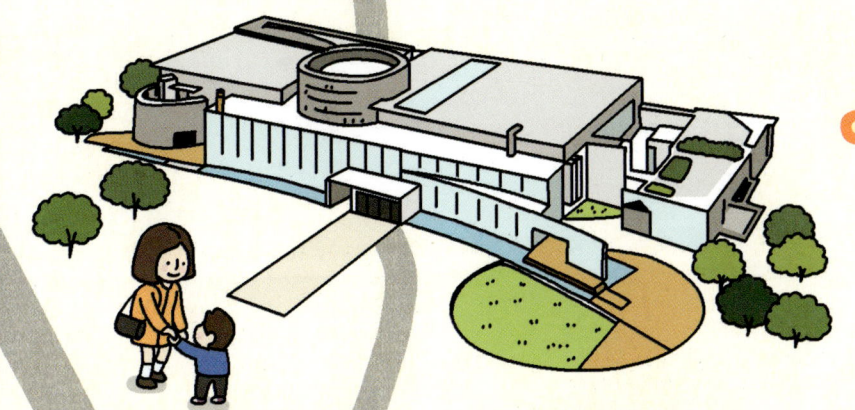

○ 수원 화성 박물관
정조의 업적과 수원 화성의 모습을 전시하는 박물관

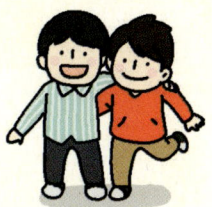

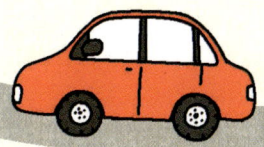

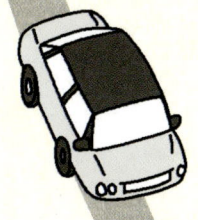

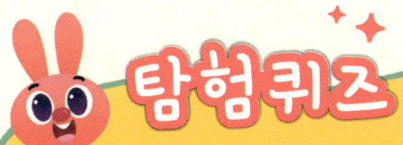

탐험퀴즈

사도 세자의 무덤인 ○○(와)과 정조의 무덤인 건릉은 오늘날 경기도 화성에 있어요.

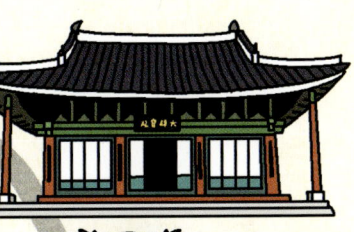

용주사
정조가 아버지인 사도 세자의 넋을 기리기 위해 지은 절

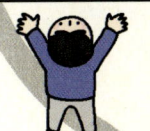

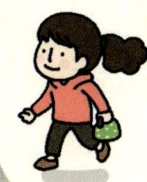

정조의 꿈을 담다 **수원 화성 박물관**

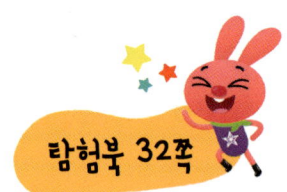
탐험북 32쪽

수원 화성 박물관은 조선을 개혁한 정조의 꿈과 수원 화성을 알리는 박물관이에요.
야외 전시 공간에는 수원 화성을 만들 때 사용된 거중기, 녹로 등의 모형이 있어요.

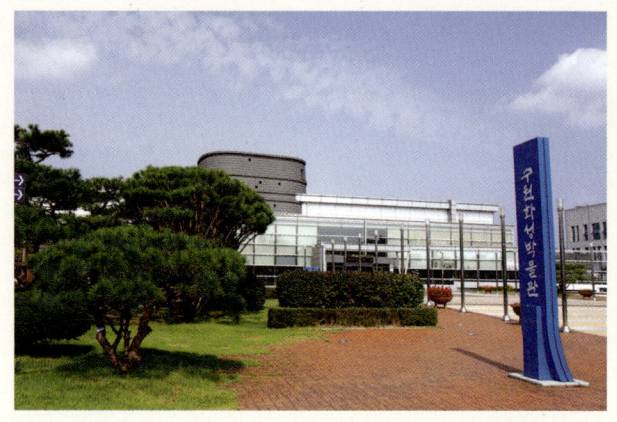
수원 화성 박물관(경기 수원)

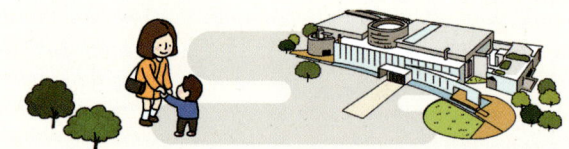

○ 황금 갑옷을 입은 정조

조선의 왕은 군사를 훈련시키고 선왕의 무덤에 제사를 지내기 위해 여러 사람을 거느리고 궁궐 밖으로 나왔어요. 이것을 행차라고 한답니다. 정조는 수원 화성으로 들어가기 전 강한 왕권을 보여 주기 위해 황금 갑옷으로 갈아입었어요.

○ 정조의 수원 화성 행차길

정조는 어머니 혜경궁 홍씨를 모시고 수원에 행차했어요. 8일 동안 이어진 행차는 '창덕궁 → 숭례문 → 노량 배다리 → 장승백이 고개 → 시흥 행궁 → 군포천교 → 사근참 행궁 → 미륵현 → 만석거 → 장안문 → 수원 화성 행궁'에 이르는 먼 길이었답니다.

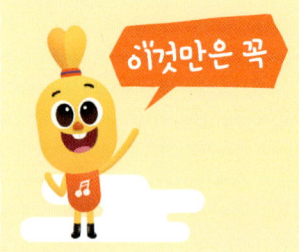
이것만은 꼭

2층 화성 문화실 바닥에는 정조가 한양을 떠나 수원 화성에 이르기까지 지나온 길이 그려져 있어요. 정조가 어느 곳을 지나갔는지 살펴보세요.

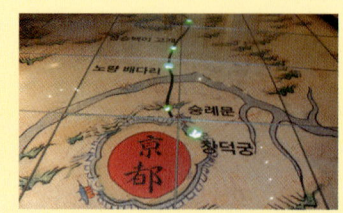
▶ 정조의 수원 화성 행차길

아버지와 아들의 무덤 화성 융릉과 건릉

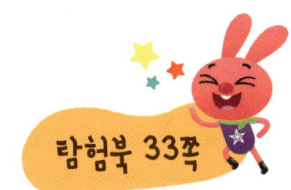
탐험북 33쪽

사도 세자와 혜경궁 홍씨가 함께 묻힌 무덤을 '융릉', 정조와 왕비가 함께 묻힌 무덤을 '건릉'이라고 해요.

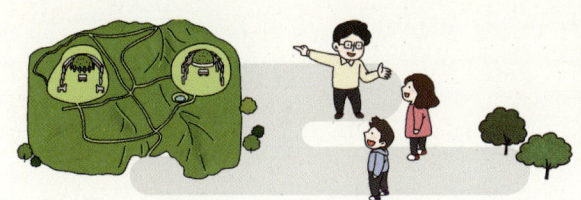

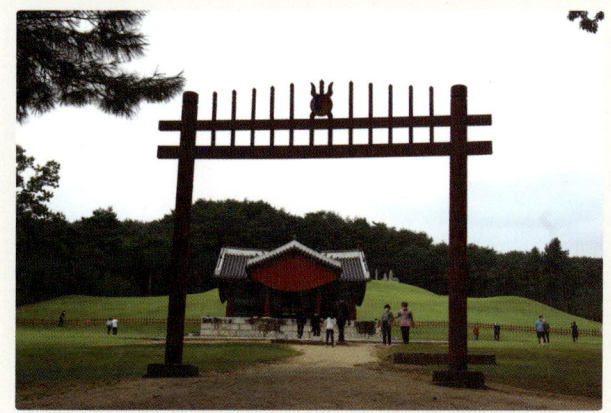
▲ 융릉(경기 화성)

이름이 여러 번 바뀐 무덤

왕의 무덤은 주인의 지위에 따라 다르게 불려요. 사도 세자의 무덤은 처음에 '수은묘'라고 낮춰 불렸죠. 왕위에 오른 정조는 이 무덤을 '영우원'을 거쳐 '현륭원'이라 높여 불렀어요. 이후 사도 세자가 *추존되자 무덤의 이름은 현재의 '융릉'으로 바뀌었답니다.

*추존: 왕위에 오르지 못하고 죽은 사람에게 임금의 칭호를 주던 일.

정조의 갑작스러운 죽음

정조는 수원 화성을 지은 후 평소 앓던 종기가 악화돼 49세에 갑작스럽게 세상을 떠나고 말았죠. 정조는 자신이 죽으면 아버지의 무덤 근처에 묻어 달라고 했어요. 그래서 오늘날 경기도 화성에 융릉과 건릉이 나란히 있는 것이랍니다.

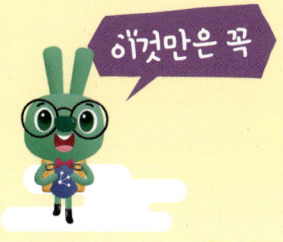
이것만은 꼭

왕의 무덤 주변에는 향로와 어로가 있어요. 향로는 제사를 지내기 위한 길이어서 아무리 왕이라도 향로를 걸을 수 없었어요. 향로 대신 어로를 걸어 보세요.

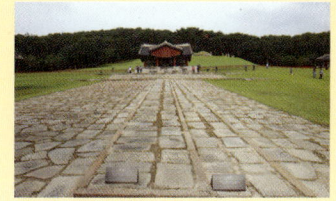
▶ 향로와 어로

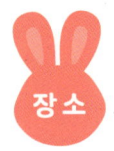 정조는 한양의 궁궐을 떠나 수원 화성에 자주 방문했어요.
정조가 행차길에 지나온 장소를 알맞게 적어 보세요.

정조의 수원 화성 행차

창덕궁 ➡ ① ➡ 노량 배다리 ➡ 장승백이 고개 ➡ 시흥 행궁 ➡ 군포천교 ➡ 사근참 행궁 ➡ 미륵현 ➡ 만석거 ➡ ② ➡ 수원 화성 행궁

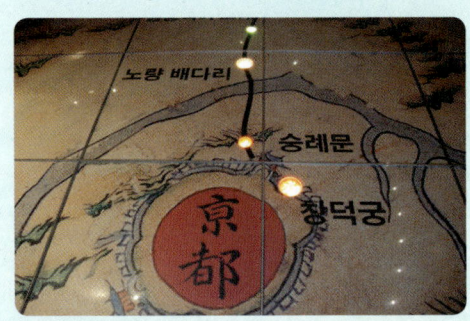

① 한양 도성의 정문이에요. 남쪽에 있어서 '남대문'이라고도 불려요.

정답

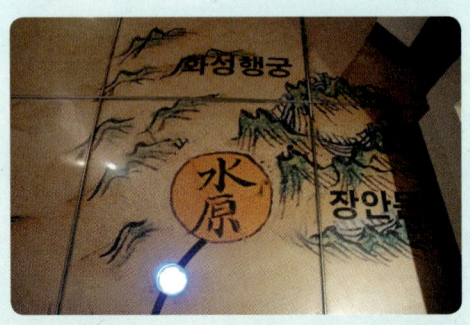

② 수원 화성의 북쪽 문이에요. 정조가 있는 한양은 수원 북쪽에 있기 때문에 정조는 이 문을 통해 수원 화성 행궁으로 들어왔어요.

정답

이야기 한국사

배다리를 만든 정약용

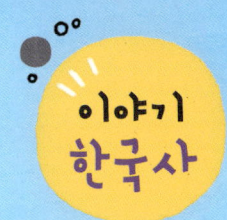

정조는 아버지 사도 세자의 무덤을 수원으로 옮긴 뒤 그곳을 자주 찾아갔어요. 한양에서 수원으로 가려면 한강을 건너야 했는데, 한강에는 다리가 없어 오가는 길이 불편했어요. 이에 정조는 정약용에게 튼튼하고 안전한 다리를 만들어 달라고 했어요.

"흠, 배를 여러 척 구해 와서 서로 연결해야겠다. 그리고 그 위에 튼튼한 판자를 얹으면 되겠군!"

정약용은 배의 크기와 간격, 판자의 크기와 무게, 바람과 물살의 흐름 등을 꼼꼼하게 따져서 배다리를 완성했어요.

덕분에 정조의 수원 행차는 더 편해졌답니다.

탐험 퀴즈

정약용은 ○○(을)를 건너기 위해 배다리를 만들었어요.

14일 학습 끝!

붙임 딱지 붙여요.

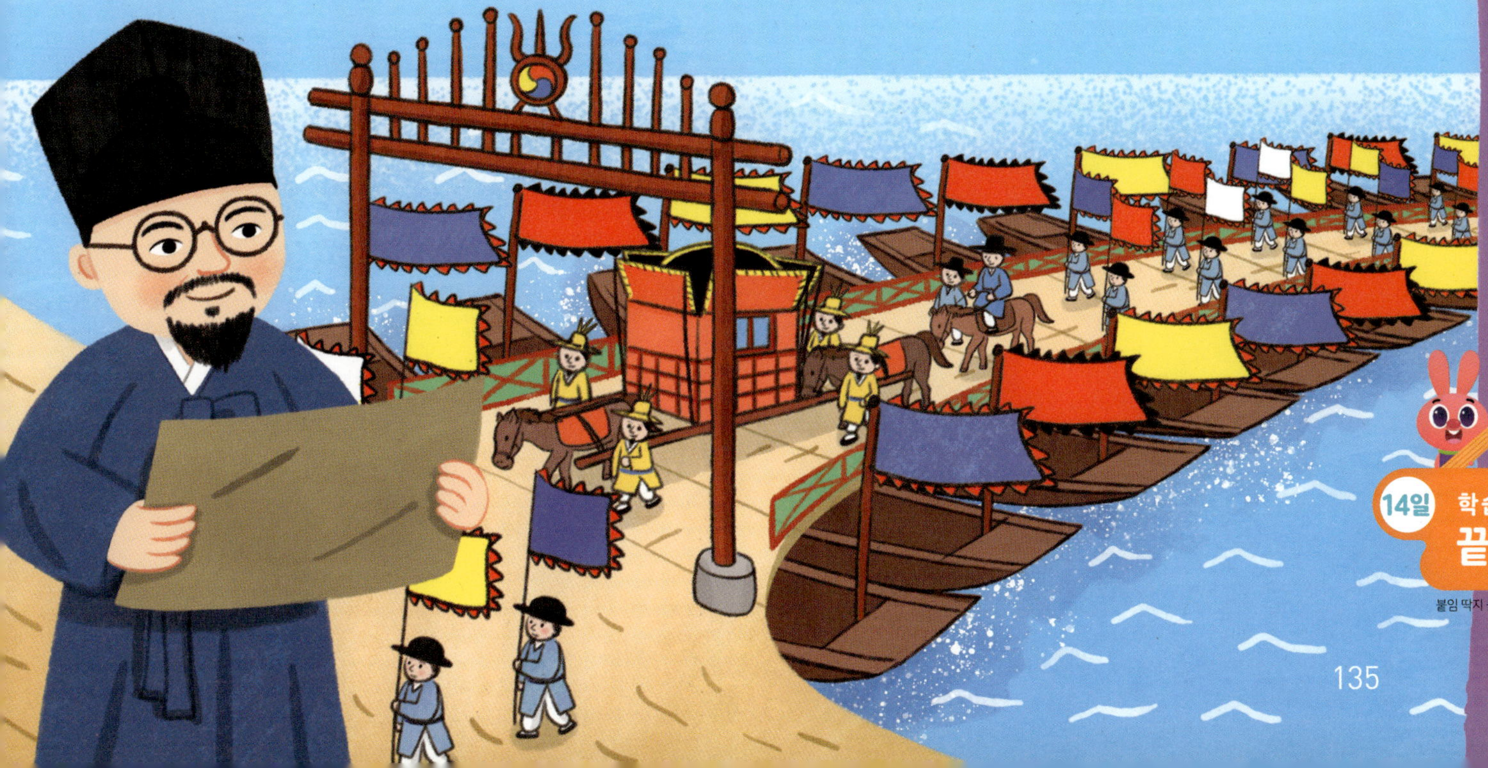

경기·인천 역사 탐험 그 후…

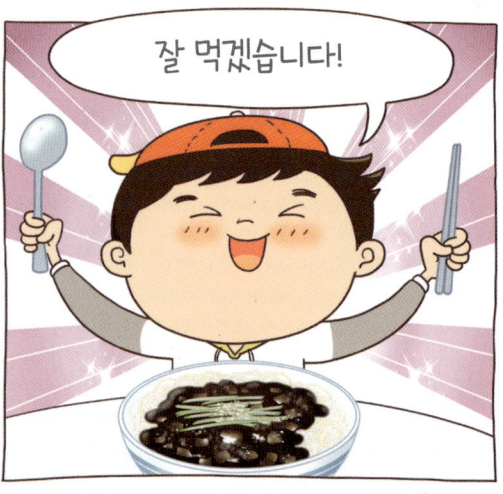
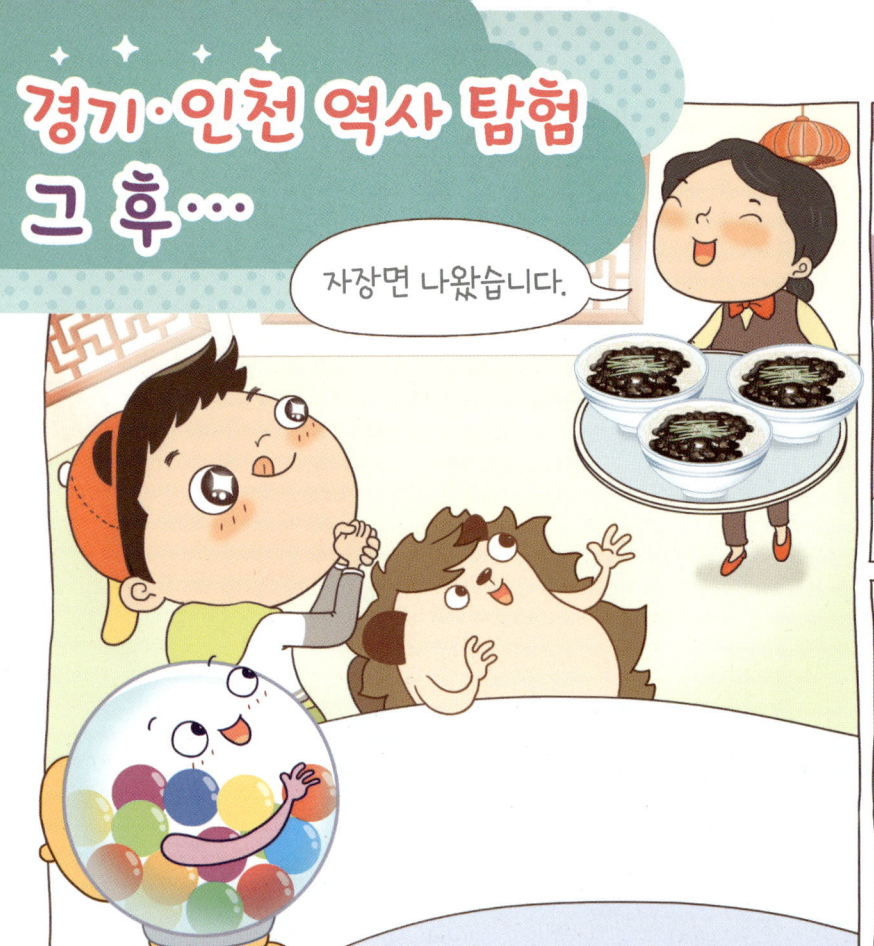
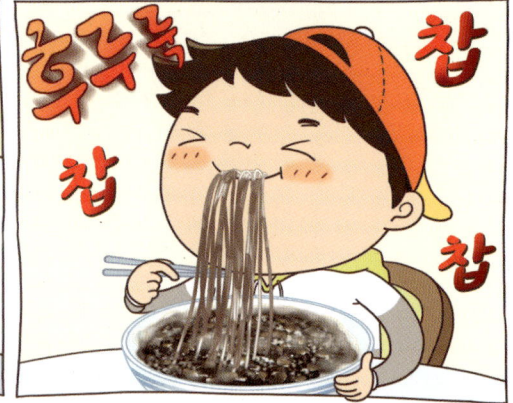
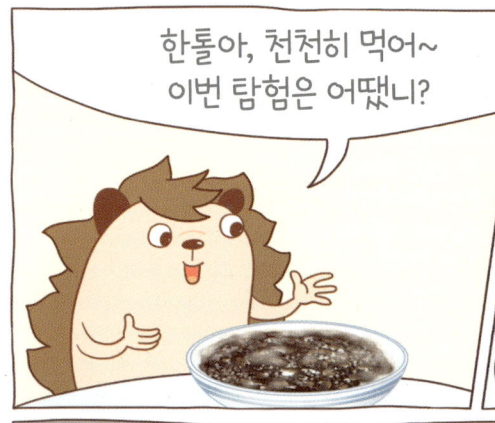
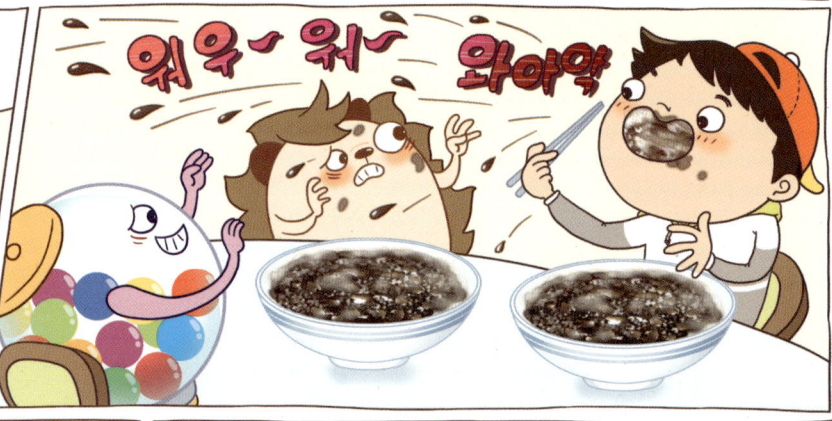
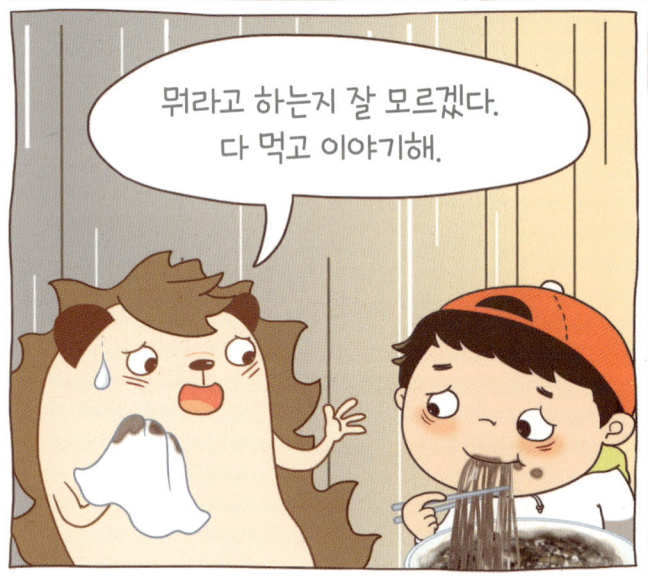
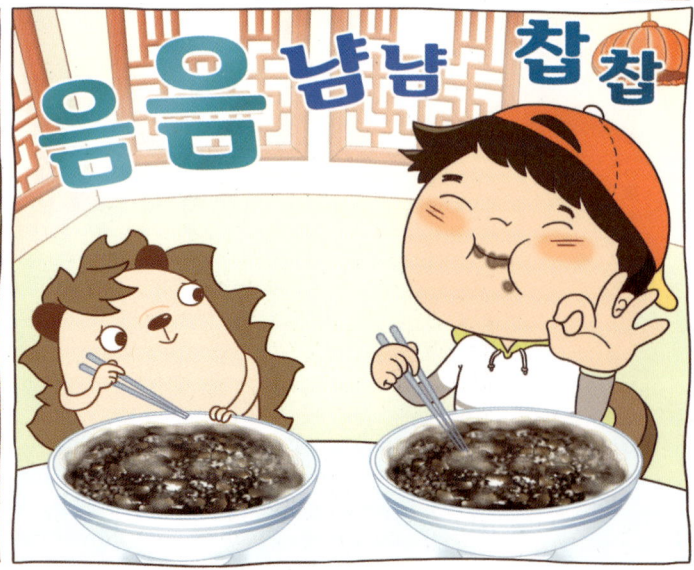

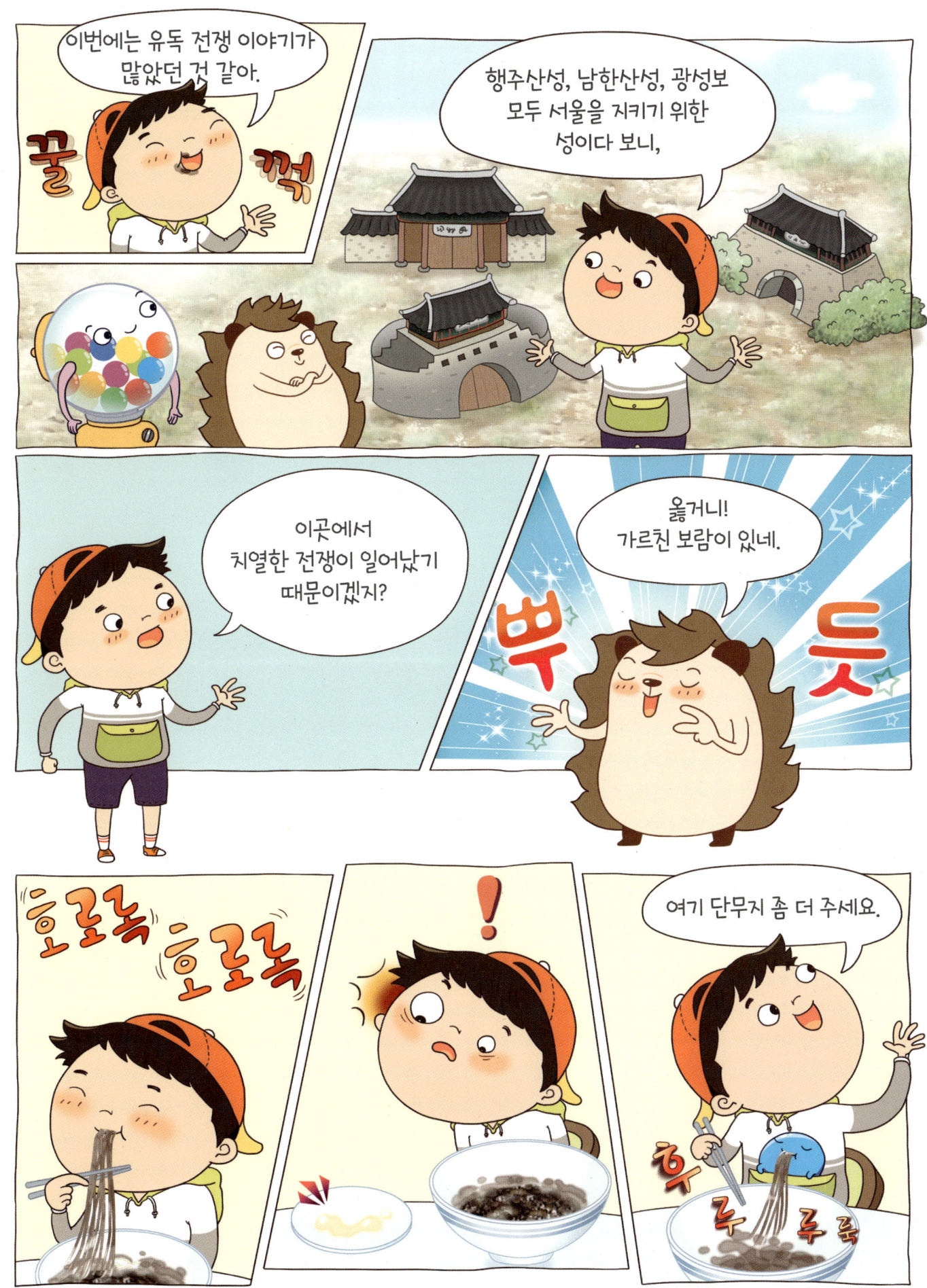

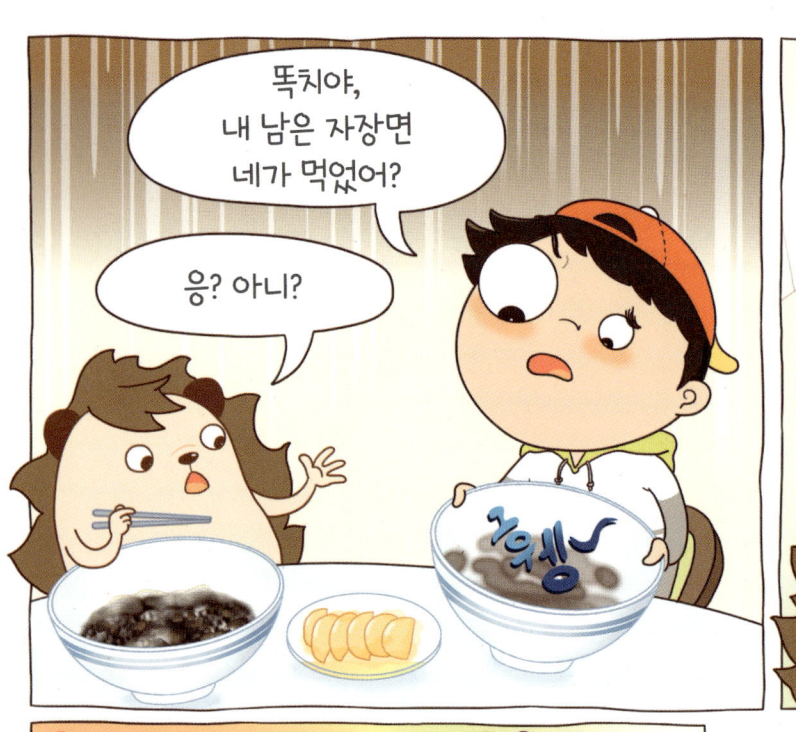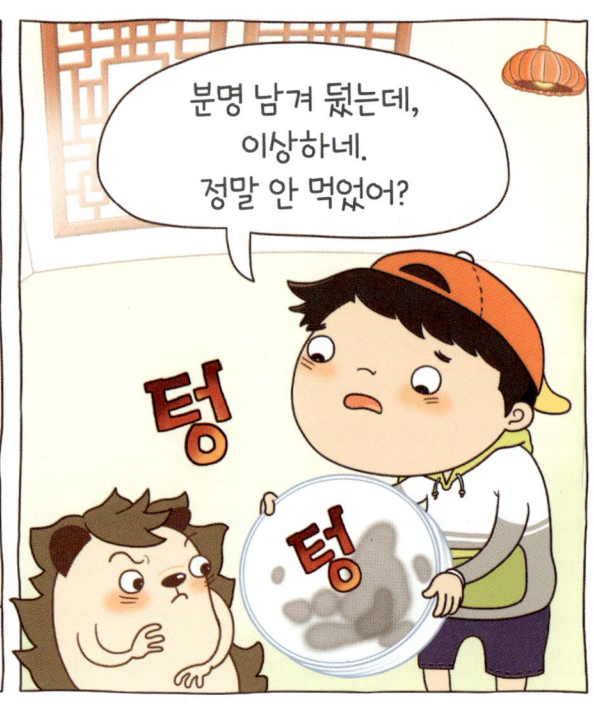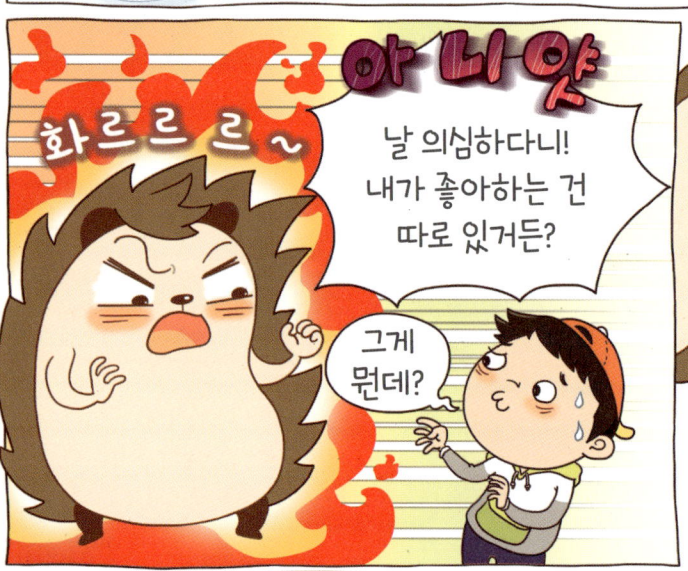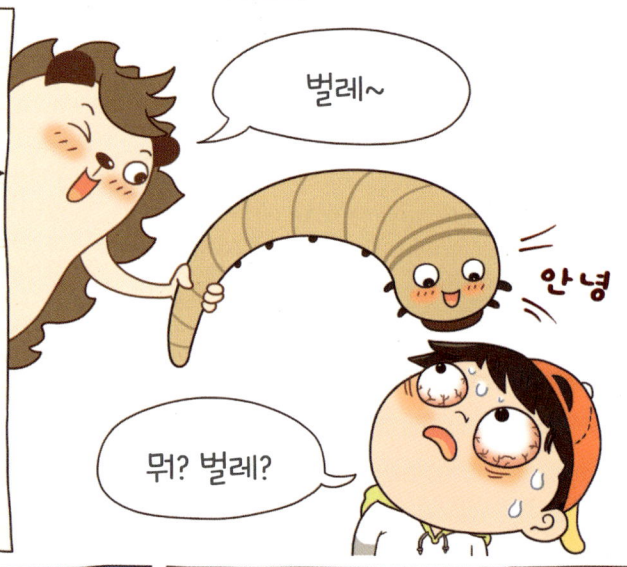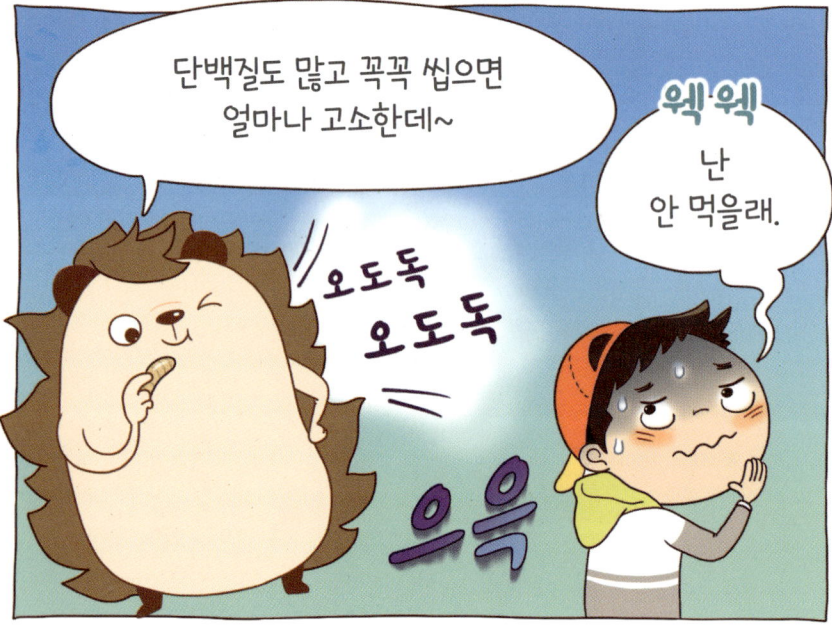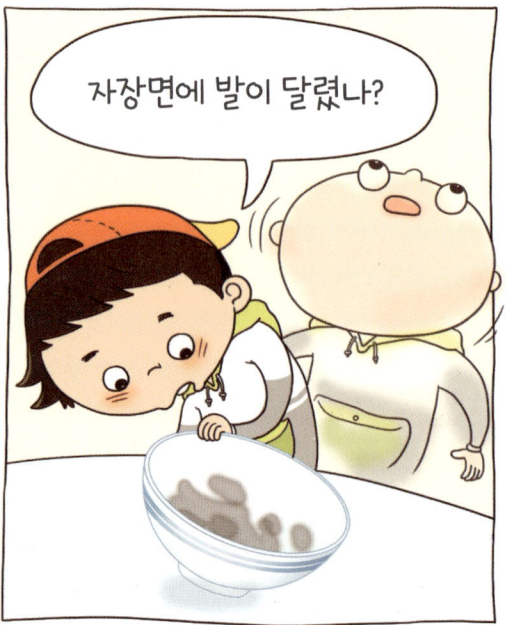

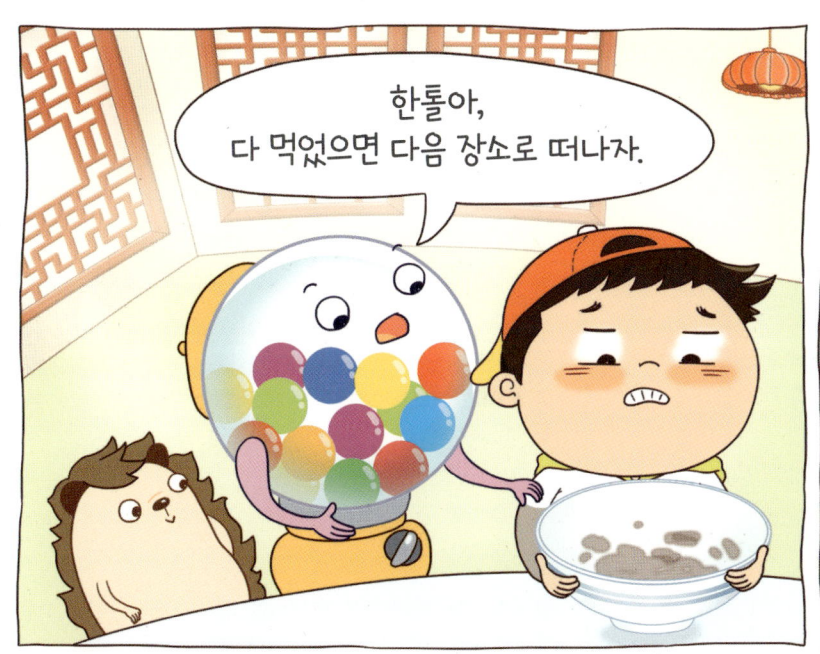
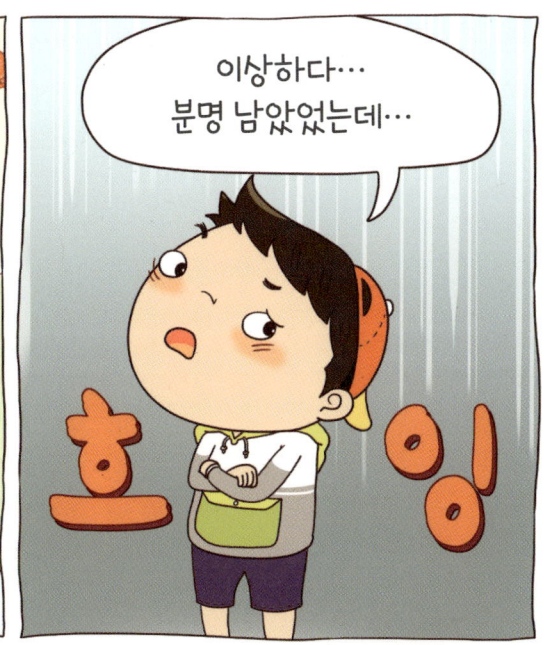
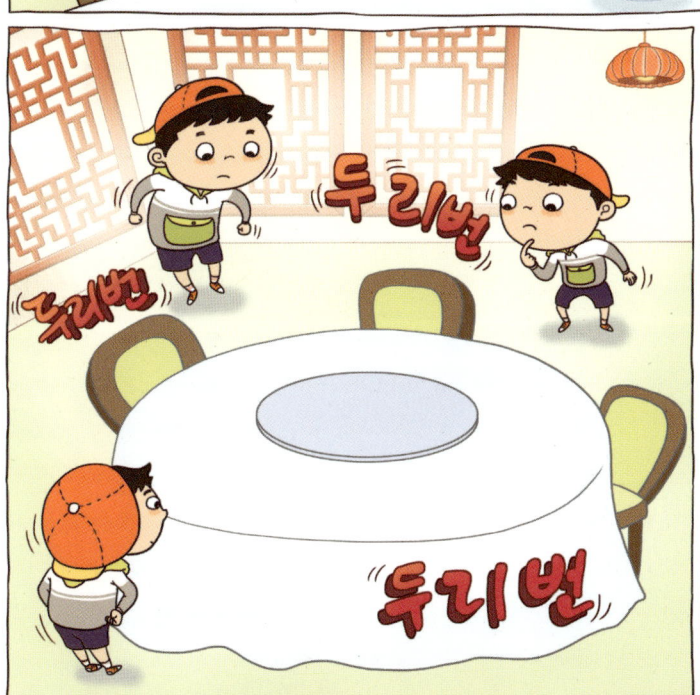
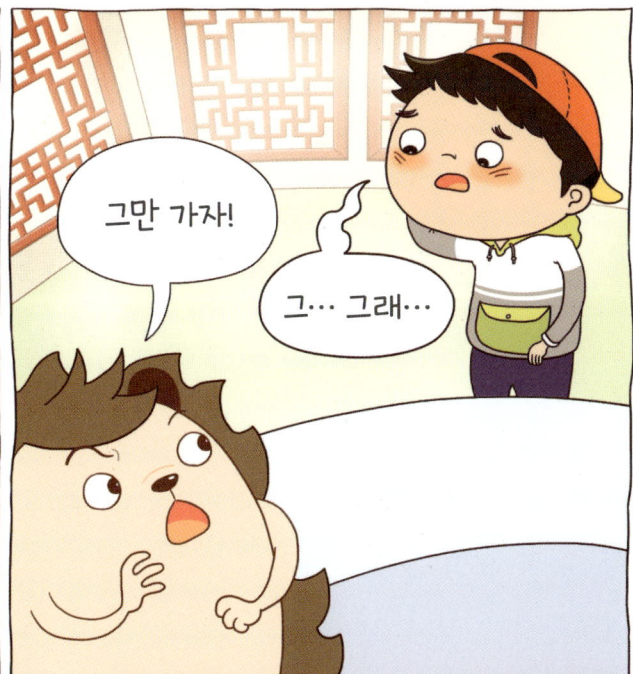
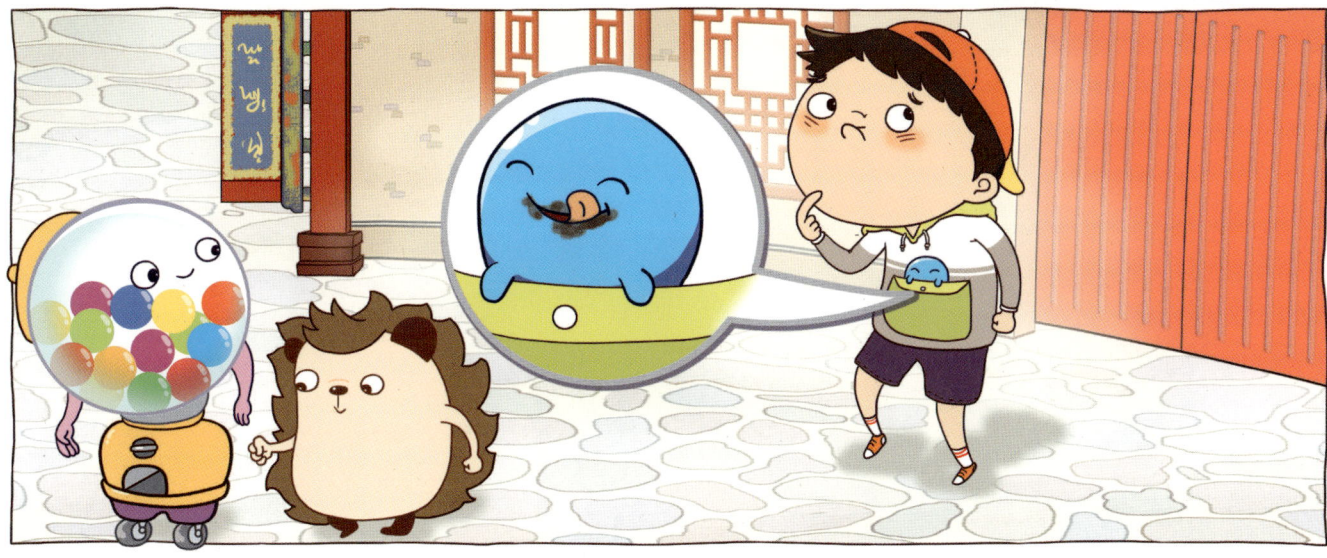

세 마리 토끼 잡는 역사탐험

정답 및 해설

쪽수를 잘 보고 정답을 확인해 보세요.

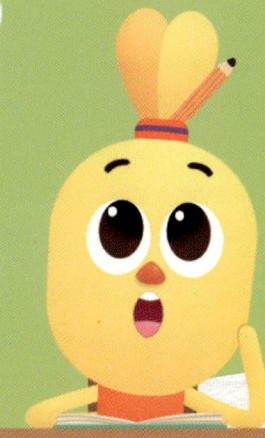

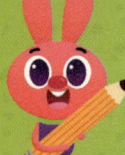

정답 및 해설

1일 24~25쪽

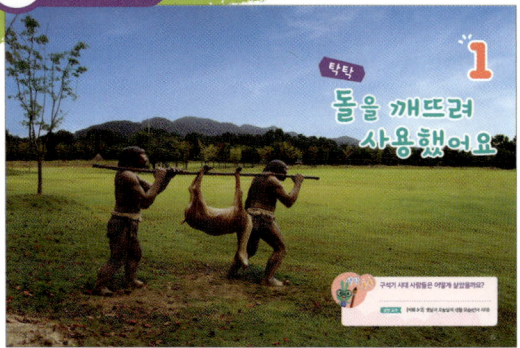

질문 구석기 시대 사람들은 어떻게 살았을까요?

답변
- 동물을 사냥했어요.
- 물고기를 잡았어요.

1일 32~33쪽

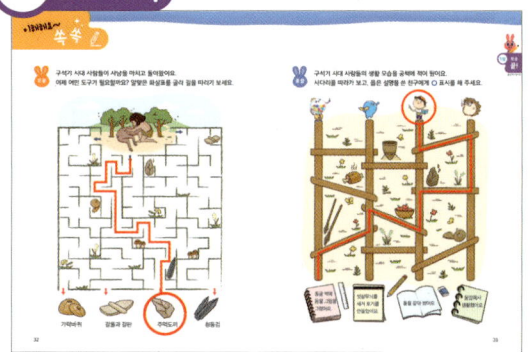

2일 34~35쪽

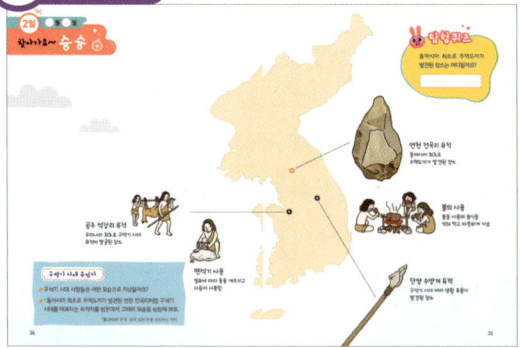

35쪽

질문 동아시아 최초로 주먹도끼가 발견된 장소는 어디일까요?

정답 연천 전곡리 유적

2일 38~39쪽

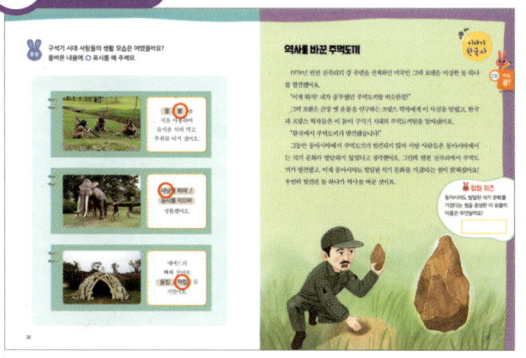

39쪽

질문 동아시아도 발달된 석기 문화를 가졌다는 점을 증명한 이 유물의 이름은 무엇일까요?

정답 주먹도끼

142

세마리 토끼잡는 역사탐험

3일 40~41쪽

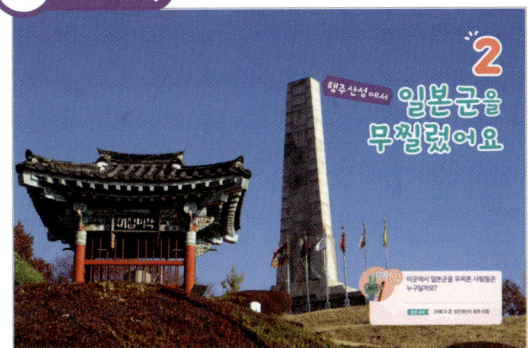

질문 이곳에서 일본군을 무찌른 사람들은 누구일까요?

답변 장군, 군인, 백성 등

3일 48~49쪽

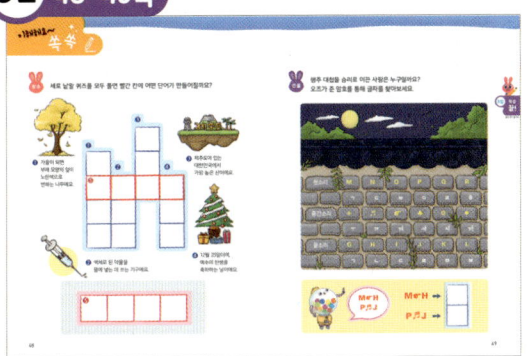

48쪽

정답
① 은행나무 ② 주사기
③ 한라산 ④ 성탄절
⑤ 행주산성

49쪽

정답 권율

4일 50~51쪽

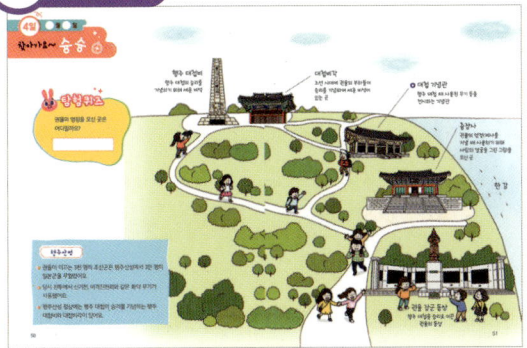

50쪽

질문 권율의 영정을 모신 곳은 어디일까요?

정답 충장사

4일 54~55쪽

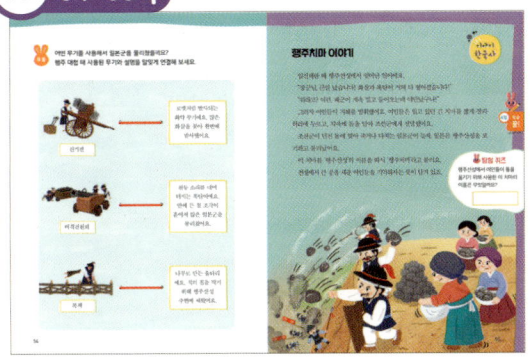

55쪽

질문 행주산성에서 여인들이 돌을 옮기기 위해 사용한 이 치마의 이름은 무엇일까요?

정답 행주치마

143

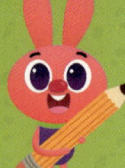

정답 및 해설

5일 56~57쪽

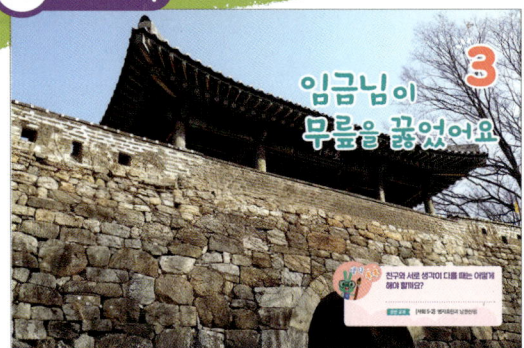

질문 친구와 서로 생각이 다를 때에는 어떻게 해야 할까요?

답변 먼저 친구의 말을 들어 보고 내 생각도 이야기해요.

5일 64~65쪽

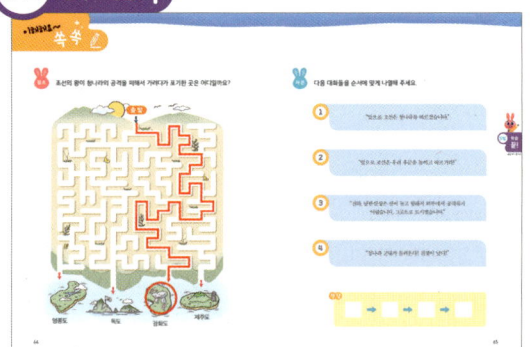

65쪽

정답 2 ⇨ 4 ⇨ 3 ⇨ 1

6일 66~67쪽

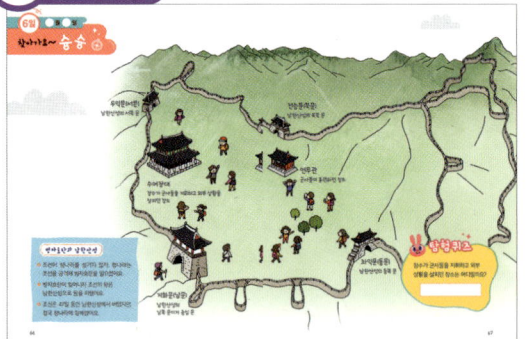

67쪽

질문 장수가 군사들을 지휘하고 외부 상황을 살피던 장소는 어디일까요?

정답 수어장대

6일 70~71쪽

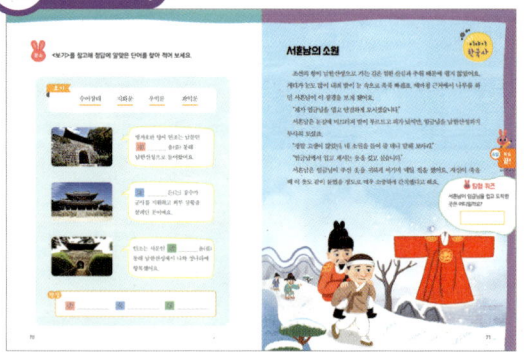

70쪽

정답 ❶ 지화문 ❷ 수어장대 ❸ 우익문

71쪽

질문 서흔남이 임금님을 업고 도착한 곳은 어디일까요?

정답 남한산성

7일 72~73쪽

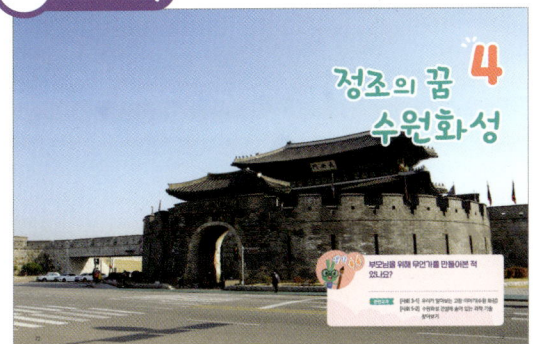

질문 부모님을 위해 무언가를 만들어 본 경험이 있나요?

답변
- 어버이날에 카네이션을 만들어 드렸어요.
- 부모님 생신에 축하 카드를 만들었어요.

7일 80~81쪽

오답 해설
- 수원 화성의 공사 기간은 2년 9개월이에요.
- 수원 화성을 짓는 과정은 『화성성역의궤』에 기록돼 있어요.

8일 82~83쪽

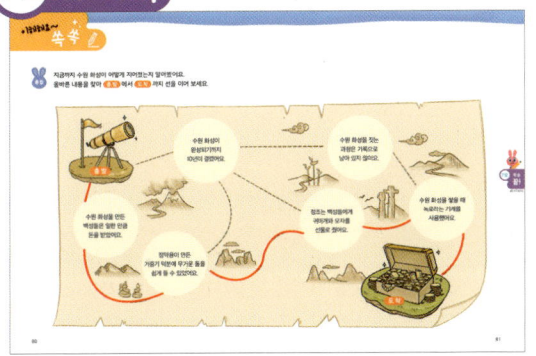

83쪽

질문 수원 화성의 사대문 중에서 정문은 어디일까요?

정답 장안문

8일 86~87쪽

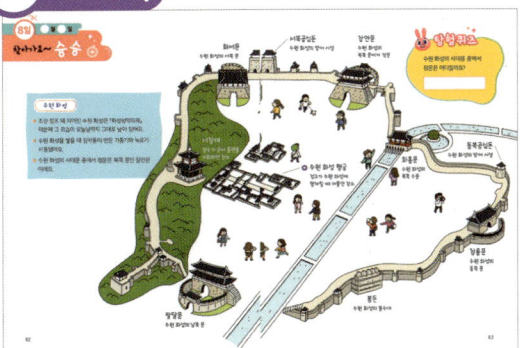

86쪽

정답 『화성성역의궤』

87쪽

질문 '가운데가 비어 있는 건물'이라는 뜻을 지닌 이 건물은 무엇일까요?

정답 공심돈

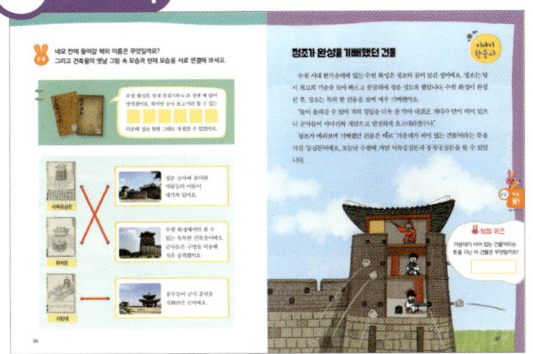

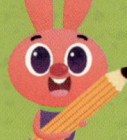

정답 및 해설

9일 88~89쪽

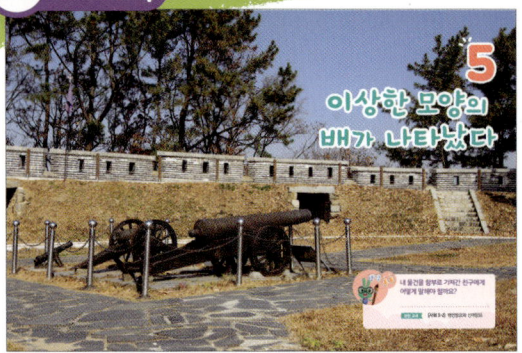

질문 내 물건을 함부로 가져간 친구에게 어떻게 말해야 할까요?

답변 그 물건이 내 것인 이유를 설명하고 돌려 달라고 해요.

9일 96~97쪽

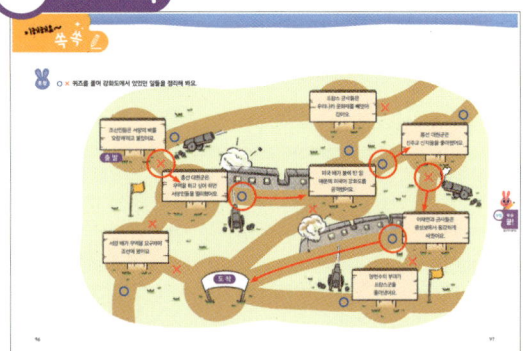

오답 해설
- 조선인들은 서양에서 온 배를 '이양선'이라고 불렀어요.
- 흥선 대원군은 천주교 신자들을 못마땅하게 생각했어요.

10일 98~99쪽

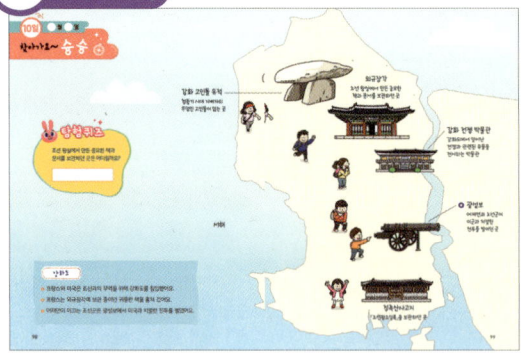

98쪽

질문 조선 왕실에서 만든 중요한 책과 문서를 보관하던 곳은 어디일까요?

정답 외규장각

10일 102~103쪽

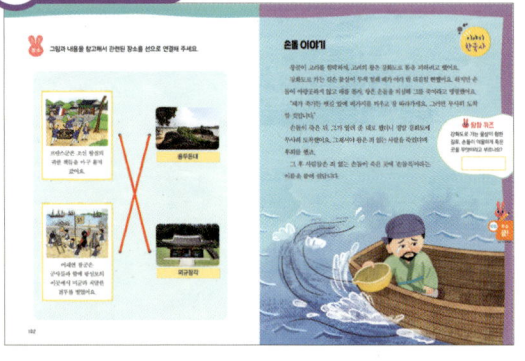

103쪽

질문 강화도로 가는 물살이 험한 길로, 손돌이 억울하게 죽은 곳을 무엇이라고 부르나요?

정답 손돌목

세 마리 토끼잡는 역사탐험

11일 104~105쪽

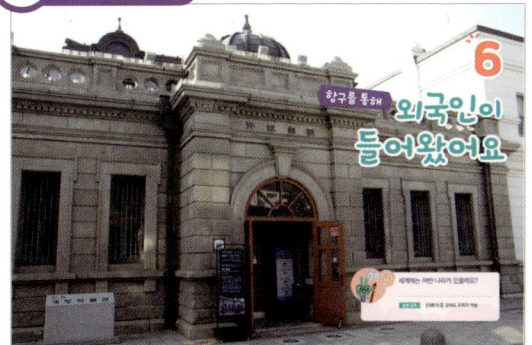

질문 세계에는 어떤 나라가 있을까요?

답변 프랑스, 미국, 영국, 중국, 일본 등이 있어요.

11일 112~113쪽

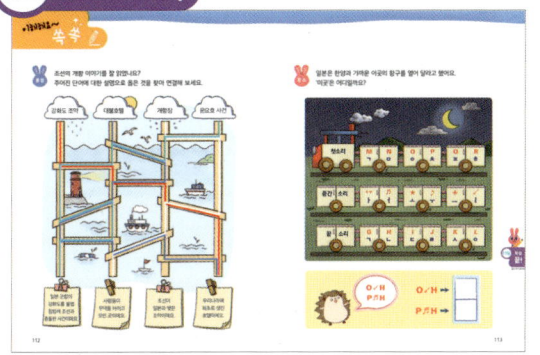

113쪽

정답 인천

12일 114~115쪽

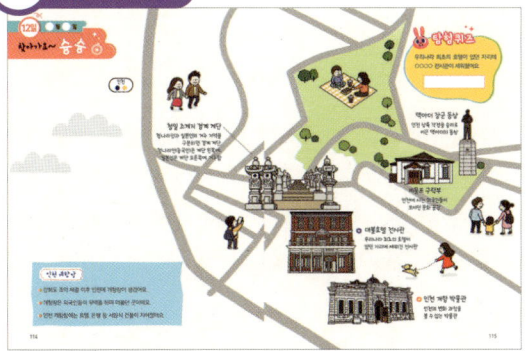

115쪽

질문 우리나라 최초의 호텔이 있던 자리에 ○○○○ 전시관이 세워졌어요.

정답 대불호텔

12일 118~119쪽

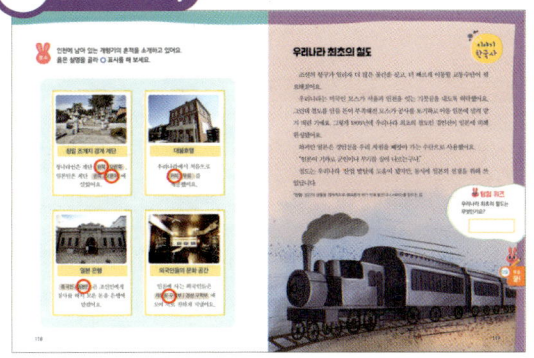

119쪽

질문 우리나라 최초의 철도는 무엇인가요?

정답 경인선

147

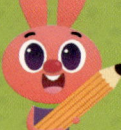

정답 및 해설

13일 120~121쪽

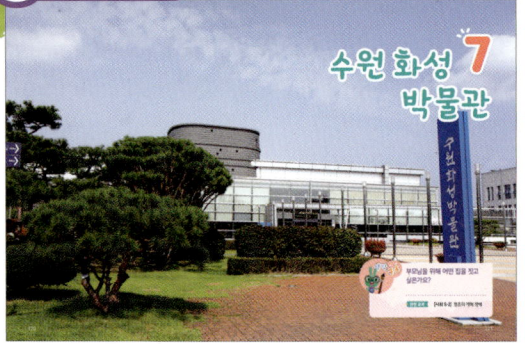

질문: 부모님을 위해 어떤 집을 짓고 싶은가요?

답변: 3층짜리 집을 지어 부모님이랑 동생과 같이 살고 싶어요.

13일 128~129쪽

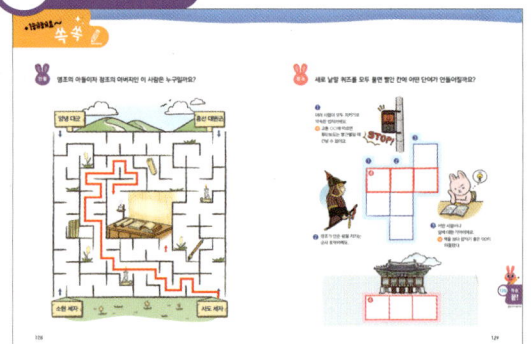

129쪽

정답: ❶ 규칙   ❷ 장용영   ❸ 생각   ❹ 규장각

14일 130~131쪽

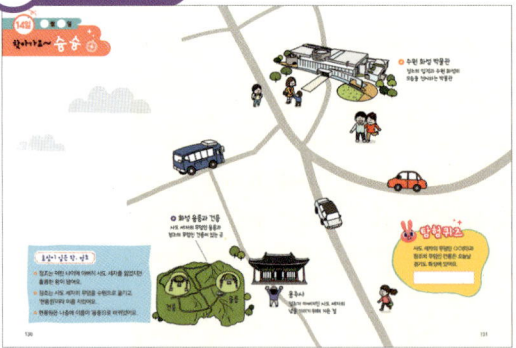

131쪽

질문: 사도 세자의 무덤인 ○○(와)과 정조의 무덤인 건릉은 오늘날 경기도 화성에 있어요.

정답: 융릉

14일 134~135쪽

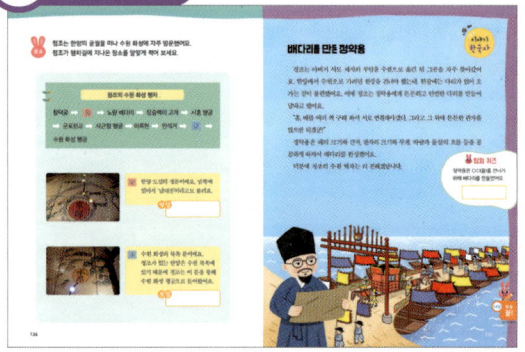

134쪽

정답: ❶ 숭례문   ❷ 장안문

135쪽

질문: 정약용은 ○○(을)를 건너기 위해 배다리를 만들었어요.

정답: 한강

저자: ㈜아이엔지스토리

독서실, 스터디카페 등의 학습 공간을 제공하고 다양한 교육 콘텐츠를 개발하여
공간과 콘텐츠의 결합을 목표로 하는 교육플랫폼 기업입니다.

이 책을 만든 분들

정다영(기획 개발, 연구, 사진 촬영)

박성옥(기획 개발, 편집)

소설(기획 개발, 연구)

세 마리 토끼 잡는 역사탐험 2 경기·인천

펴낸날 2021년 7월 15일 3쇄
펴낸이 주민홍 | **총괄** 한유형 | **기획 및 편집** ㈜아이엔지스토리 | **펴낸곳** ㈜NE능률 | **디자인** 이지숙, 김윤미
그림 송영훈, 이준선, 안준석, 한동훈, 유영주, 윤길준, 김미정, 이종관, 민슬아, 김효진
만화 양혜진 | **지도** 이은미 | **글** 박윤경 | **자료 조사** 김태경
영업 한기영, 이경구, 박인규, 정철교, 김남준 | **마케팅** 박혜선, 고유진, 남경진, 김상민
주소 서울특별시 마포구 월드컵북로 396 (상암동) 누리꿈스퀘어 비즈니스타워 10층 (우편번호 03925)
전화 (02)2014-7114 | **팩스** (02)3142-0356 | **홈페이지** www.nebooks.co.kr
ISBN 979-11-253-3541-2

제조년월 2021년 7월 | **제조사명** ㈜NE능률 | **제조국** 대한민국 | **사용연령** 7세~11세
Copyright©2020. 이 책의 저작권은 ㈜NE능률에 있습니다.
내용의 일부 또는 전체를 사용하시려면 미리 출판사의 동의를 얻어야 합니다.

※ 파본은 구매처에서 교환 가능합니다.

홈스쿨링으로 빈틈없이 채우는 초등 공부 실력

세토 시리즈

누적 판매 **60만부** 돌파!

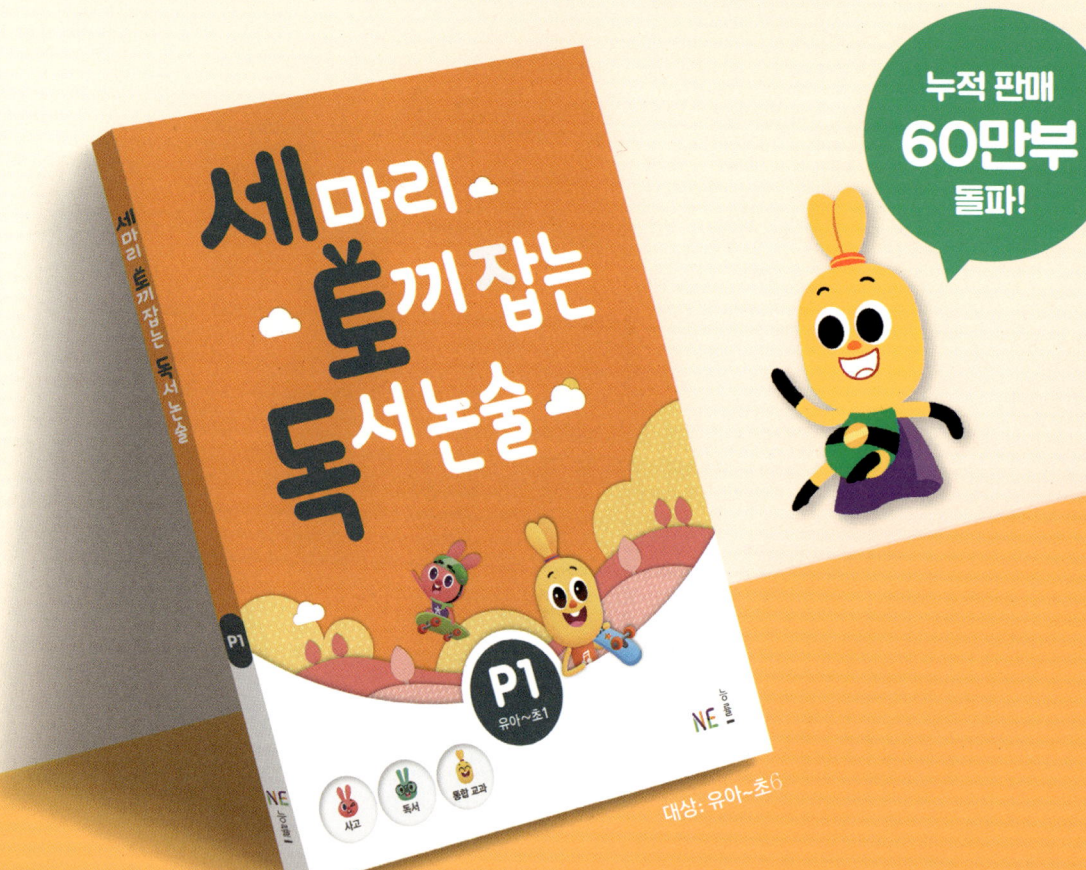

통합 학습역량 강화 프로그램

기초 학습서 초등 기초 학습능력과 배경지식 UP!   **교과 학습서** 초등 교과 사고력과 문제해결력 UP!

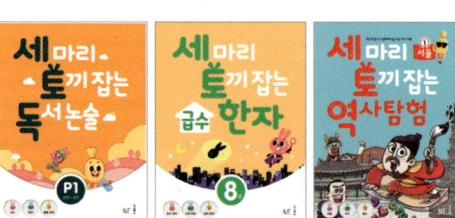

독서 논술   급수 한자   역사 탐험

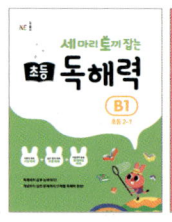

초등 독해   초등 어휘

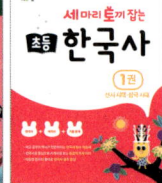

초등 한국사

정답

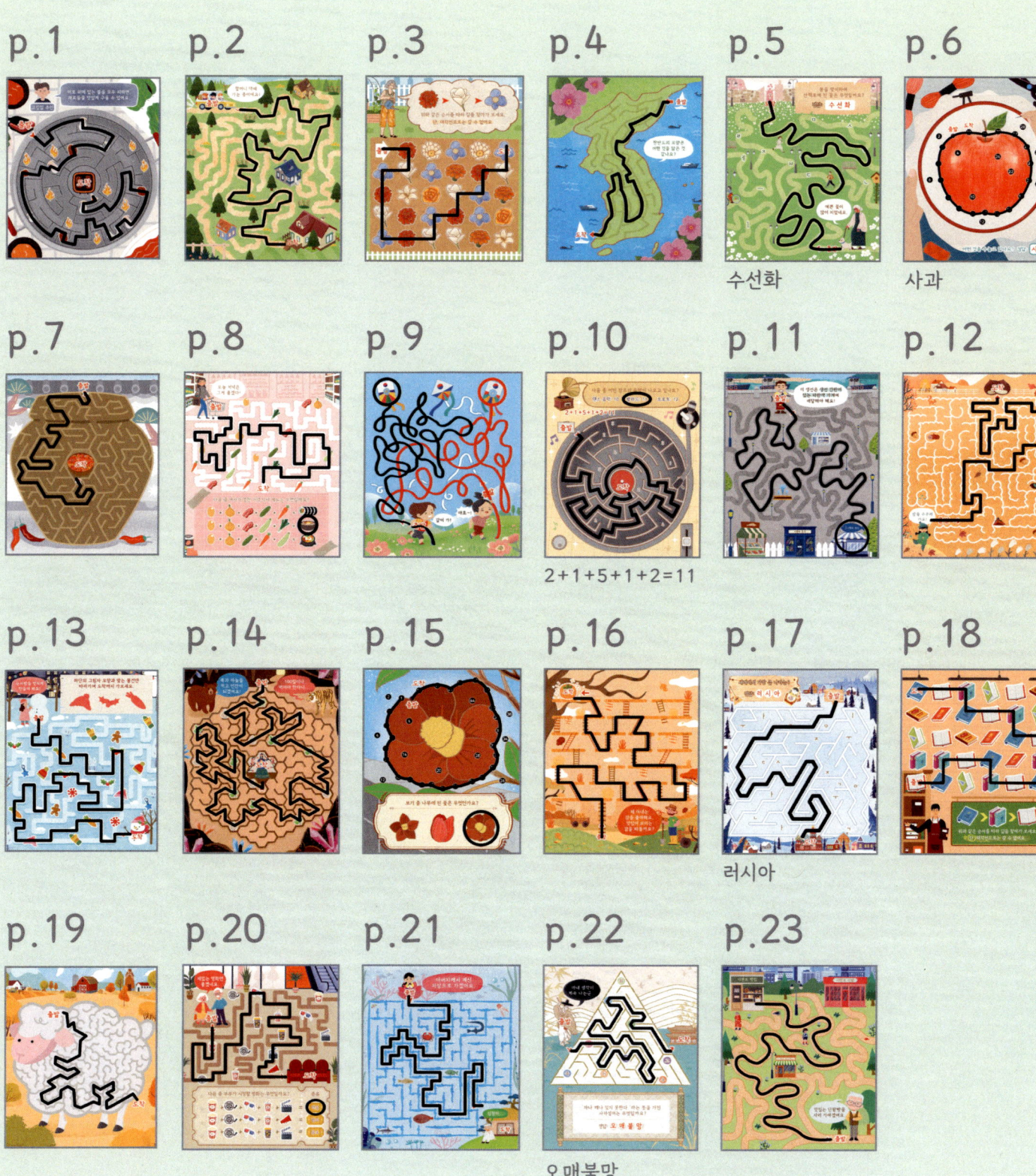

할아버지의 목적지

할아버지의 말을 잘 보고, 할아버지가 가고자 하는 가게를 찾아보세요.

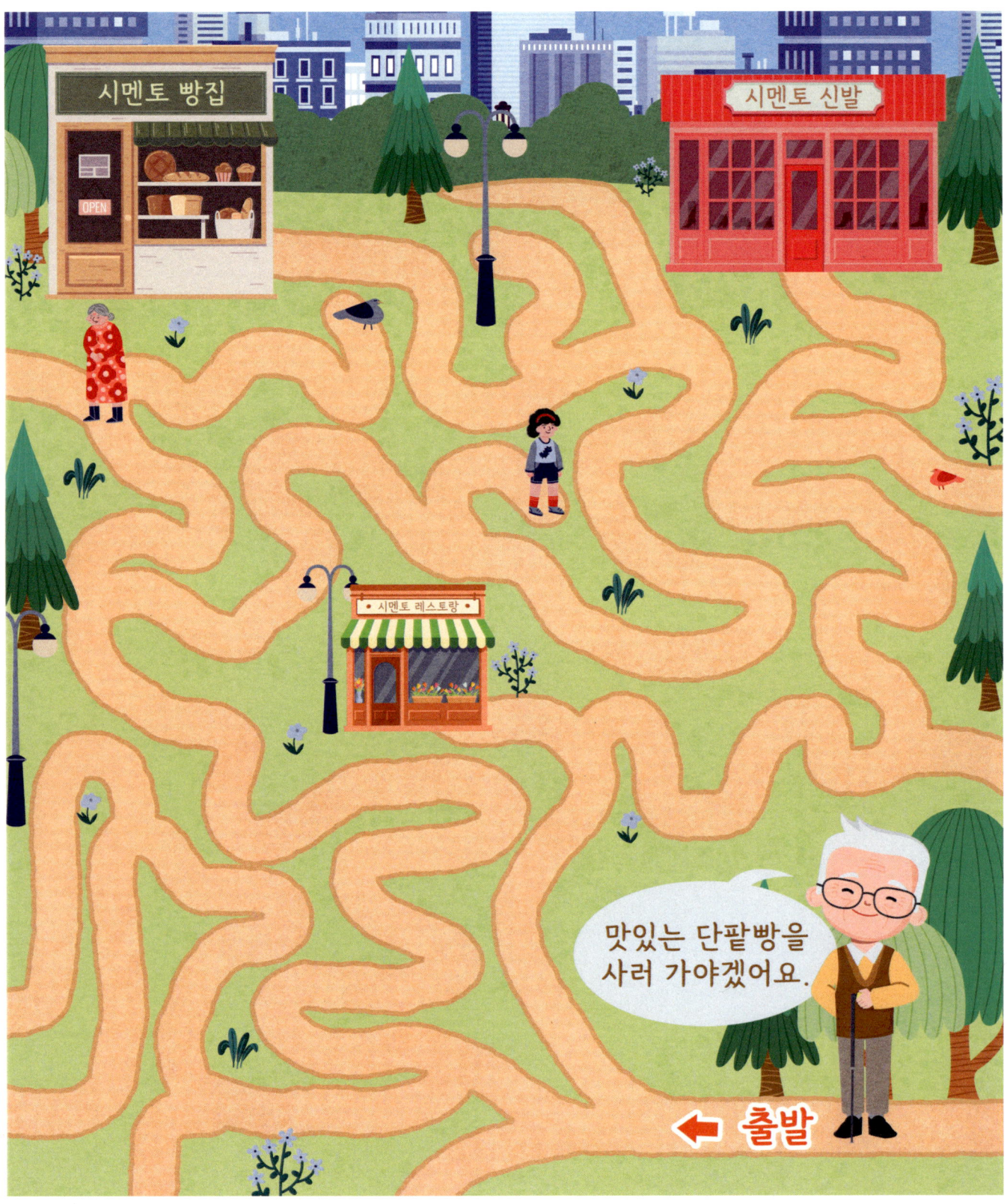

사자성어 맞히기

미로를 찾아가며 만난 글자들을 조합해, 정답을 알아맞혀 보세요.

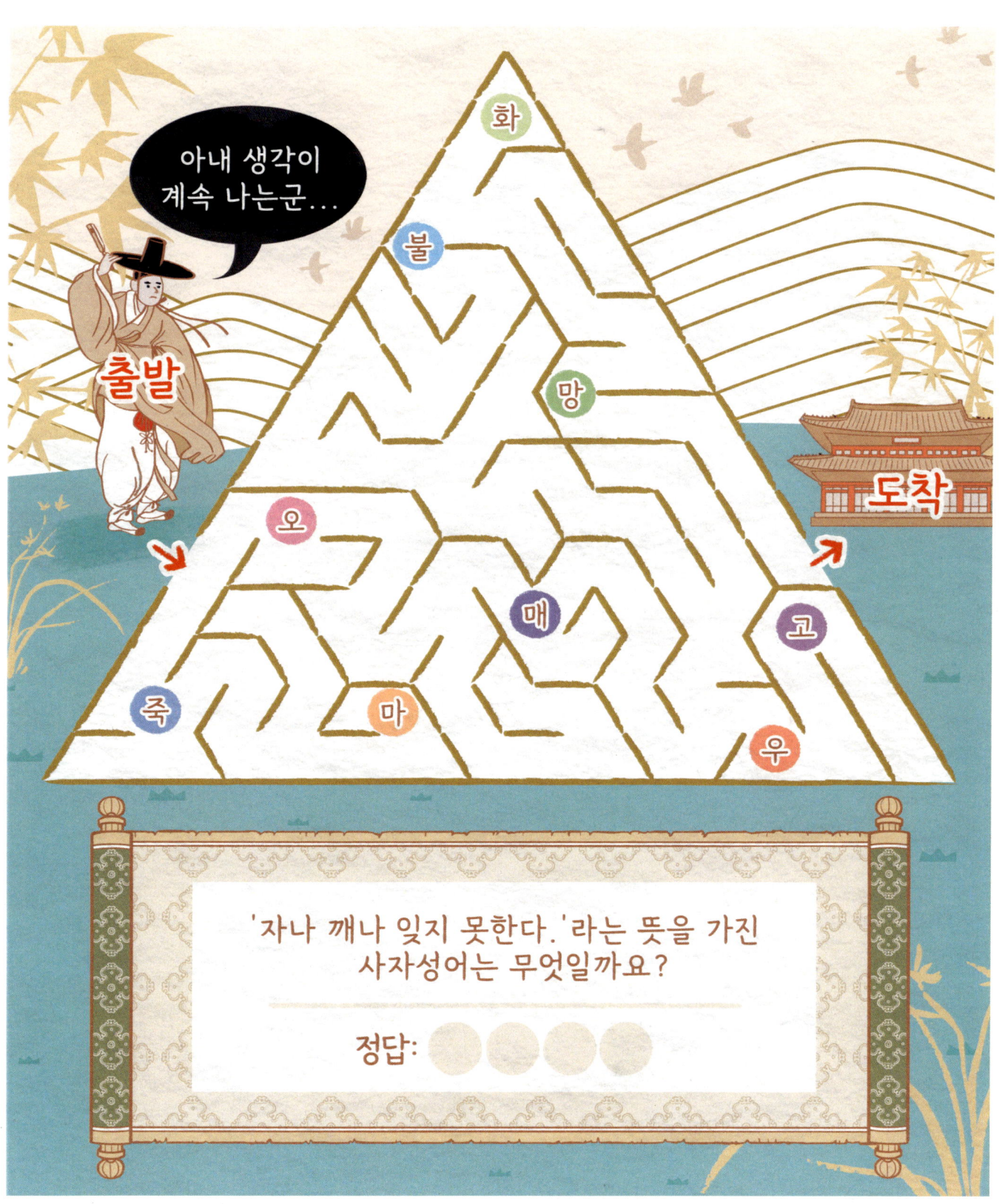

'자나 깨나 잊지 못한다.'라는 뜻을 가진 사자성어는 무엇일까요?

정답: ● ● ● ●

심청전

바다 생물을 모두 피해 도착까지 가보세요.

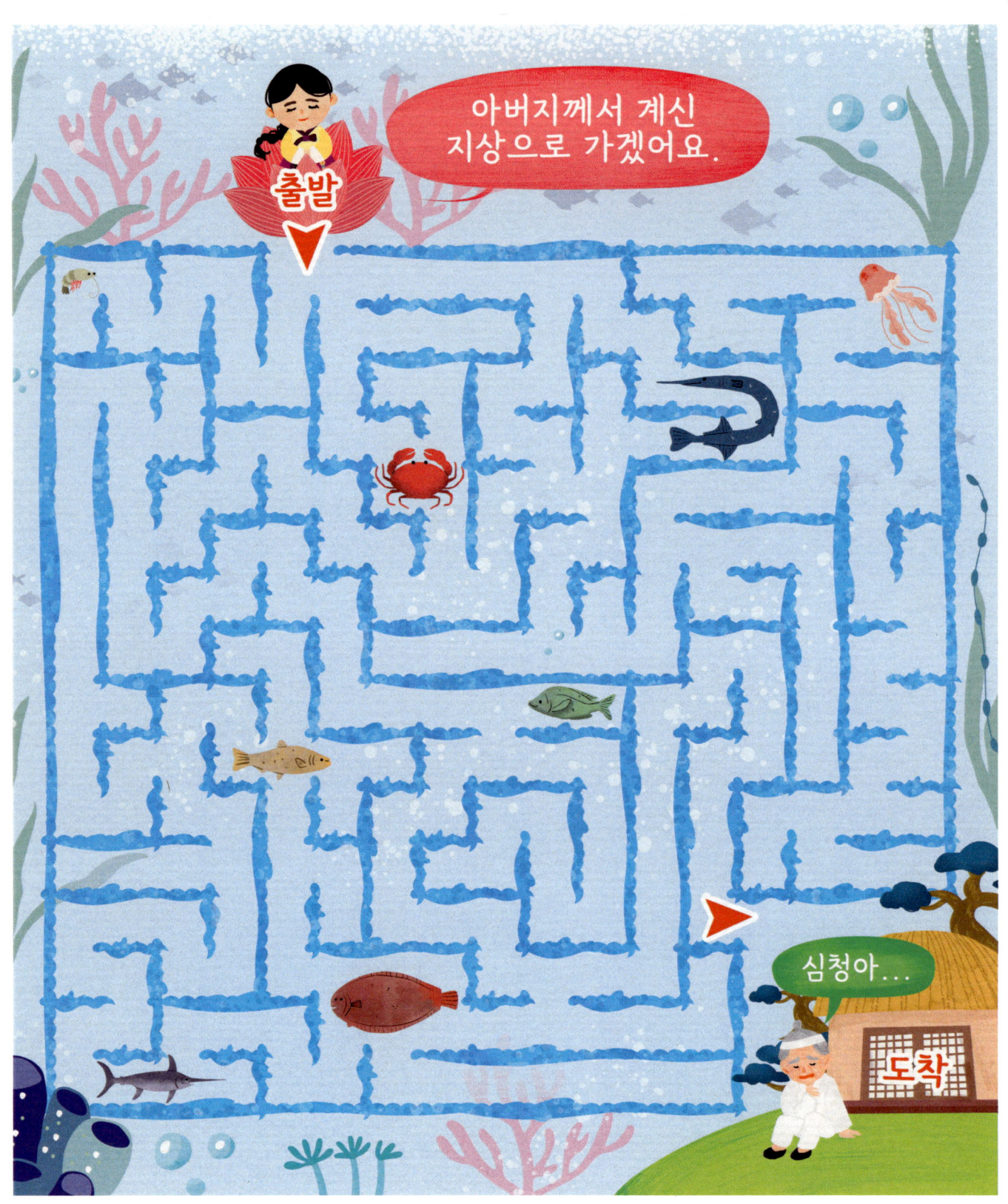

영화 보러 간 날

미로를 따라가며 단서들을 모아보고, 질문의 답을 알아맞혀 보세요.

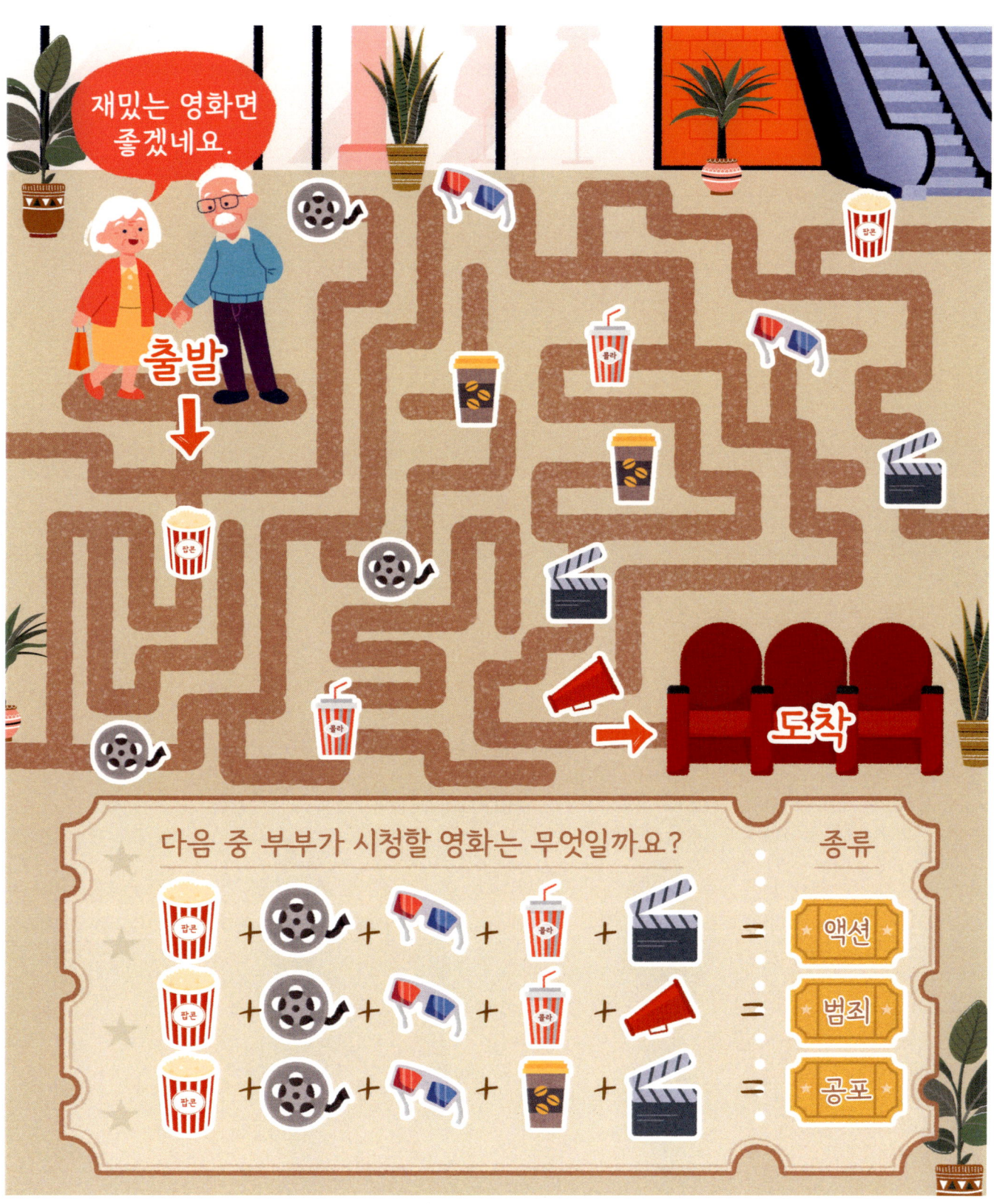

양털 미로

양털에 난 길을 따라 출발에서 도착까지 가보세요.

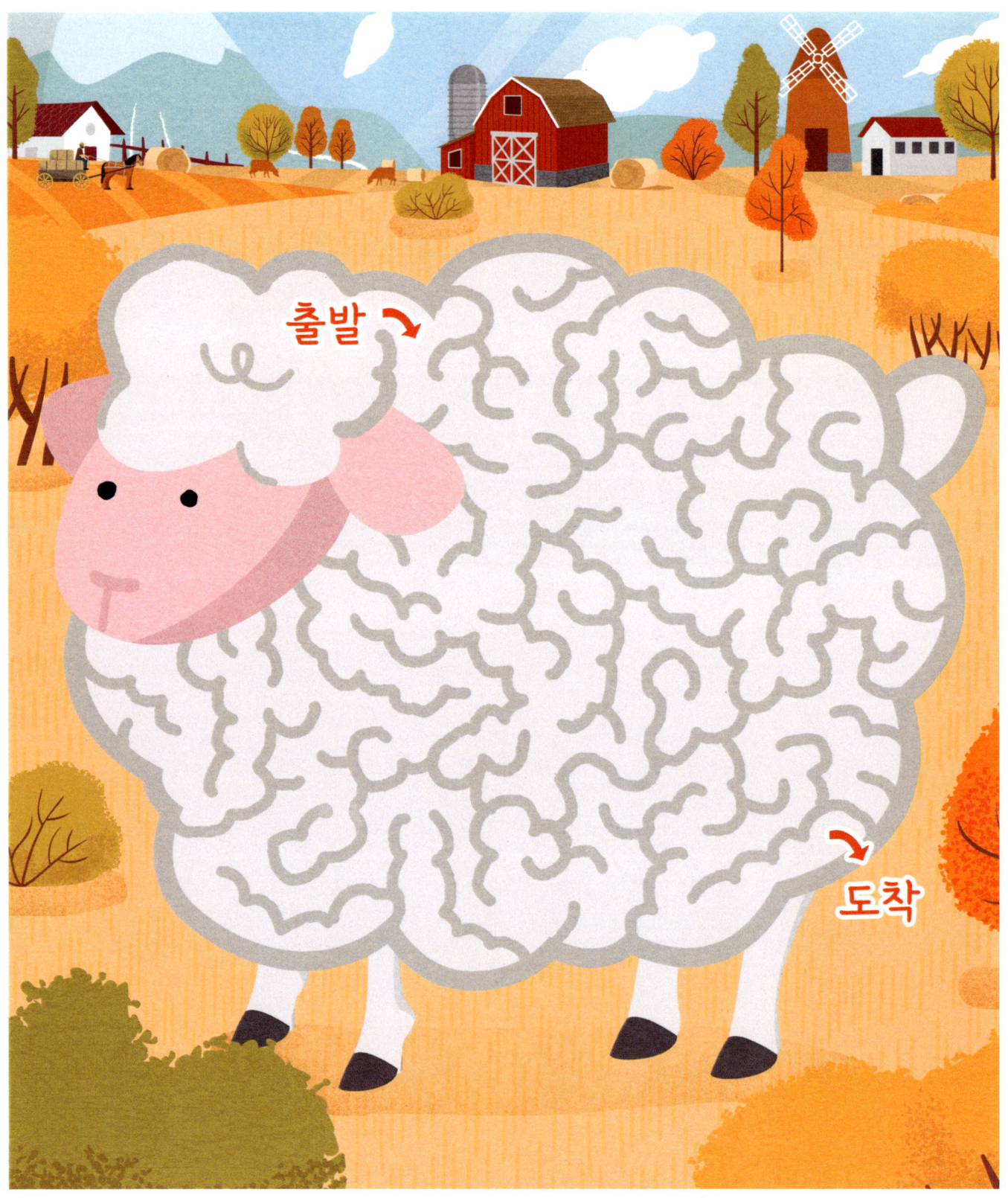

규칙 따라가기 미로

아래의 규칙을 따라 출발에서 도착까지 가보세요.

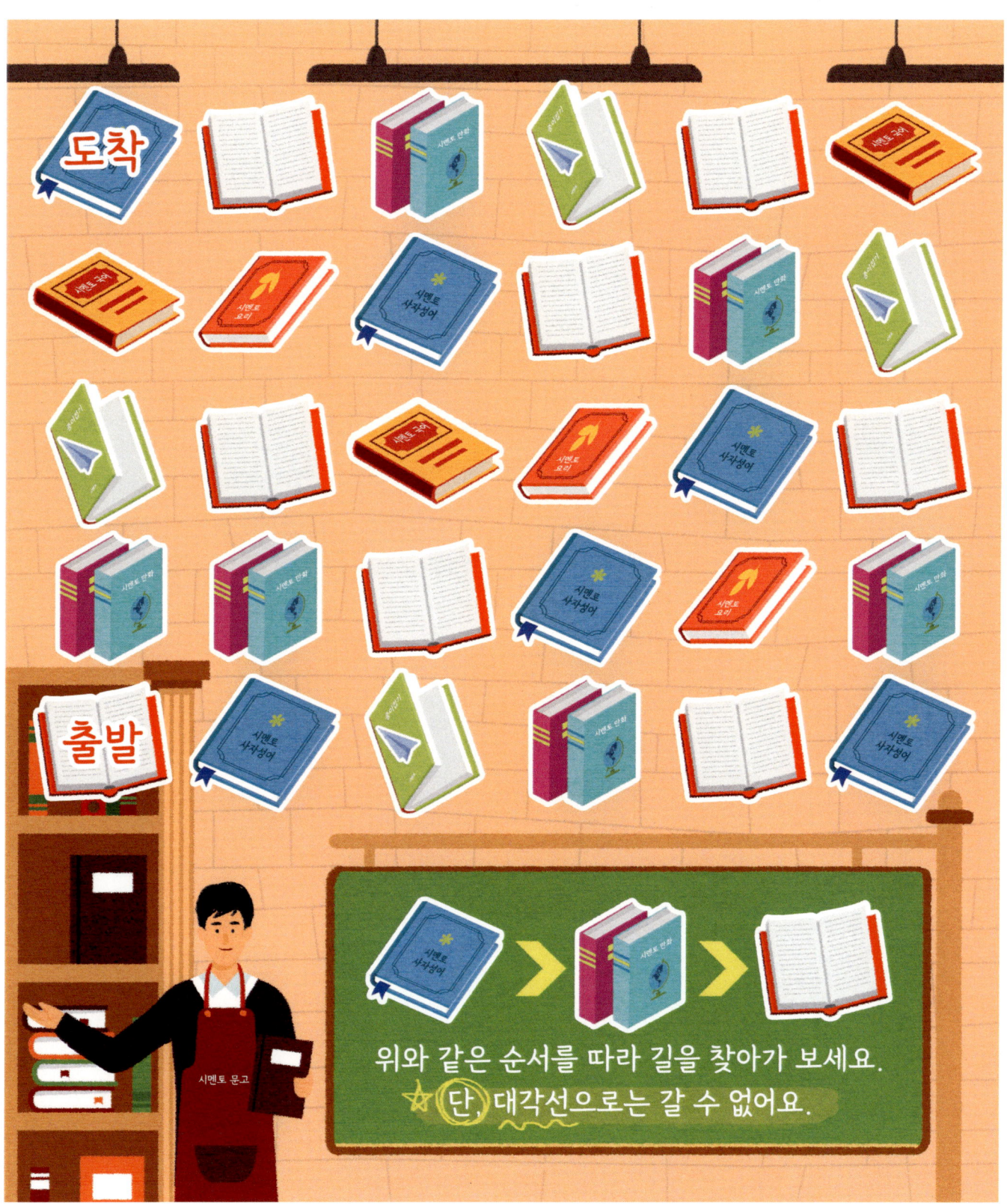

퀴즈 미로

미로를 찾아가며 만난 글자들을 조합해, 질문의 정답을 알아맞혀 보세요.

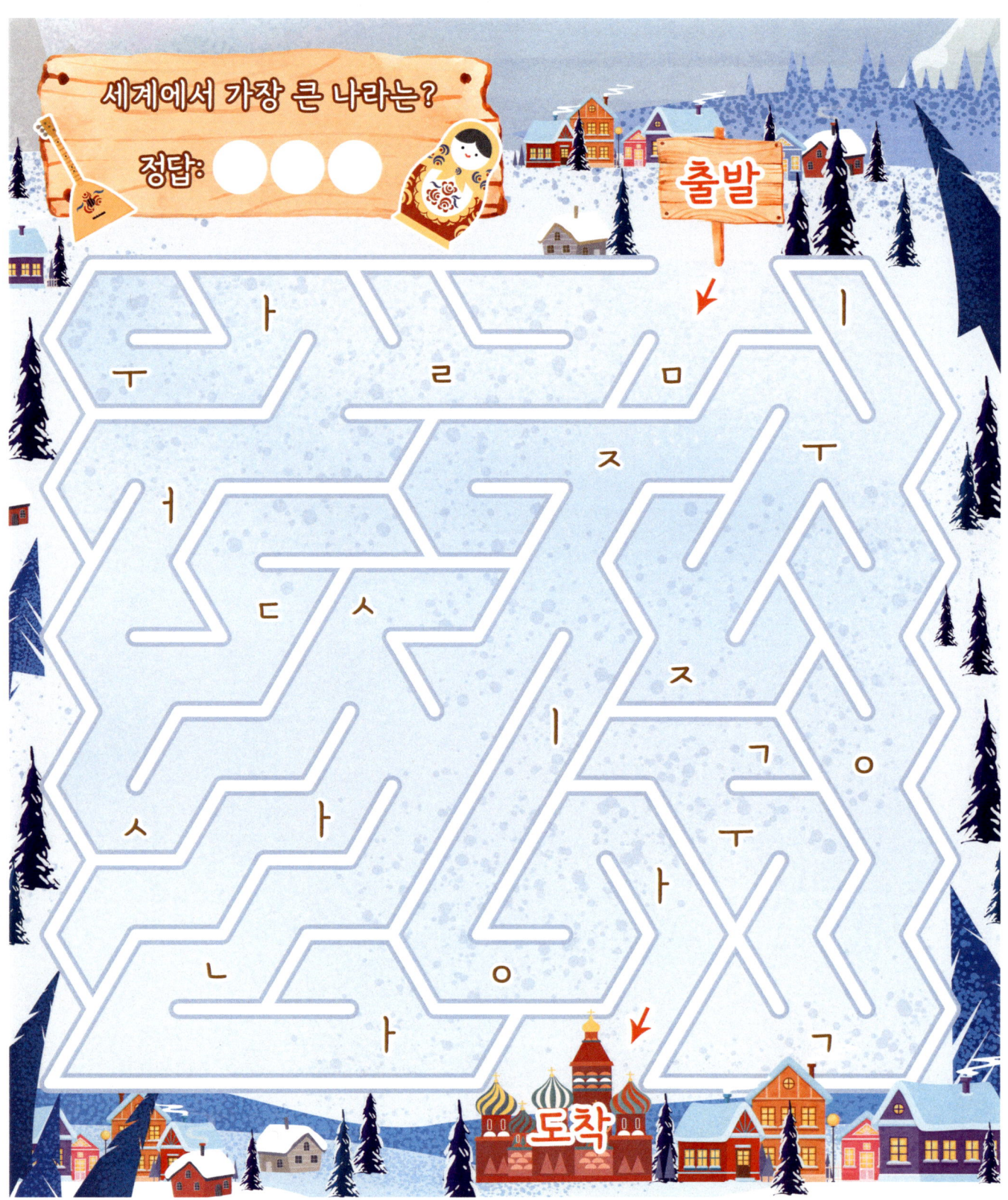

감 따기

미로를 따라 출발에서 도착까지 가보세요.

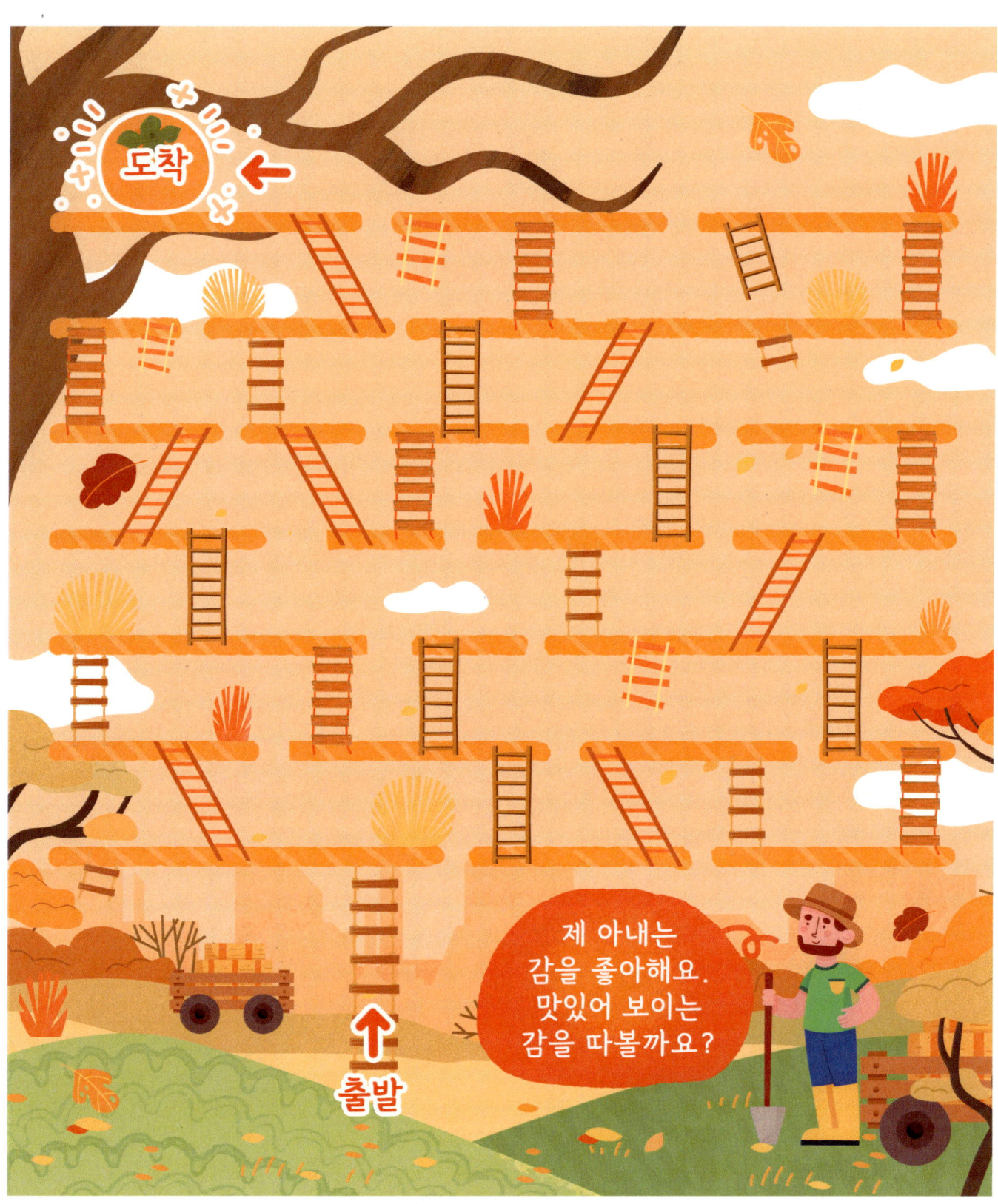

숫자 점잇기 미로

숫자 1부터 홀수만 따라 순서대로 선을 이어보세요.

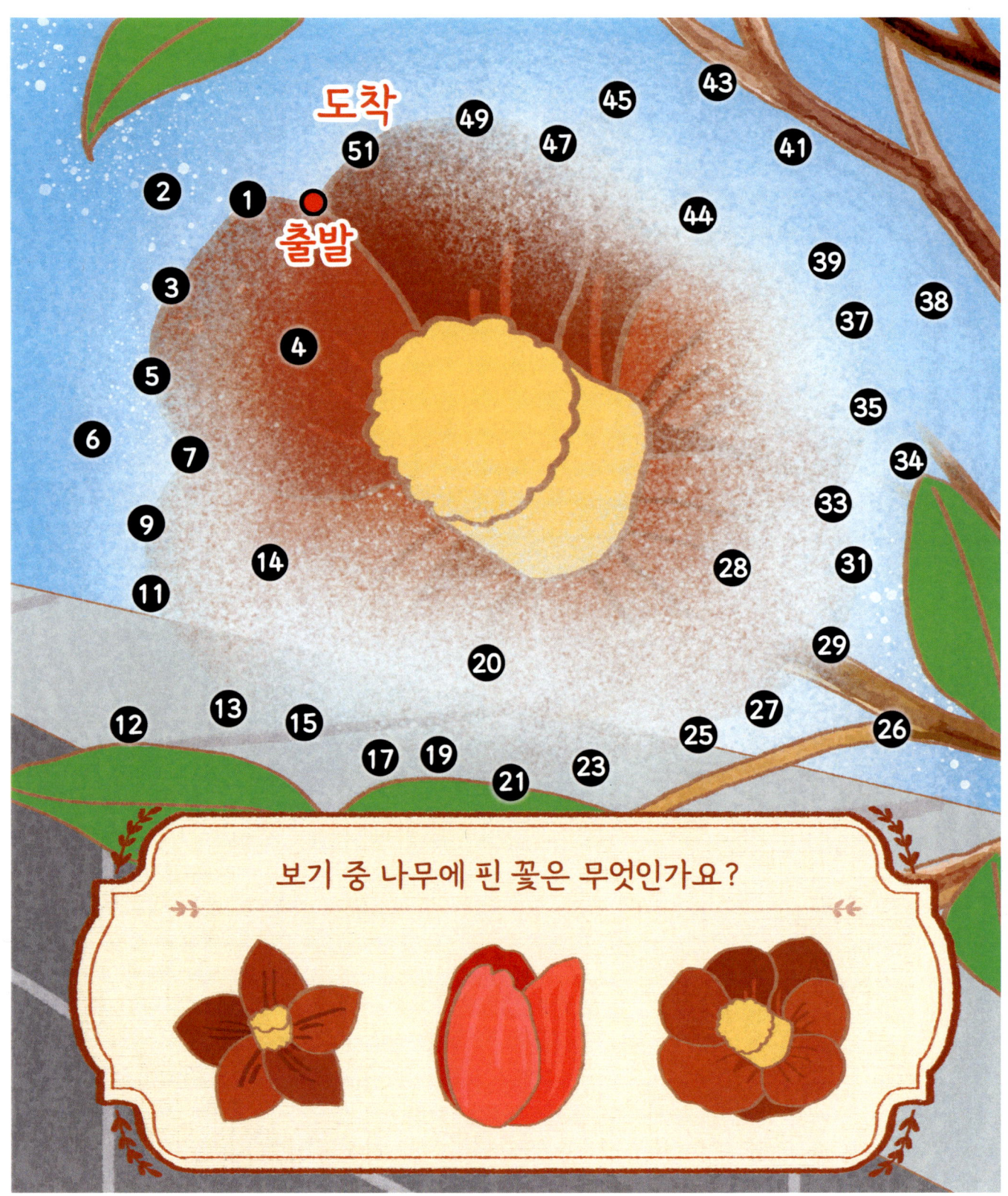

보기 중 나무에 핀 꽃은 무엇인가요?

단군신화

쑥과 마늘을 모두 거쳐 도착까지 가보세요.

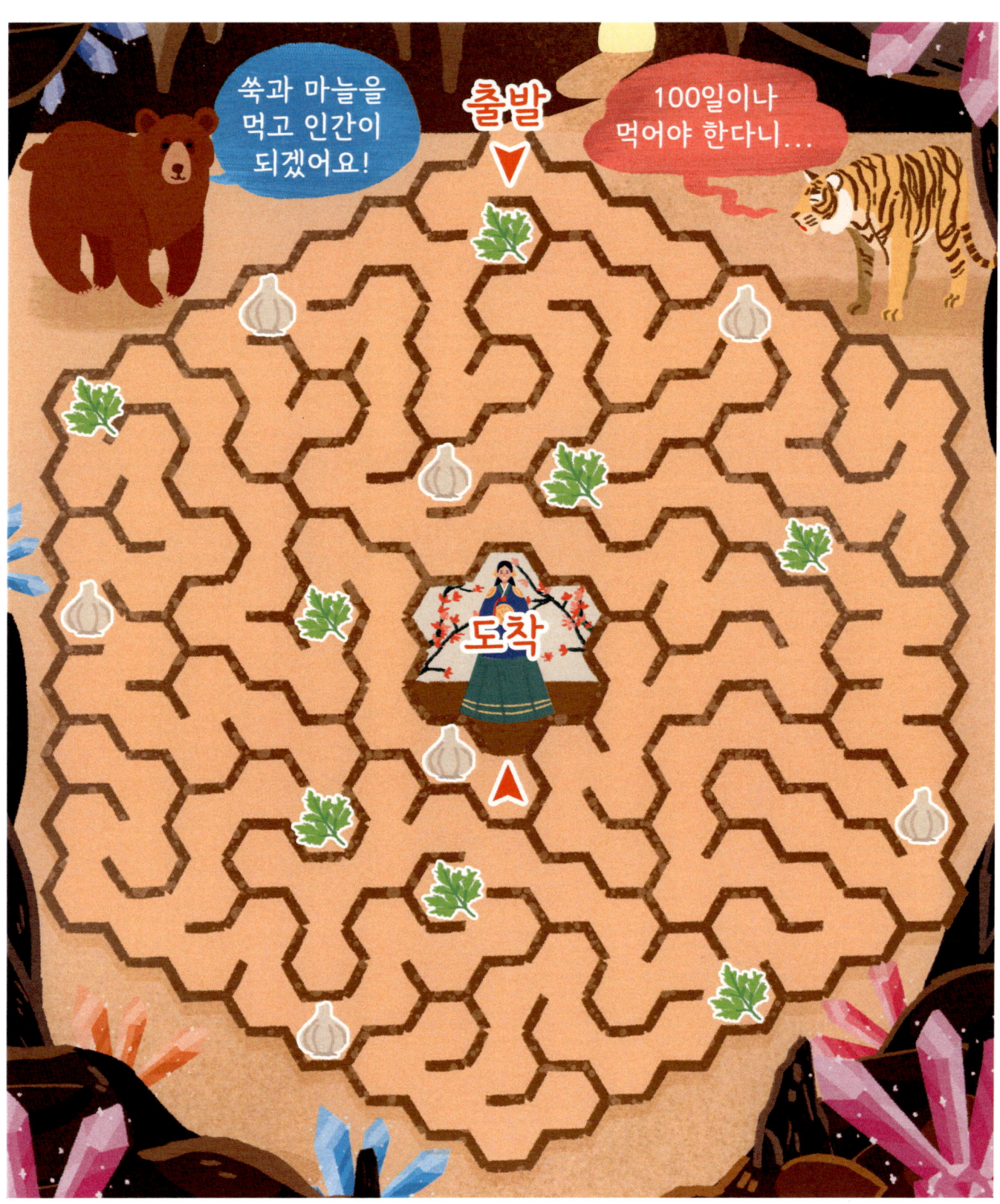

그림자 모양과 맞는 물건 따라가기

아래의 규칙을 따라 출발에서 도착까지 가보세요.

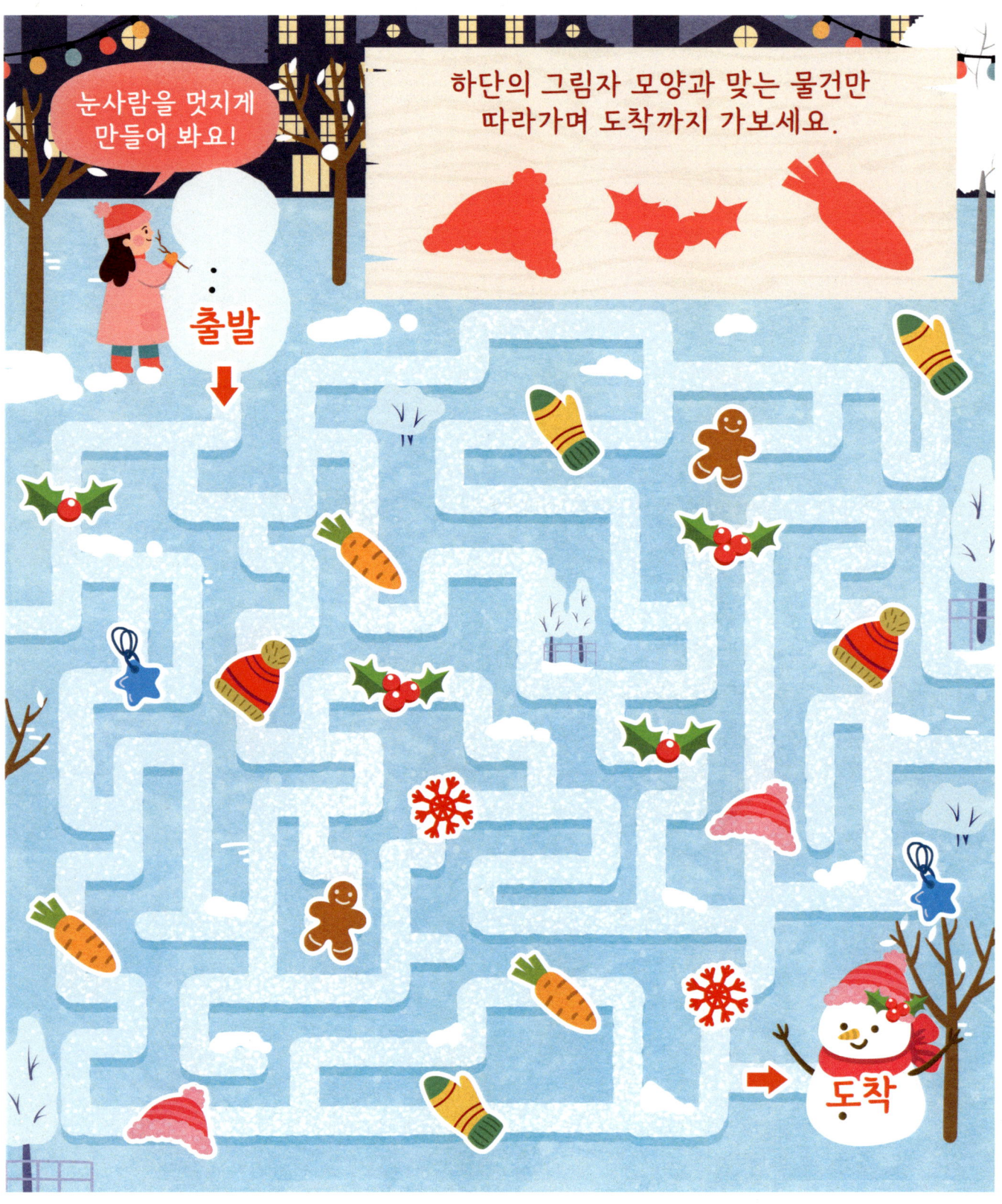

밤 줍기

미로를 따라 출발에서 도착까지 가보세요.

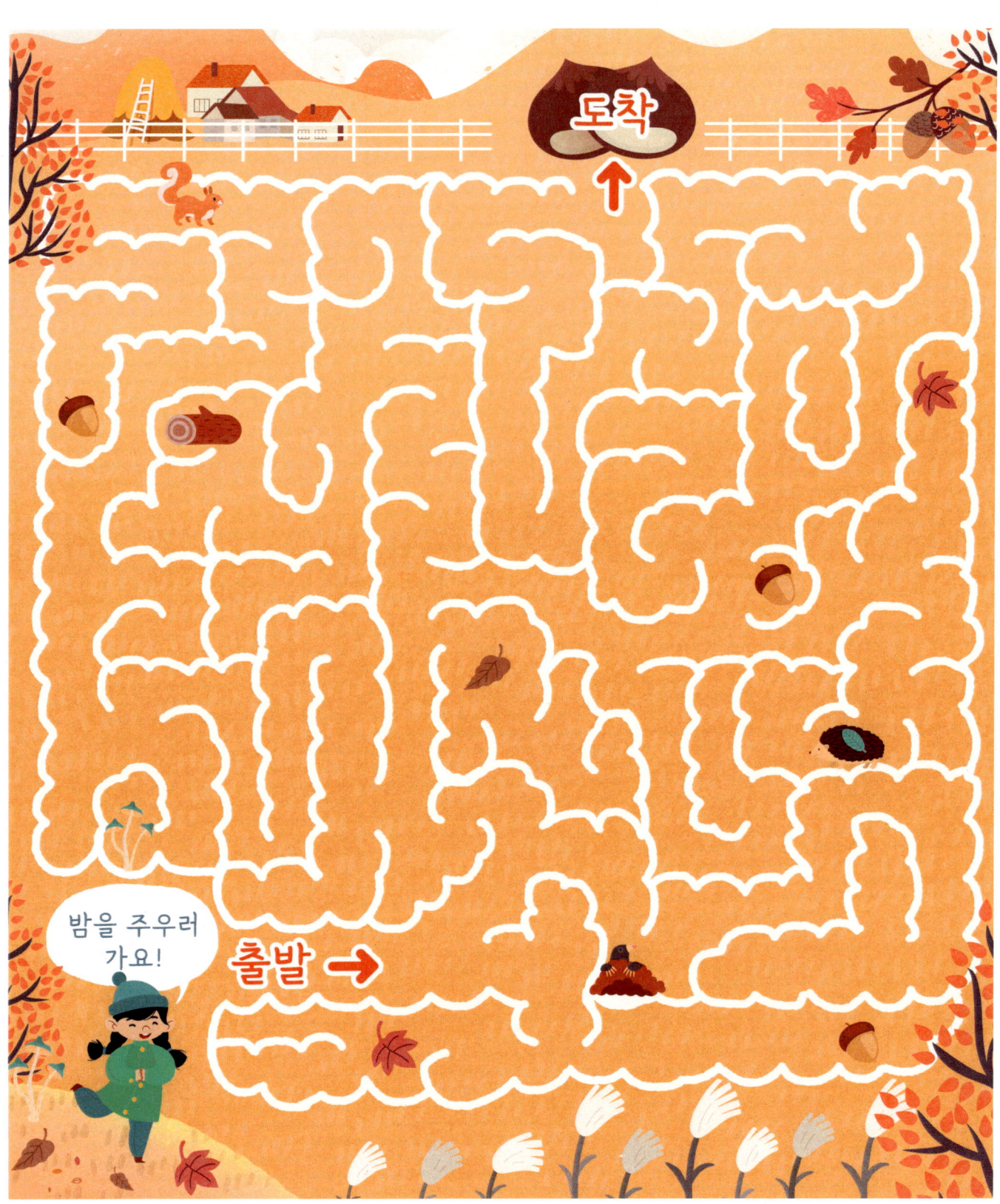

생선 배달

남자의 말을 잘 기억하고, 남자가 생선을 배달해야 하는 가게를 찾아보세요.

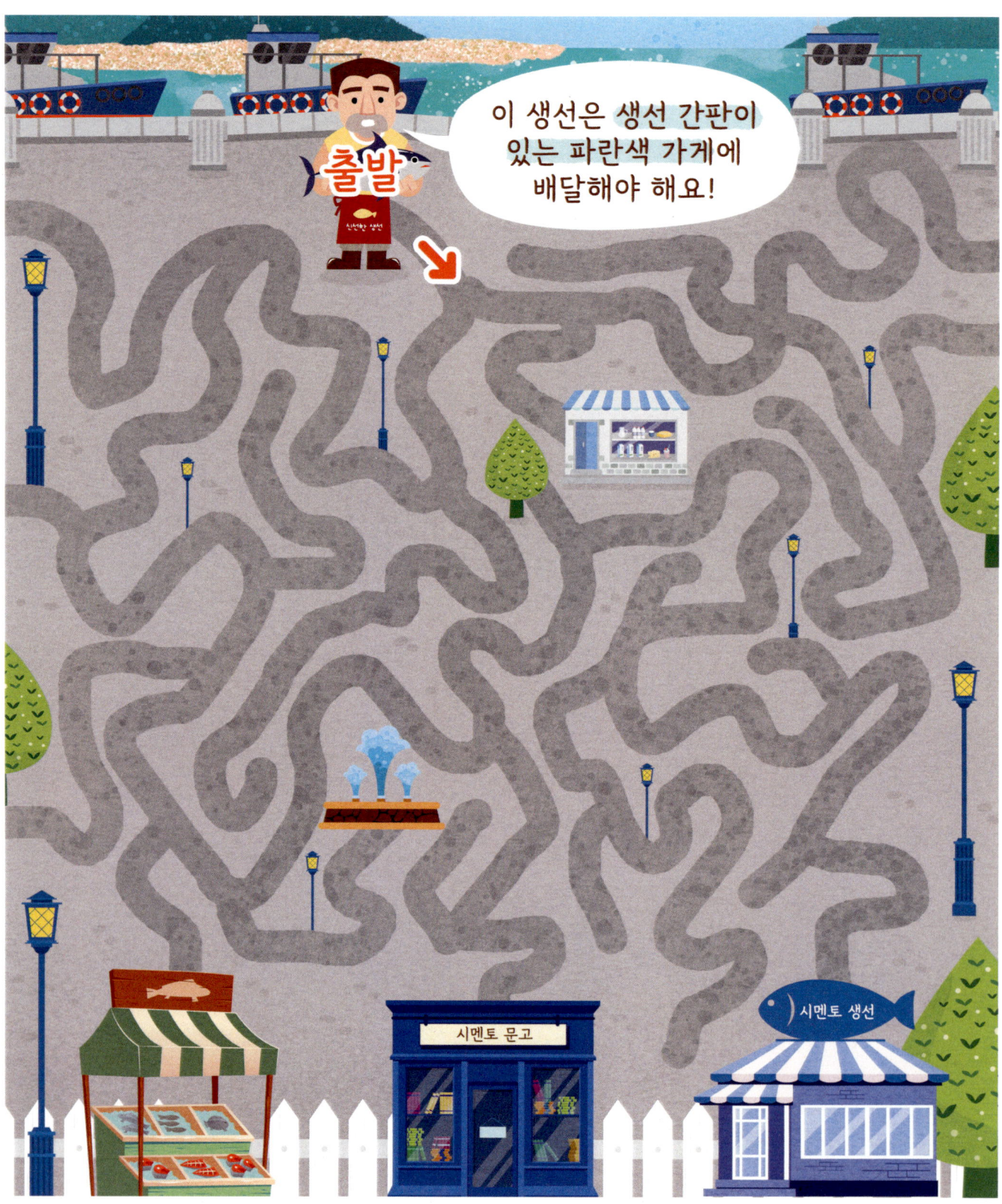

산수 미로

미로를 풀며 만나는 숫자를 모두 더해, 질문의 정답을 알아맞혀 보세요.

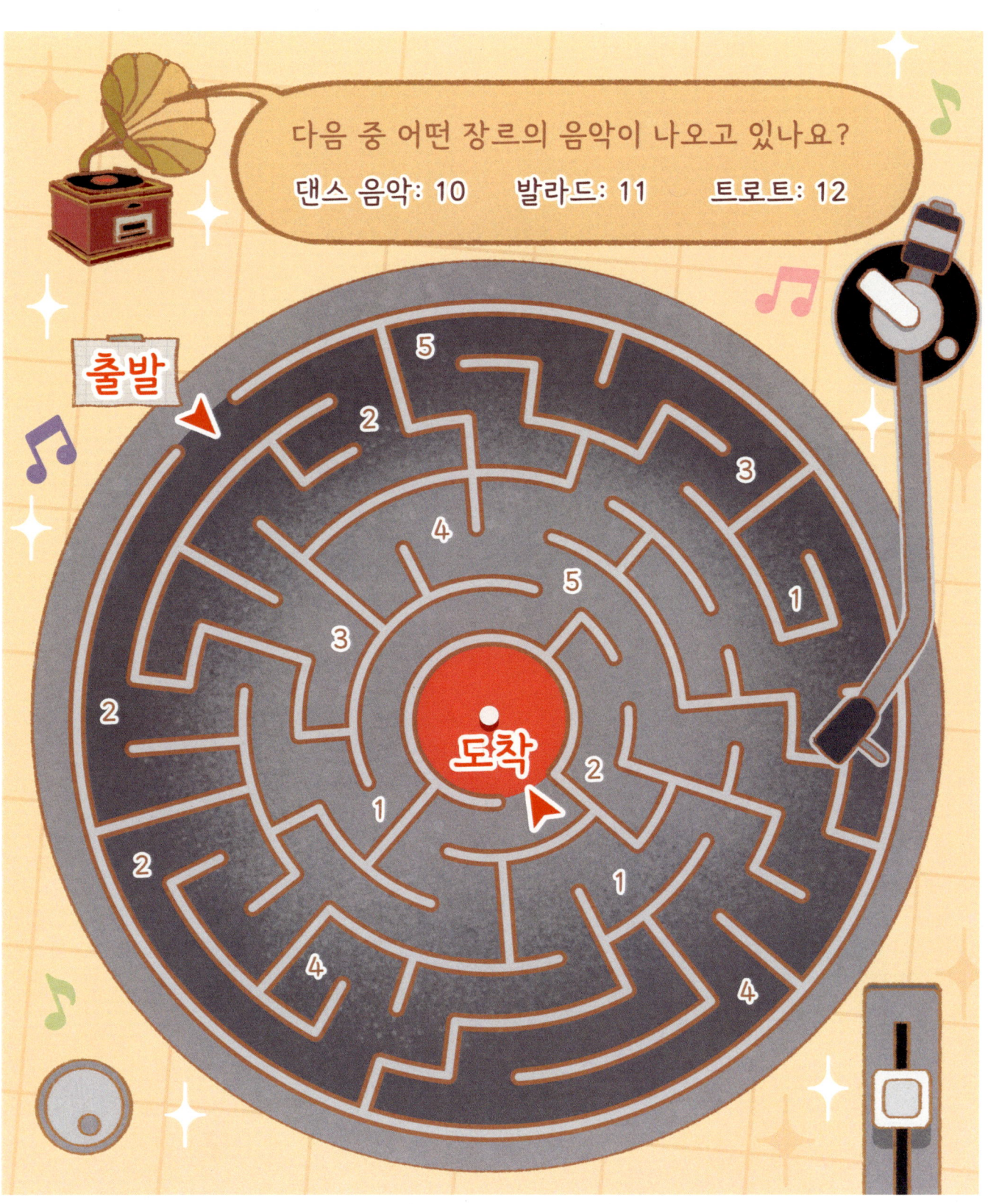

다음 중 어떤 장르의 음악이 나오고 있나요?
댄스 음악: 10   발라드: 11   트로트: 12

연날리기

연의 실을 따라가 각자 어떤 연을 날리고 있는지 알아맞혀 보세요.

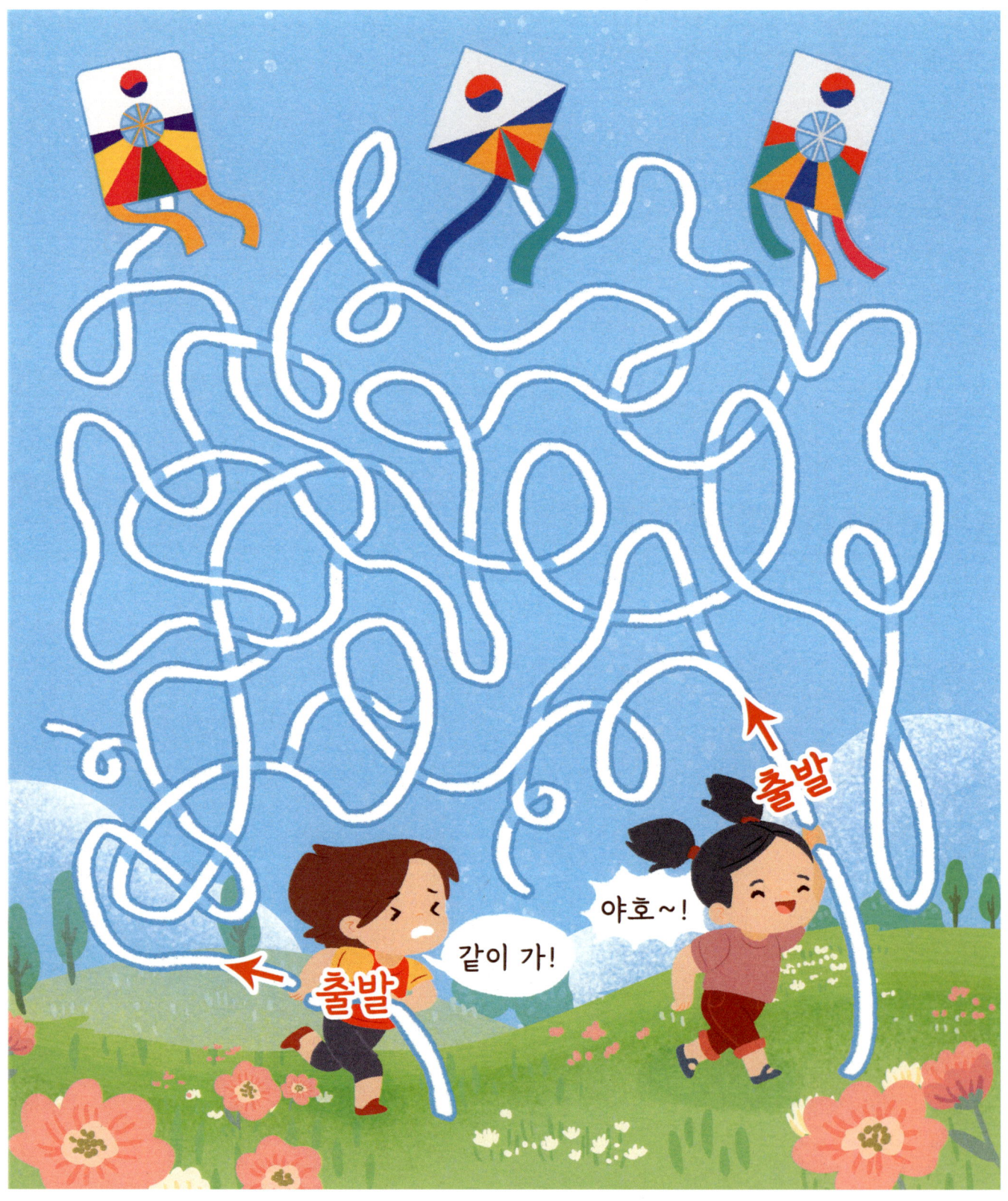

저녁 식사 메뉴

미로를 따라가며 질문의 단서들을 모아보고, 질문의 답을 알아맞혀 보세요.

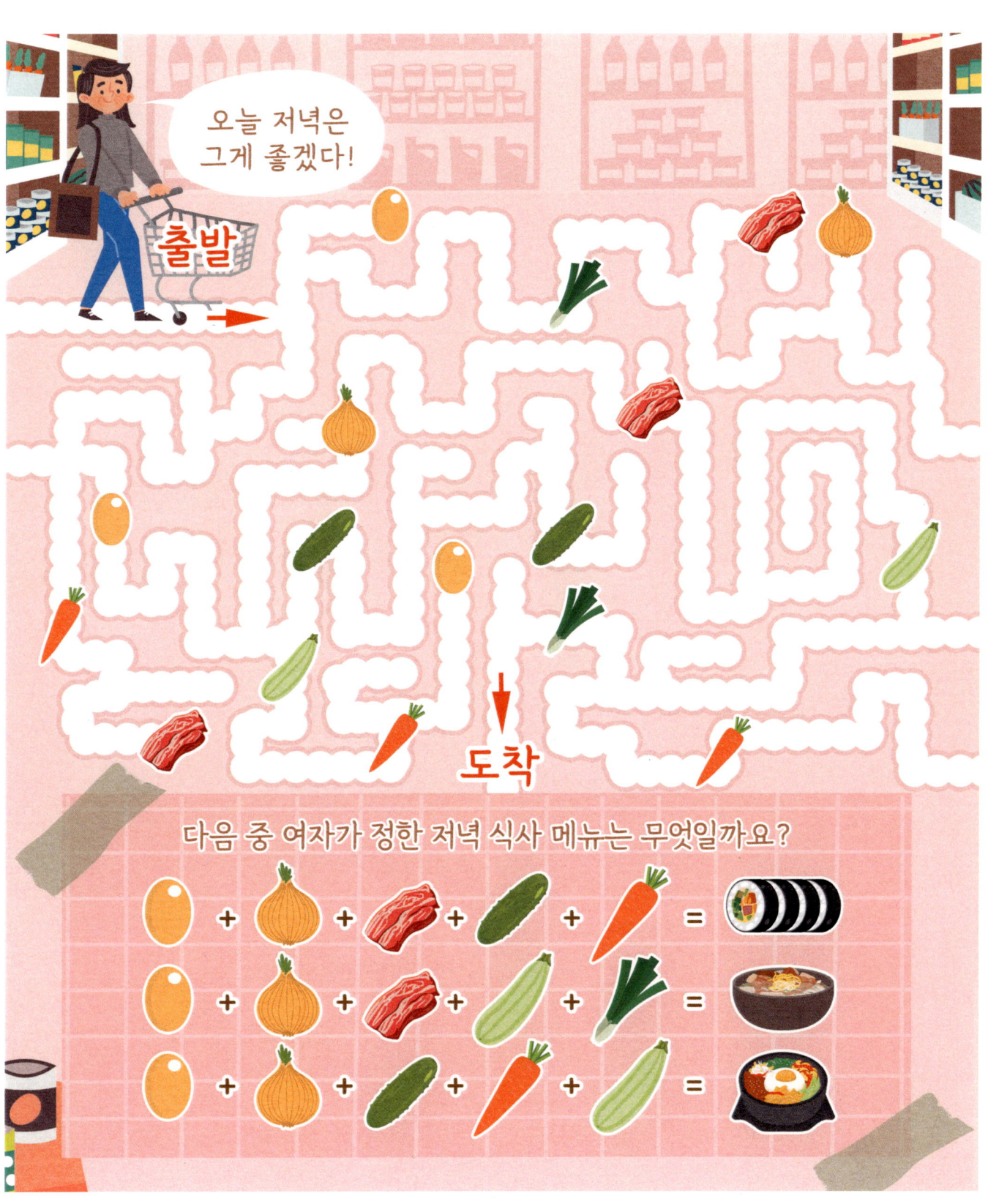

김장독 미로

김장독에 난 길을 따라 출발에서 도착까지 가보세요.

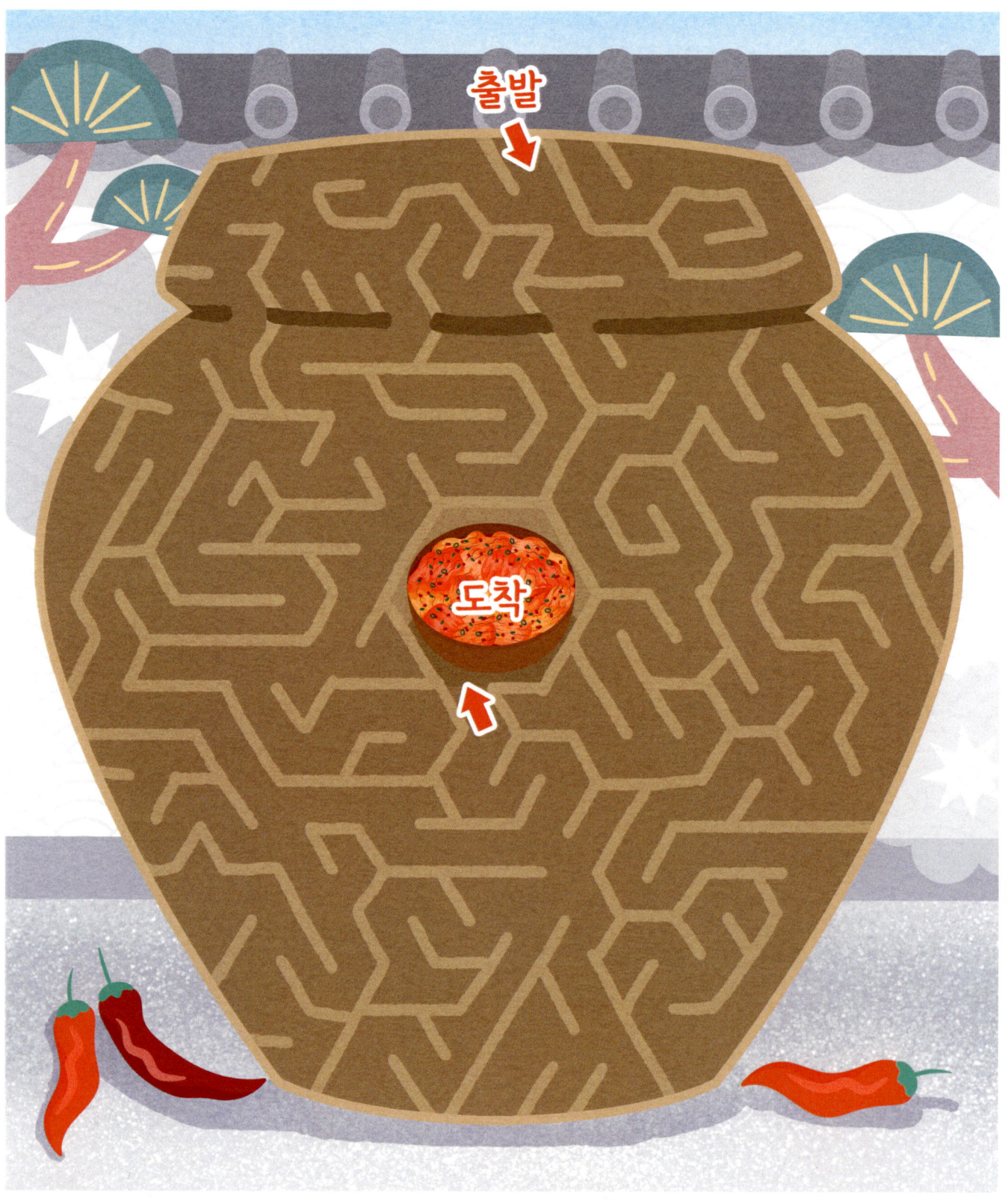

숫자 점잇기 미로

숫자 1부터 홀수만 따라 순서대로 선을 이어보세요.

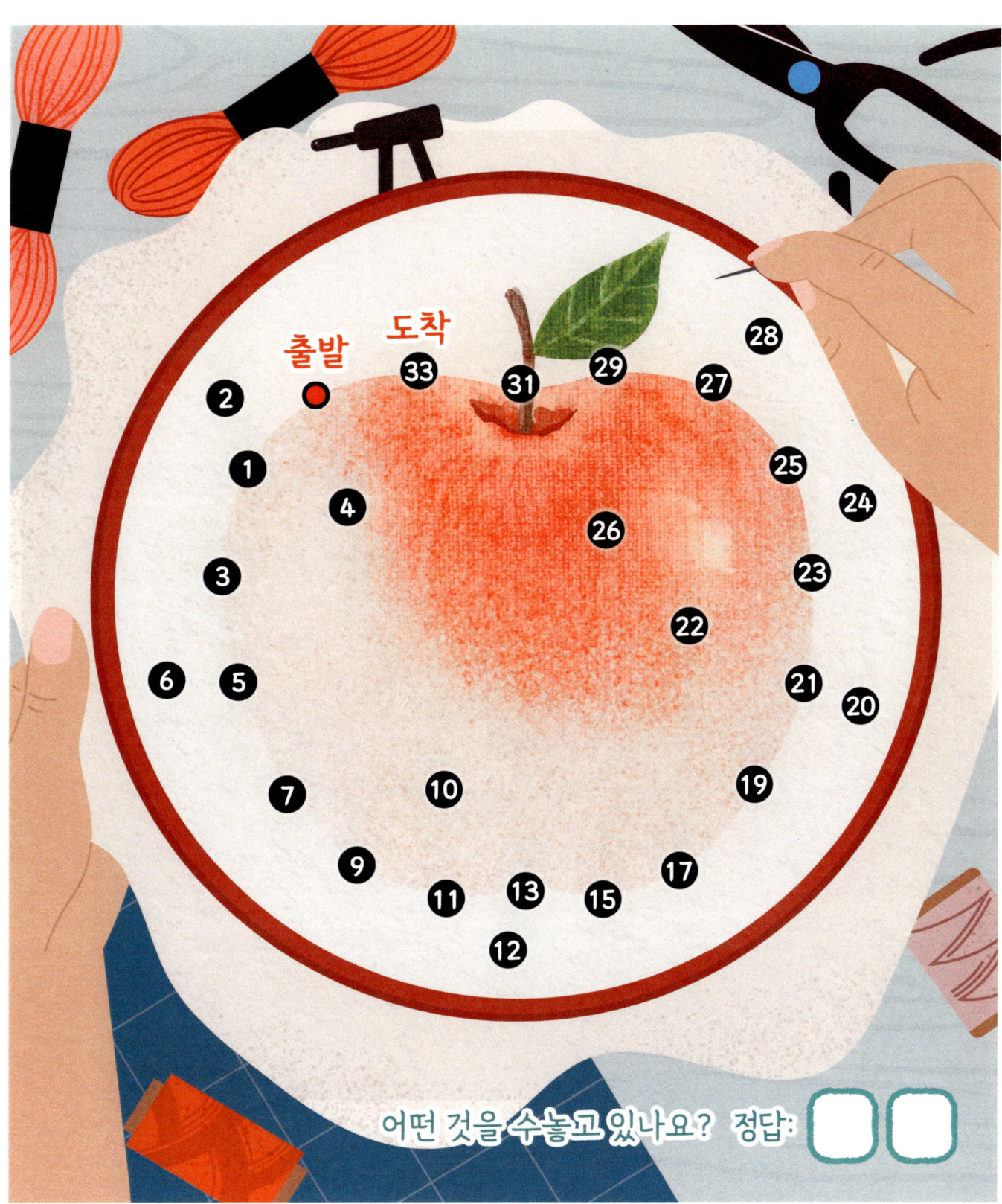

산책로에 핀 꽃

미로를 찾아가며 만난 글자들을 조합해, 질문의 정답을 알아맞혀 보세요.

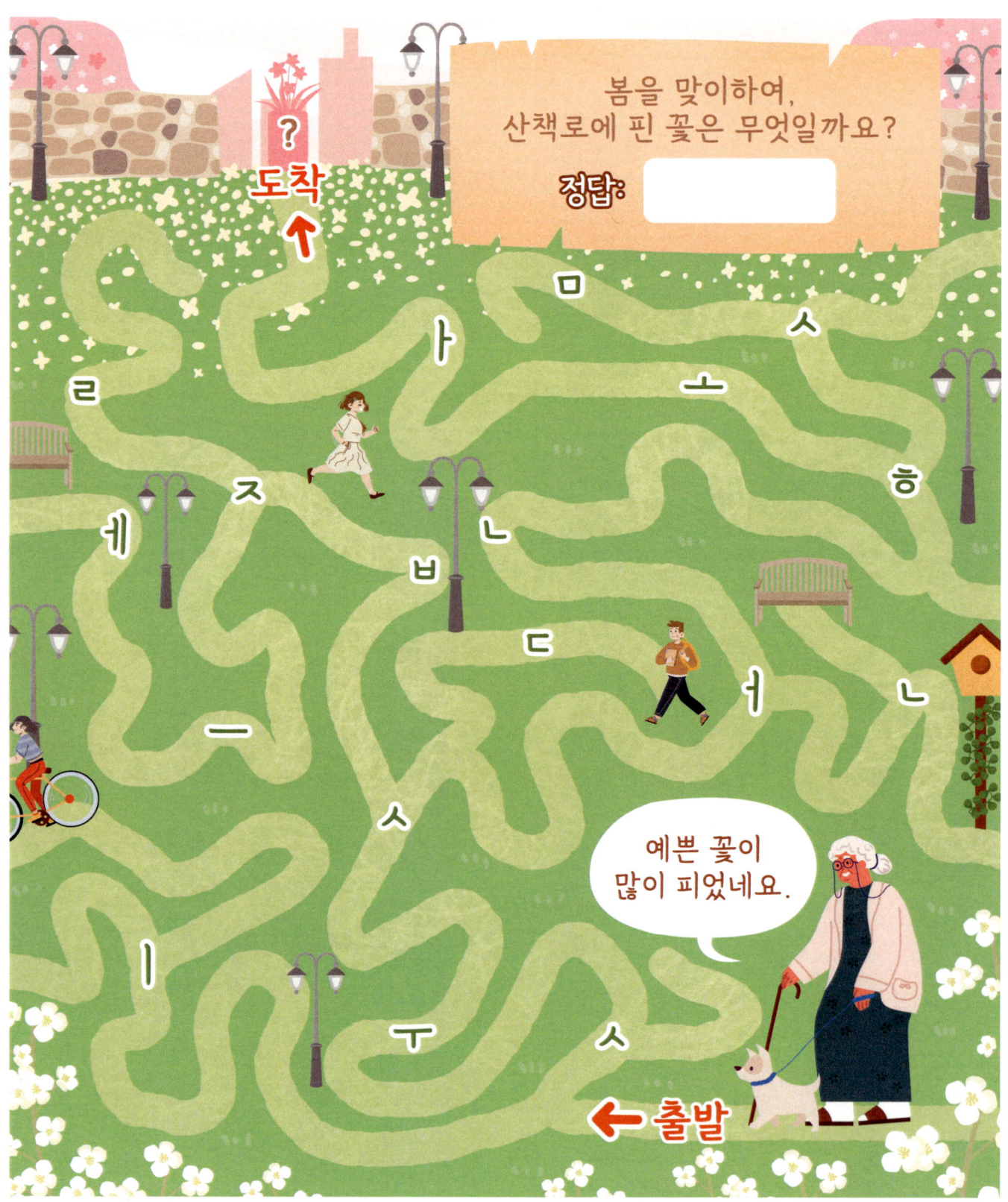

한반도 미로

미로를 따라 출발에서 도착까지 가보세요.

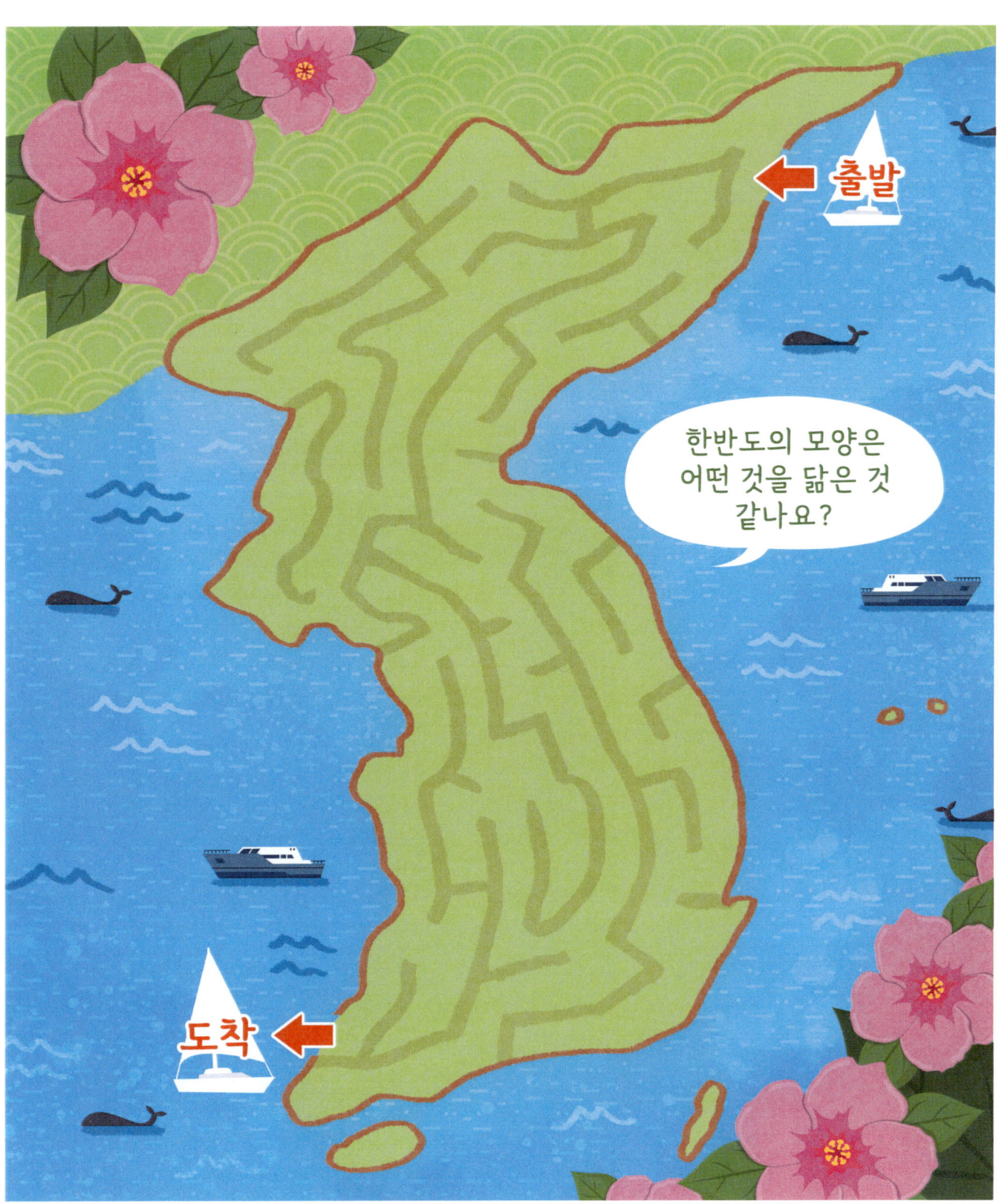

규칙 따라가기 미로

아래의 규칙을 따라 출발에서 도착까지 가보세요.

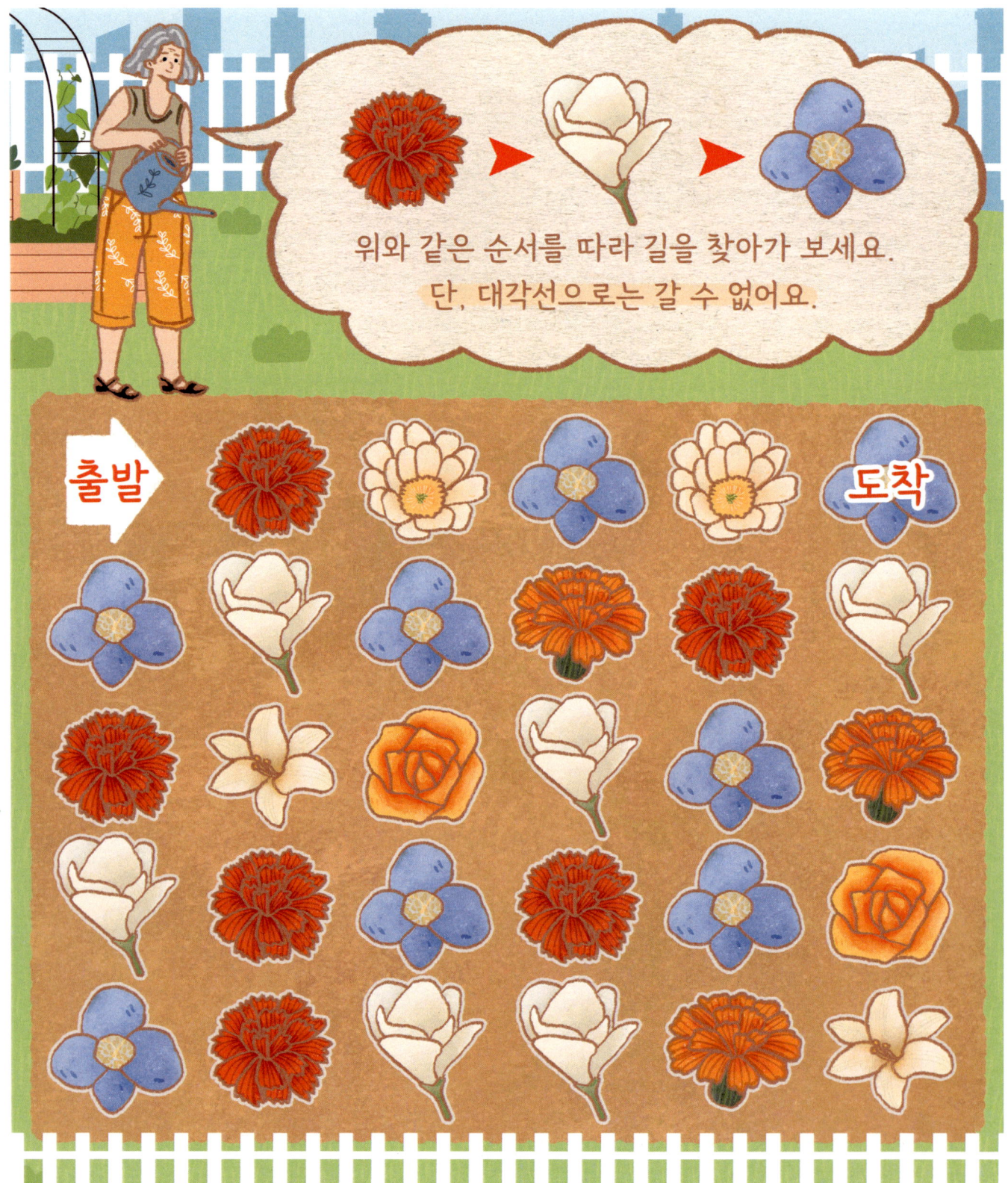

할머니 댁에 가는 길

미로를 따라 출발에서 도착까지 가보세요.

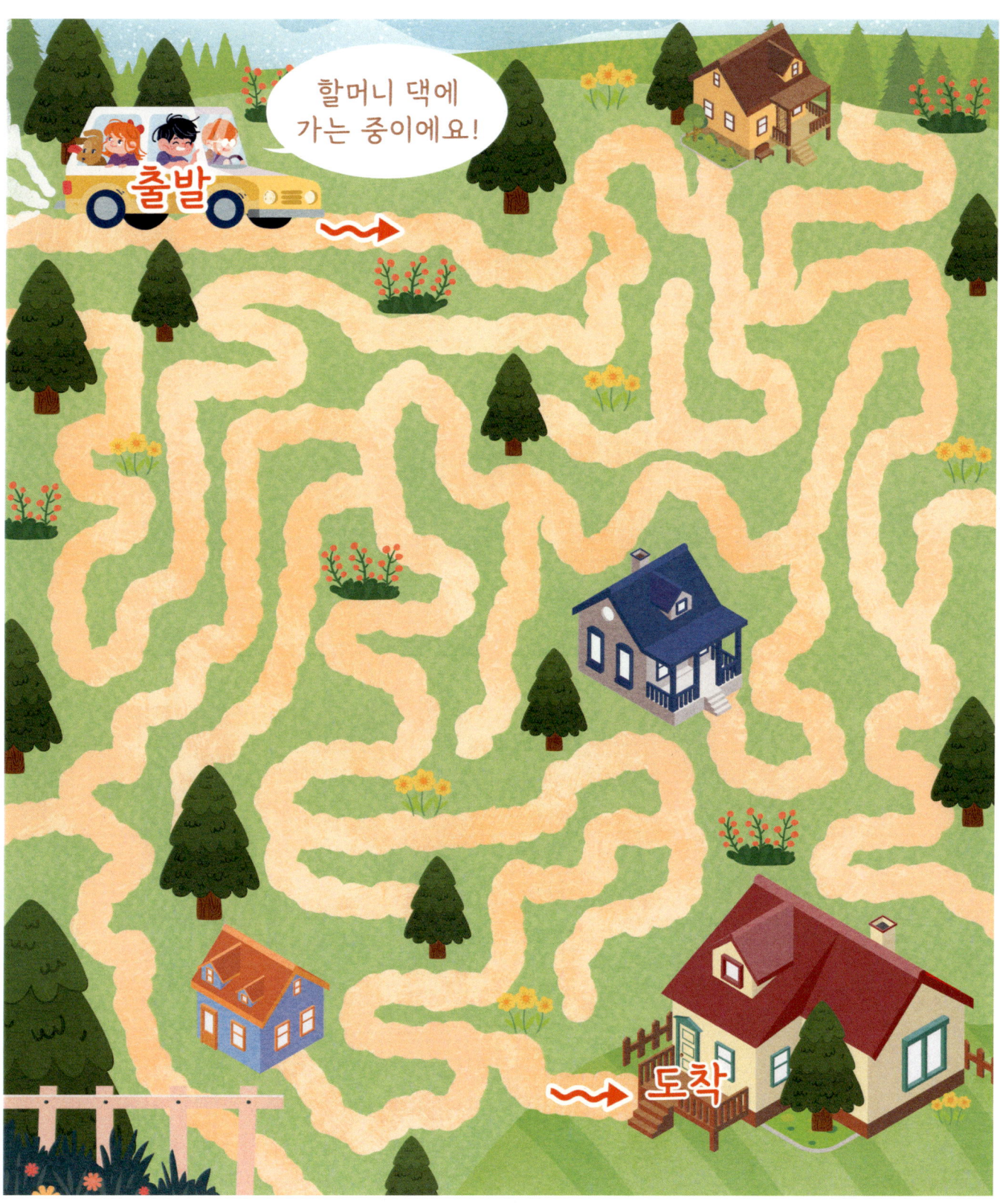

고기 굽기

미로 위에 있는 불을 모두 피해 도착까지 가보세요.

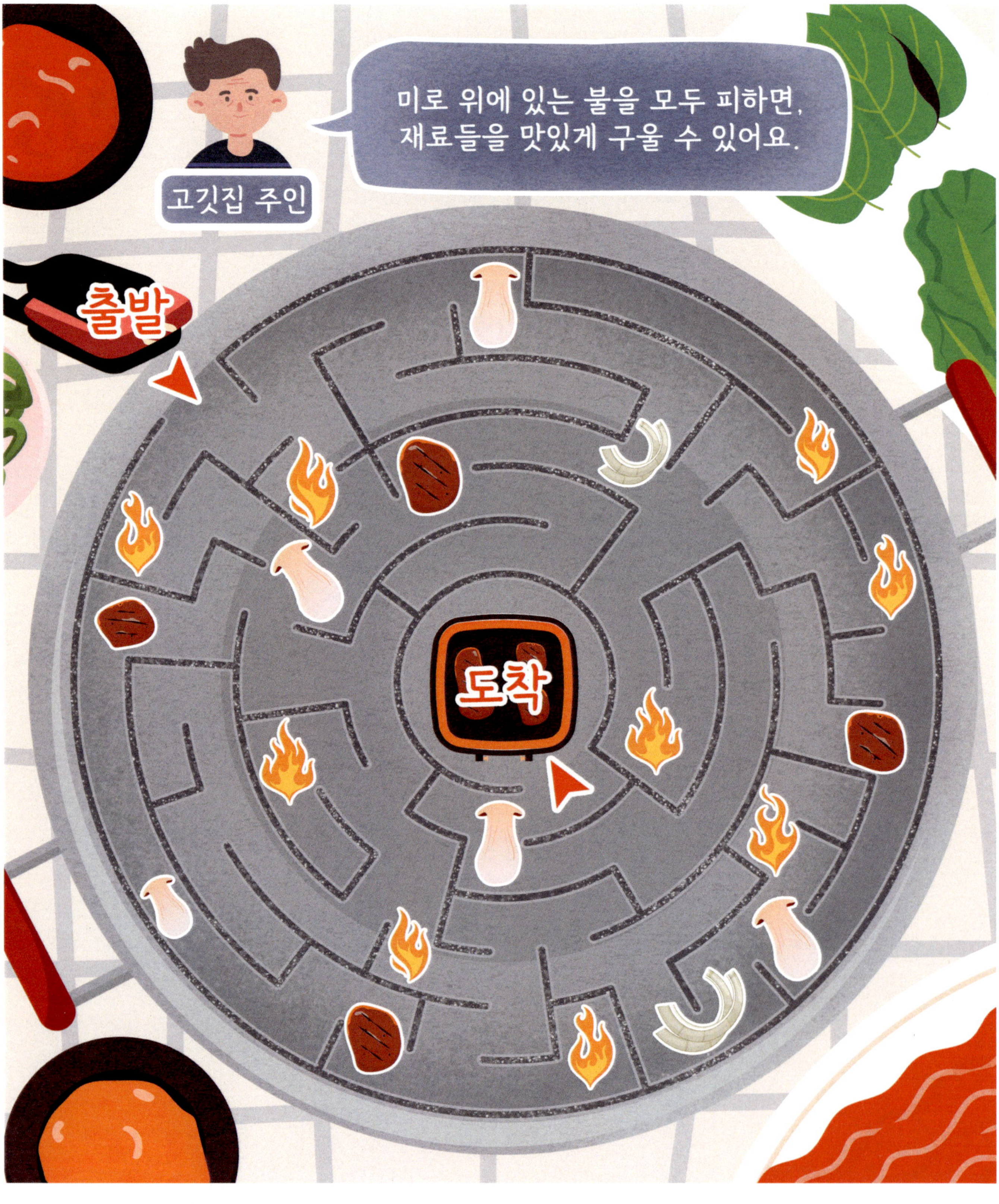

시멘토 시니어 미로 찾기
두뇌운동 치매예방 인지활동

8편

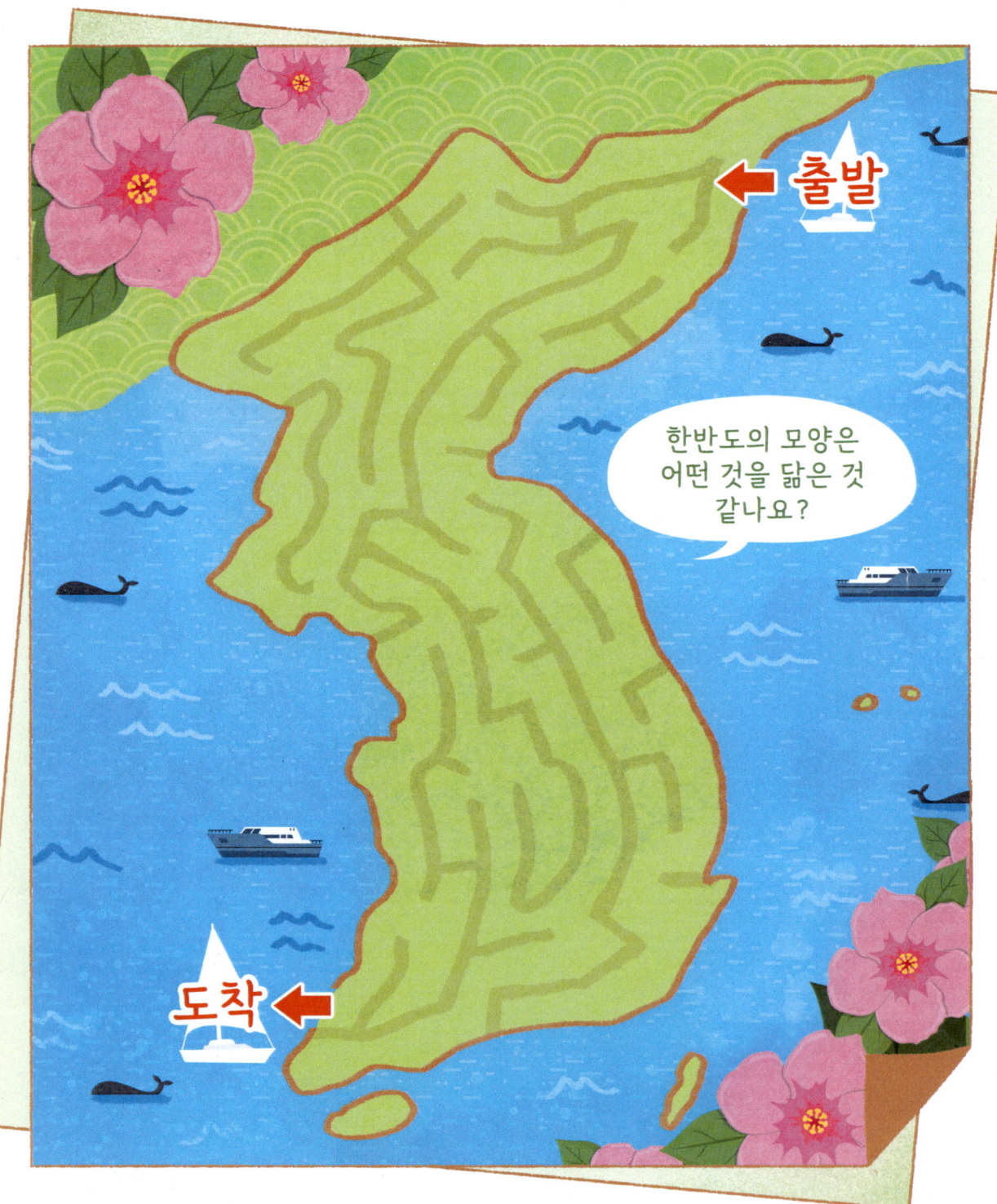

시멘토

기초 학습능력부터 교과 사고력까지
홈스쿨링으로 빈틈없이 채우는 초등 공부 실력!

세토시리즈

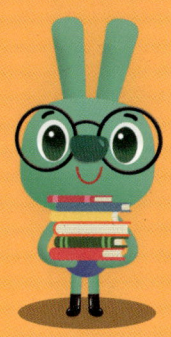

통합 학습역량
강화 프로그램

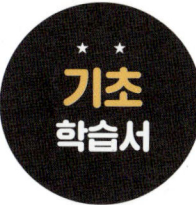

기초 학습서

기초 학습능력

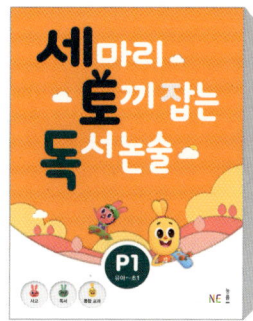

세 마리 토끼 잡는
독서 논술

- **단계** P~D단계 (각 5종)
- **대상** 7세~6학년
- **특징** - 사고력을 넓히는 독서훈련
          - 동화, 시 등 다양한 장르의 글 읽기
          - 통합 교과적 논술문제

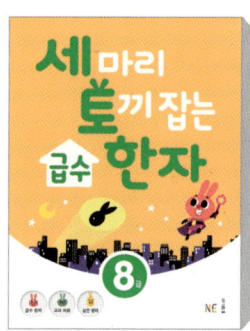

세 마리 토끼 잡는
급수 한자

- **단계** 8급, 7급Ⅱ, 7급, 6급Ⅱ, 6급
- **대상** 7세~2학년
- **특징** - 기억이 오래가는 그림 어원 학습
          - 급수 한자 연계 교과 어휘 학습
          - 한자능력검정시험 완벽 대비

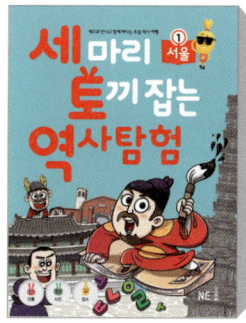

세 마리 토끼 잡는
역사 탐험

- **단계** 서울, 경기·인천, 충청, 전라, 경상, 강원·제주
- **대상** 7세~2학년
- **특징** - 입문자를 위한 스토리텔링 역사 학습
          - 교과 연계 역사와 지역 통합 학습
          - 생생하게 배우는 인물, 사건, 장소

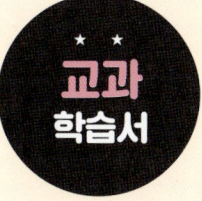

교과 학습서

교과 사고력

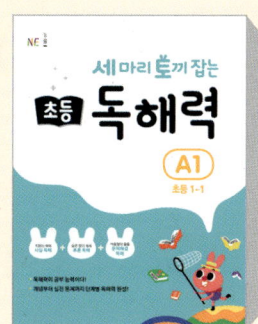

세 마리 토끼 잡는
초등 독해력

- **단계** A~F단계 (각 2종)
- **대상** 초1~6학년
- **특징** - 체계적인 3단계 독해 원리 학습
          - 장르별 독해 방법 학습
          - 균형있는 다원적 사고 능력 계발

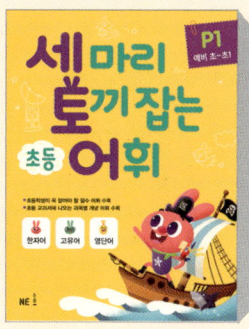

세 마리 토끼 잡는
초등 어휘

- **단계** P~D단계 (각 3, 4종)
- **대상** 7세~6학년
- **특징** - 한자어, 고유어, 영단어 통합 학습
          - 교과 어휘로 초등 교과 완벽 이해
          - 한자 및 어휘 활용 능력 향상

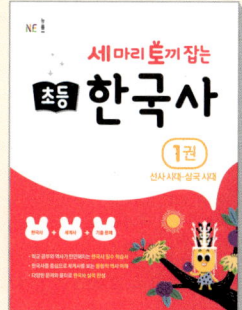

세 마리 토끼 잡는
초등 한국사

- **단계** 1~6권
- **대상** 초3~6학년
- **특징** - 초등 사회 교과와 긴밀한 연계
          - 세계사까지 배우는 통합 역사 학습
          - 한국사능력검정시험 대비 가능

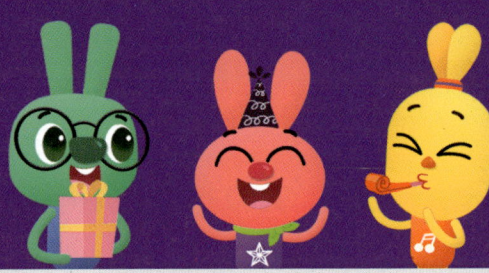